国医大师

李佃贵

学术思想与医案医话

「十三五」国家重点图书　国医大师文丛

主　编　李佃贵

执行主编　杜艳茹

副主编　王绍坡　刘小发

编　委　黄崇欣　徐伟超　孙润雪　景　璇

李京璠　王玉曼　刘晓雨　刘志华

李在行　李润泽　韩世超　辛者欣

赵会从　高程鹏　申倩倩　孙素姣

人民卫生出版社

·北京·

图书在版编目（CIP）数据

国医大师李佃贵学术思想与医案医话 / 李佃贵主编
. —北京：人民卫生出版社，2023.11
ISBN 978-7-117-31176-2

Ⅰ. ①国…　Ⅱ. ①李…　Ⅲ. ①医案 – 汇编 – 中国 – 现
代②医话 – 汇编 – 中国 – 现代　Ⅳ. ①R249.7

中国版本图书馆 CIP 数据核字（2020）第 270846 号

人卫智网	www.ipmph.com	医学教育、学术、考试、健康，购书智慧智能综合服务平台
人卫官网	www.pmph.com	人卫官方资讯发布平台

国医大师李佃贵学术思想与医案医话
Guoyidashi Li Diangui Xueshu Sixiang yu Yi'an Yihua

主　　编：李佃贵
出版发行：人民卫生出版社（中继线 010-59780011）
地　　址：北京市朝阳区潘家园南里 19 号
邮　　编：100021
E - mail：pmph @ pmph.com
购书热线：010-59787592　010-59787584　010-65264830
印　　刷：廊坊一二〇六印刷厂
经　　销：新华书店
开　　本：710×1000　1/16　印张：17
字　　数：314 千字
版　　次：2023 年 11 月第 1 版
印　　次：2024 年 1 月第 1 次印刷
标准书号：ISBN 978-7-117-31176-2
定　　价：69.00 元

打击盗版举报电话：**010-59787491**　E-mail：**WQ @ pmph.com**
质量问题联系电话：**010-59787234**　E-mail：**zhiliang @ pmph.com**
数字融合服务电话：**4001118166**　E-mail：**zengzhi @ pmph.com**

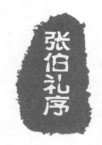

　　中医药历史悠久，传承五千年，历久弥新而学术常青，其保持勃勃生机的根源在于与时俱进，吐故纳新。中医的经典哲学理论相对恒定，但临床辨证论治、理法方药却在不断变化，病变证变治也变，方药亦变，这是中医不断进步的内生动力。同时中医药也不断汲取当代其他学科的知识为我所用，不断推动自身学术发展。自《内经》《难经》《本经》《伤寒》之后，晋唐七百年，释、道、佛三教渐浸岐黄，以厚其根基；宋元四百年，理学滋润中医，以繁其枝叶；金元时代，医学流派纷呈，门户洞开，刘、张、李、朱著书立说，各执牛耳；而明清五百年，温病理法方药日趋系统，国医之道，始臻完备；及至民国，西学东进，张君锡纯等辈贯通中西，创新理论，堪为近代之楷模。

　　当前，中医药发展迎来了天时地利与人和的大好时期，也造就了许多杰出大家，李佃贵国医大师便是其中的代表之一。他幼承家学，十五岁即悬壶乡里，负笈行医，后又进入河北新医大学深造学习；深耕中医临床、科研、教学工作近六十年，带领着他的学术团队创立了"浊毒理论"，为慢性萎缩性胃炎、胃癌前病变等多种临床疑难病症的治疗开拓了新途径，并取得确切疗效。

　　《国医大师李佃贵学术思想与医案医话》是李佃贵教授继《中医浊毒论》专著之后又一新作，上篇主要介绍浊毒理论的理、法、方、药，下篇以李佃贵教授临床验案为主，甄别具有代表性的案例，其内容详略得当，纲举目张，不仅系统阐释了"浊毒理论"的内涵，还系统反映了李佃贵教授的诊疗思维及临床经验，理论联系实践并指导实践，具有很好的理论价值和临床应用参考意义，对于中医临床、教学、科研工作很有裨益。

　　佳作既成，欣然为之序！

中国工程院院士
国医大师
中国中医科学院名誉院长　张伯礼
天津中医药大学名誉校长
2023 年 4 月于天津静海团泊湖畔

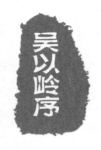

吴以岭序

医案，历来为医家所重。古人云："熟读王叔和，不如临症多。"而所谓临症，有直接、间接之分，所谓直接临症，即医家自己诊治之人，而间接临症，乃研读他家之案，个人之诊人有限，而他人之医案无穷，如《名医类案》《续名医类案》《古今医案按》《临证指南医案》等，皆因简明实用，又可烛幽探明而为后世所推崇。

李佃贵教授躬身中医医教研 60 余年，潜心研究，造诣深厚，在治疗萎缩性胃炎、慢性肝病、肝硬化等方面取得了突破性进展，打破了"胃癌前病变不可逆转"的理论束缚，并创新性地提出了浊毒理论，丰富了中医病因病机学，为临床多种疑难杂症的诊疗开辟了崭新途径，是深入贯彻落实"传承精华，守正创新"的生动实践。

近代以来，随着生态环境的不断恶化和生活方式的改变，人类的疾病谱发生了深刻变革，"浊毒"物质充斥全球每个角落以及人的机体之中，它们都不同程度地对人体造成损害。浊毒理论依照天人合一的整体观念分别称之为"天之浊毒""地之浊毒""人之浊毒"。更深刻直接地揭示疾病的病因和疾病发展的内在规律，与现代病因学接轨，深入了解浊毒病邪的致病规律，将传统中医学的治未病原则和现代预防医学的具体措施结合为一个整体，对预防疾病的发生和阻止疾病的发展有重要的指导作用。

《国医大师李佃贵学术思想与医案医话》是继《中医浊毒论》《李佃贵浊毒理论临床经验实录丛书》后，有关浊毒理论的又一经典著作，从浊毒渊源、辨证决策、治验精华及养生学多维度分述浊毒理论。重点突出，特色鲜明。既溯源探流，深入挖掘历史理论渊源，具有传承性；又系统详尽地阐述了"浊毒理论"这一中医新理论的核心内容，具有创新性；并且紧贴临床，注重实效，具有实用性，是中医临床工作者的有益参考读物。

佳作付梓，乐为之序！

中国工程院院士

2023 年 4 月

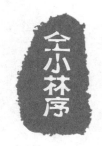

中医药学是中国古代科学的瑰宝，也是护佑中华民族健康的宝贵财富。无论是整体观念、辨证论治的指导思想，还是因人而异、复方用药的方法论，都体现出独特的优势，反映了中华民族认识自然、生命、疾病现象及其相互关系的客观规律。我们团队致力于态靶辨治体系在中医药临床和科研中的应用，"态"具有"状态""动态""态势"三层含义，是人体在疾病某阶段特征的整体概括。"调态"就是调整导致人体各种变化的内环境，这与李佃贵国医大师提出的"净化人体内环境"有异曲同工之妙。

李佃贵教授躬耕中医医教研近 60 年，学验俱丰，德医双馨。首创中医浊毒理论，认为许多疾病的关键病机是"浊毒化"，而核心治则为"化浊毒"，并提出"净化人体内环境"的新健康观，在治疗慢性萎缩性胃炎伴肠上皮化生和异型增生等胃癌前病变方面取得显著疗效，为中医药逆转胃癌前病变提供了翔实的理论和实践证据。新冠疫情期间，他亲赴抗疫一线，为确诊患者把脉开方，优化诊疗方案，带领团队研发防治新型冠状病毒感染的系列药物，为河北省疫情防控作出了重要贡献。

该书是对李佃贵教授学术思想的再一次总结与升华，上篇主要介绍浊毒理论的理法方药，而下篇则是通过对医案的整理与研究，系统展示了化浊解毒法的临床应用以及宝贵的用药经验。全书通过深入挖掘李佃贵教授的学术思想，丰富了浊毒理论的科学内涵，理论结合实际，启人智慧，更标志着"浊毒理论"迈向了一个崭新的高度，值得广大中医药工作者学习借鉴。

佳作既成，欣然为之序！

中国科学院院士
中国中医科学院首席研究员

2023 年 4 月

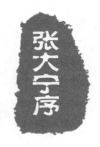

张大宁序

　　医道何起？造物以正气生人，而不能无淫疫戾气之患，然繁衍不息，皆寄于医。溯神农辨别草木以著本草；黄帝明阴阳以著《内经》；张元素识脏腑以创易水；刘完素重火热以创寒凉；李东垣善脾胃以创补土；王清任勇实践以创逐瘀汤；张锡纯学贯中西以开中西汇通之先河。

　　纵观历代医家皆以守正创新为任。中医药学是中华民族的伟大创造，是中国古代科学的瑰宝。而创新是中医药生生不息的关键。但守住"正"，才能在中医思维指导下进行创新。剑走偏锋，追求捷径，心浮气躁，刻意求新，这绝不是中医学术应走的道路和应有的态度。中医古籍浩如烟海，"处则充栋宇，出则汗牛马"，而李佃贵教授却潜搜默会，提庖丁之刀，解中医之疑，首创"浊毒"。并以"浊毒"理论指导临床，在治疗慢性萎缩性胃炎伴肠上皮化生和不典型增生等胃癌前病变方面，疗效显著，打破了多年来"胃癌前病变不能逆转"的理论束缚，而且对指导他科多种疾病的诊疗也取得了满意的效果，为中医药治疗其他许多疑难杂症开辟了一条新路。

　　浊毒理论是一门新兴的中医理论，以天人合一的中医整体观念思维方式来探究当代生态环境和生活方式的改变对人体的生理心理健康影响，有着深刻的内涵和广泛的外延，同时将传统中医学的预防原则和现代预防医学的具体措施结合为一个整体，对预防疾病的发生和阻止疾病的发展有重要的指导作用。浊毒理论随着时代的发展而不断完善，适应时代的需求。

　　《国医大师李佃贵学术思想与医案医话》是继《中医浊毒论》《李佃贵浊毒理论临床经验实录丛书》后，李佃贵教授团队又一倾力之作。本书列上篇、下篇、附篇三个部分，以浊毒理论贯穿其中，既溯源浊毒之历史渊源，系统阐述浊毒理论的核心内容；同时紧贴临床，注重疗效，在多学科、多疾病的诊疗中具有重要的指导意义，是广大中医临床工作者、中医爱好者的有益参考读物。

　　欣闻佳作已成，乐为之序。

中央文史研究馆馆员　张大宁
国医大师
2023 年 4 月

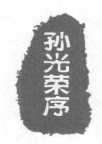

中医药学传承至今,虽历经波折但仍彰显着顽强之生命力,惠泽世界。而要弘扬和发展中医,唯一之途径则是"传承精华,守正创新"。

"根之茂者其实遂,膏之沃者其光晔。"唯有传承,才能培元固本、根深叶茂;唯有传承,才能使中医药学阆中肆外、源远流长;唯有传承,才能将独具特色而又行之有效之学术经验代代相传、生生不息。但中医药学既传统,又现代,从来未停止过在世界医药学创新征程中之前进步伐。

国医大师李佃贵教授正是遵循中医学的发展规律,溯本求源,并结合自己多年临床经验,提出中医创新理论——浊毒学说,冲破"胃癌前病变不可逆转"之理论束缚,为治疗慢性萎缩性胃炎、胃癌前病变和其他内外科多种疾病奉献出崭新思路,丰富拓展了中医对于多种疑难疾病之认识,提高了多种病证之临床疗效,具有独特之创新学术价值和临床指导意义。

"浊毒"一词,古典未载,然其始动因素"浊"却早在《内经》时代已广泛应用,几乎与寒热、气血、阴阳一样属于基本概念。浊有生理之"浊",有病理之"浊",浊毒当为病理"浊"之甚者,既是病理产物,又是致病因素;通过化浊解毒,使人体邪去正安,阴平阳秘,而致"中和"。

"明者因时而变,知者随事而制。"中医药学之创新不是无源之水、无本之木,而是厚积薄发之必然。深刻研究浊毒的病因病机及浊毒证之治则方药,对于中医多学科临床和科研工作均可产生积极深远之影响。

《国医大师李佃贵学术思想与医案医话》堪称李佃贵教授学术思想和临证经验的再次总结与升华,更标志着"浊毒学说"登上新峰。

值此付梓之际,爱为之序!

国医大师 张光荣
2023 年 3 月 27 日于北京

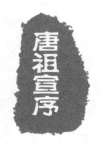

　　在中华文明的历史长河中，历代劳动人民和医学家留下了丰富的著述，积累了宝贵的实践经验，成为我们民族优秀的传统文化遗产。前人说"读书不如读案"，是有一定道理的。中国传统医学源远流长，临床医案是中医传承的重要载体。纵观古今，学医之人不能不读医案。明代的孙一奎曾讲到"医案者何？盖诊治有成效，剂有成法，固记之于册，俾人人可据而用之"。可见读医案的重要性。《国医大师李佃贵学术思想与医案医话》是李佃贵教授继《中医浊毒论》之后又一新作，读后受益匪浅。

　　我与李佃贵教授相识已久，他深耕临床多年，经验丰富，且思路开阔，创新性提出"浊毒理论"，在临床诸多常见疾病中广泛应用，运用化浊解毒的独到疗法缓解了很多患者的病痛。《国医大师李佃贵学术思想与医案医话》一书以"浊毒理论"为指导，医案翔实，附以按语，用药精到，阅读并探究其中理法方药的真义，对于学习中医理论、深入对浊毒证的理解，都有实际的裨益，常能启迪后学，弥足珍贵。李教授认真总结临床经验，为振兴中医事业写论文，著医书，薪火传承，真正做到传承精华，守正创新。读医案，解医案，实为医者一大乐趣。

　　佳作新成，欣然为之序。

国医大师　唐祖宣

2023 年 3 月 21 日

前言

　　古人云："中医之成绩，医案最著……循此钻研，事半功倍。"中医医案自宋代以来，受到后世中医学者的广泛重视；自明代开始更加注重医案的整理工作，如江瓘父子近 40 年整理而成《名医类案》一书，之后清代魏之琇又在此基础上整理而成《续名医类案》一书，这两部医案类书收录了自战国至清代乾隆年间近 8 000 则医案，堪称巨著，让后世在医案中开阔了诊治思路。

　　《国医大师李佃贵学术思想与医案医话》是继《中医浊毒论》《李佃贵浊毒理论临床经验实录丛书》《国医大师李佃贵》后，对李佃贵教授学术思想的再一次总结、凝练与提高。全书基于对国医大师李佃贵浊毒论学术思想和医案医话的特点，努力诠释、挖掘其学术特点和临证经验的内涵。全书分上篇、下篇、附篇三部分，从浊毒渊源、特色用药、经方验方等多个维度进行分述。而在下篇，我们遵循"溯源—继承—实践—总结—再实践—再总结"的原则，总结了浊毒理论治疗慢性胃炎、胃食管反流病、溃疡性结肠炎、肝纤维化、消化道肿瘤、口腔溃疡等疾病的病案和治验，可供广大中医临床医师借鉴，同时也可供致力于或关注名老中医经验诠释以及浊毒理论的中医、中西医临床、科研、教学人员阅读和参考，有利于广大读者进一步掌握李佃贵临证经验与浊毒理论应用方法，令更多患者获益。

　　本书在编写过程中，得到了许多专家和学者的关怀和指导，对编写体例和内容提出了不少颇具指导性的意见，对提高本书质量有很大帮助；同时，向一直关心和支持我们工作的国家中医药管理局、中华中医药学会、河北省中医药管理局、河北中医药大学、河北省中医院领导，我们一并致以衷心的感谢！

　　由于时间紧张、能力有限，本书不妥之处，在所难免。在此，诚恳希望各位同道给予批评、指教，以便再版时不断完善。

编　者
2023 年 11 月

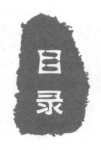

目录

上 篇

下 篇

附 篇

上 篇

第一章　精研《内经》《难经》,首论浊毒

一、浊毒理论根源

在中医古籍中,虽未载有浊毒一词,但是对浊毒的始动因素"浊"却记载颇多。《黄帝内经》(简称《内经》)是中医的元典,很多理论都渊源于此。由此引申而来,在这部经典著作中我们也可以看到,"清浊"是经常被使用的词语,几乎与寒热、气血、阴阳一样属于基本概念,是含义十分丰富的"元概念"。但过去并未引起人们足够的重视。我们为此探讨如下:

1. 生理之浊　《内经》中"浊"多与"清"相对而言。"浊"作为生命活动过程中的生理代谢物质有两种含义:一是指饮食精微中质地较为稠厚的部分。如《素问·阴阳应象大论》云:"清阳发腠理,浊阴走五脏。"《素问·经脉别论》云:"食气入胃,浊气归心,淫精于脉。"二是指饮食代谢过程中的残秽之物(呼出的浊气和排出的二便等),如《素问·阴阳应象大论》所云"清气在下,则生飧泄;浊气在上,则生䐜胀","清阳出上窍,浊阴出下窍"。

2. 阴阳升降　《素问·阴阳应象大论》认为:"寒气生浊,热气生清。清气在下,则生飧泄;浊气在上,则生䐜胀。此阴阳反作,病之逆从也。"正常的情况下,"清阳为天,浊阴为地",人体与之相应,"清阳出上窍,浊阴出下窍;清阳发腠理,浊阴走五脏;清阳实四支,浊阴归六腑"。这里把清浊与阴阳相联系,以说明生理代谢时"升降出入"的原理。

《灵枢·阴阳清浊》论述气的清浊:"浊而清者,上出于咽;清而浊者,则下行。清浊相干,命曰乱气。"其中的"浊而清"与"清而浊",指清与浊之间的转化。与阴阳之间的转化一样,清浊也可以互化,"浊者有清,清者有浊",二者变动不居。《素问·阴阳应象大论》提出"清阳""浊阴",《灵枢·阴阳清浊》提出"阴清而阳浊",前者的清浊,是根据精微物质的稀稠、升降而定的,所以说"清阳浊阴";后者按照精微物质的运动状态划分,"阴静阳躁","阴清而阳浊"。

3. 病机之浊　"清浊"来源于古人对于水的认识。水有清浊,人体内的精微物质也有清浊。"浊"作为与疾病相关的概念在《内经》中的论述为"血气俱

盛……其血黑以浊,故不能射"(《灵枢·血络论》),"此肥人也。广肩腋,项肉薄,厚皮而黑色,唇临临然,其血黑以浊,其气涩以迟"(《灵枢·逆顺肥瘦》)。初步提出了"血浊"的概念。《素问·至真要大论》云:"诸转反戾,水液浑浊,皆属于热;诸病水液,澄彻清冷,皆属于寒。"指出清稀的体液属于寒性,浊稠的体液属于热性。

《灵枢·五乱》指出人患病时,只要"清浊不相干,如是则顺之而治"。清升而浊降,各行其道,病证就容易治疗。如果出现清气在阴(下),浊气在阳(上),"清浊相干,乱于胸中",患者就会出现严重的胸闷等症状。

4. 诊断疾病 《内经》提出审清浊是诊断疾病的要点之一。"善诊者,察色按脉,先别阴阳,审清浊而知部分。"(《素问·阴阳应象大论》)《中藏经·论肺脏虚实寒热生死逆顺脉证之法》提出"其脉沉浊者,病在内;浮清者,病在外",用清浊以诊断病位。可见以清浊为代表的机体病机改变,在疾病发展演变过程中占有重要地位。审清浊对于辨别病因、病性、病位,以及诊断治疗等具有提纲挈领的指导意义。

5. 治疗角度 对于浊的相关治疗,《内经》等提出初步的治疗原则和方案。如对于针刺治疗的原则,《内经》提出要注意气血清浊的体质差异,更要分清因病而致的病理性清浊。《灵枢·阴阳清浊》说:"清者其气滑,浊者其气涩,此气之常也。故刺阴者,深而留之;刺阳者,浅而疾之;清浊相干者,以数调之也。"《灵枢·九针十二原》提出"浊气在中,清气在下","针陷脉则邪气出,针中脉则浊气出,针太深则邪气反沉、病益",所以要掌握好针刺的尺度。

若平素体壮,则患病后易出现"重则气涩血浊,刺此者,深而留之,多益其数;劲则气滑血清,刺此者,浅而疾之"。岐伯认为:"血清气浊,疾泻之则气竭焉";"血浊气涩,疾泻之则经可通也"。气血清浊不同,针刺的补泻手法也不相同。针刺治疗时,有的患者"血少黑而浊",有的"血出清而半为汁"。需要医师认真观察,才能治疗无误。有瘀滞的患者,应该"两泻其血脉,浊气乃辟",提出针刺泻"浊气"的基本指导原则。

由于各种原因,浊邪作为一种独立的病理因素未曾引起古代医家的重视,多将其混同于湿邪之中讨论。但金元时期的朱震亨对浊有深刻的认识,而且浊作为医学术语在此时有不同的含义,最常见的意思是指精浊。如朱震亨曾在《丹溪心法》专立一章论述赤白浊,并提出"浊主湿热,有痰有虚"的著名论断。另外,还指血浊。《格致余论·痛风论》提出:"血受湿热,久必凝浊,所下未尽,留滞隧道,所以作痛。"认为痛风的病机为血受湿热,凝而为浊阻于经络,为后世医家从浊邪论治痛风开辟了新的思路。《格致余论》曰:"或因忧郁,或因厚味,或因无汗,或因补剂,气腾血沸,清化为浊。"提出多种病证与浊邪及其导致的脏腑功能失调有关。朱震亨对毒的认识也很深刻,如其曾说"故五味入口,即入于胃，留毒不散，积聚既久，致伤冲和，诸病生焉"。这里所谓的毒跟现在所说的浊毒意义相近。

至明清时期，叶桂提出浊邪致病的病理机转："清窍为之壅塞，浊邪害清也。"（《温热论》）吴瑭在《温病条辨》中明确提出了浊毒与温热的相互关系："温毒者，诸温夹毒，秽浊太甚也。"认为温毒为诸温夹毒，属于秽浊太甚。"热伤气，湿亦伤气者何？热伤气者，肺主气而属金，火克金，则肺所主之气伤矣。湿伤气者，肺主天气，脾主地气，俱属太阴湿土，湿气太过，反伤本脏化气，湿久浊凝，至於下焦，气不惟伤而且阻矣。"提出湿久导致浊凝的病机改变。并倡化浊解毒之法，"盖肺病治法，微苦则降，过苦反过病所，辛凉所以清热，芳香所以败毒而化浊也"。吴瑭依据病位、病势不同，灵活应用化浊、导浊、驱浊之法。"按此证由上焦而来，其机尚浅，故用萎皮、桔梗、枳壳微苦微辛开上，山栀轻浮微苦清热，香豉、郁金、降香化中上之秽浊而开郁。""以藿香化浊，厚朴、广皮、茯苓、大腹泻湿满。""半夏辛平而主寒热，蚕沙化浊道中清气。""盖汗之解者寒邪也，风为阳邪，尚不能以汗解，况湿为重浊之阴邪，故虽有汗不解也。学者於有汗不解之证，当识其非风则湿，或为风湿相搏也。""盖土居中位，秽浊所归，四方皆至，悉可兼证，故错综参伍，无穷极也。""槟榔至坚，直达肛门散结气，使坚者溃，聚者散，引诸药逐浊气，由肛门而出。""晚蚕沙化浊中清气，大凡肉体未有死而不腐者，蚕则僵而不腐，得清气之纯粹者也，故其粪不臭不变色，得蚕之纯清，虽走浊道而清气独全，既能下走少腹之浊部，又能化浊湿而使之归清，以己之正，正人之不正也。""朴、橘行浊湿之滞气，俾虚者充，闭者通，浊者行，而坠痛自止，胃开进食矣。""砂仁、肉蔻从下焦固涩浊气，二物皆芳香能涩滑脱，而又能通下焦之郁滞，兼醒脾阳也。为末，取其留中也。""芳香而达窍，补火以生土，驱浊以生清也。""湿温久羁，三焦弥漫，神昏窍阻，少腹硬满，大便不下，宣清导浊汤主之。""浊湿久留，下注於肛，气闭，肛门坠痛，胃不喜食，舌苔腐白，术附汤主之。""此浊湿久留肠胃，致肾阳亦困，而肛门坠痛也。"

二、浊毒的概念

浊和毒作为中医的基本术语，远可追溯至《内经》时代甚至更早，但是将浊毒合而称之，并对其进行深入系统的研究，却是20世纪后期中医界的一个创新。浊毒学说作为一门新兴的中医理论，以天人合一的中医整体思维方式来探究当代生态环境及人自身饮食、情志和生活方式的改变对人体健康的影响，有其深刻的内涵和广泛的外延，已经被越来越多的专家学者所认可，如国医大师路志正和陆广莘等中医泰斗就是其中的代表人物。据不完全统计，目前与浊毒相关的科研论文达万余篇，涉及中医教学、科研和临床等多个方面、多个层次,对浊毒理论的研究可谓如月之恒,如日之升。然而,浊毒作为一个新兴的中医学术语,其概念尚缺乏统一的认识,因此,科学界定浊毒的定义就显得尤为重要。

我们认为,浊毒作为一个中医学的术语,其含义有广义和狭义之分。广义的浊毒泛指一切对人体有害的不洁物质;而狭义的浊毒是指由于湿浊、谷浊久蕴化热而成的、可对脏腑气血造成严重损害的黏腻秽浊之物。

1. 广义的浊毒 浊毒学说将充斥于天地之间以及人体之内的浊毒分别称天之浊毒、地之浊毒和人之浊毒。浊毒病邪胶结作用于人体,导致人体细胞、组织和器官的浊化,即致病过程;浊化的结果导致细胞、组织和器官的浊变,即形态结构的改变,包括现代病理学中的肥大、增生、萎缩、化生和癌变,以及炎症、变性、凋亡和坏死。浊变的结果是毒害细胞、组织和器官,使其代谢和功能失常,乃至功能衰竭。

(1) 天之浊毒:"人与天地相参也,与日月相应也。"(《灵枢》)人类生活在天地之间,人体生命活动受自然规律的支配和约束,大自然的各种变化与人体的健康息息相关。传统中医认为,自然界风、寒、暑、湿、燥、火六气太过成为"六淫",或非其时而有其气形成的自然灾害,均可影响脏腑气血功能而致疾病发生。随着生态环境的不断恶化,外感六淫已经无法涵盖外在的致病因素。所谓天之浊毒,除包括传统的六淫之外,还包括:

1) 空气中的污染物:包括悬浮颗粒物、飘尘、二氧化硫、一氧化碳、碳氢化合物、氮氧化物、碳烟等。这些物质不仅是构成或加重人类呼吸疾病的重要原因,还可直接产生或诱发多种疾病。

2) 大量的致病微生物:随着全球气候变暖,生态环境恶化,大量致病微生物生成繁殖,致使瘟疫频发。有研究表明,温暖的气候与瘟疫暴发之间有联系,更为湿润和温暖的气候条件意味着比正常情况下更适合细菌和病毒生存,而这些病菌传播到人身上的危险性也更大。气候变化还会使人的抵抗力和免疫力下降,这些因素综合在一起,就会增加瘟疫流行的概率。

3) 噪声、电磁辐射、光辐射等:随着现代化、城市化的进程,各种噪声、电磁辐射及光等无形的辐射增加,弥漫于空中,虽然看不见,摸不着,但又的确是客观存在的,并且逐渐成为人类无形的杀手。研究证实,长期接受噪声干扰和电磁辐射会造成人体免疫力下降、新陈代谢紊乱,甚至导致各类癌症的发生。

(2) 地之浊毒:"天食人以五气,地食人以五味。"(《素问》)人类的生存除了依赖"天之五气",还离不开"地之五味"。地之浊毒主要是指受污染的水和食物。水是一切生命赖以生存的基础,水污染使食物的质量安全难以得到保障。污染水中的重金属通过水、土壤,在植物的生长过程中逐步渗入食品中。食用吸收了含有过量重金属元素污染的动植物,会对人体产生危害。还有,当水中含有的放射性物质较多时，一些对某些放射性核素有很强的富集作用的水产品，如鱼类、贝类等，就会使得食品中放射性核素的含量可能显著增加，对人体造成损害。水中含有的有机污染物对食物安全的影响更大。一些有机污染物的分子比较稳定，通过水的作用很容易在动植物体内蓄积，从而损害人体健康。而农药、化肥的滥用也是农作物污染的重要因素。这些被污染的水和食物首先经口进入人体的消化系统，损伤脾胃，使后天之本受损，变生浊毒，以致百病丛生。

（3）人之浊毒："或因忧郁，或因厚味，或因无汗，或因补剂，气腾血沸，清化为浊。"（《格致余论》）由于人自身饮食结构、情志、生活方式的改变以及其他人为原因使人体内产生的有害物质，我们称之为"人之浊毒"。

1）情志不畅生浊毒："百病生于气也。"（《素问·举痛论》）喜、怒、忧、思、悲、恐、惊原本是人体对外在环境各种刺激所产生的正常生理反应。但当外来的刺激突然、强烈或持久不除，使情志过激，超过了人体生理活动的调节范围时，则可使人体气机失调，进一步导致脏腑功能紊乱，气血运行失常，津液运化失司，水湿不化，痰浊瘀血内停，日久蕴化浊毒，以致百病丛生。另外，社会中激烈的生存竞争及经济竞争，给许多人带来了前所未有的心理压力，升学、就业、下岗、医疗、养老等问题波及各个年龄段，使人们的情绪经常处于压抑、忧愁、焦虑等状态之中，日久"神劳"，超过了人体生理活动的调节范围，则可使人体气机失调，进一步导致脏腑功能紊乱，气血运行失常，津液不化，浊毒内蕴，变生疾病。若持续的情绪焦虑、愤怒、抑郁等，必将使机体神经、内分泌和免疫系统等产生一系列变化，进而可发展成亚健康状态。这种亚健康状态便可理解为中医所定义的郁证，郁久则化生浊毒。

2）饮食不节（洁）生浊毒："五谷为养，五果为助，五畜为益，五菜为充，气味合而服之，以补精益气。"（《素问·脏气法时论》）这就要求我们以植物性食物为主，动物性食物为辅，并配合果、蔬，使饮食性味柔和，不偏不倚，以保证机体阴阳平衡，气血充沛。然而，随着人们生活水平的不断提高，传统的饮食习惯已被打破，过去偶尔食之的鸡鸭鱼肉等副食品已经成为普通百姓的日常饮食，高热量、高蛋白、高脂肪的"西式快餐"被国人奉为美味佳肴，强食过饮现象非常普遍。而过食肥甘厚味，则可使浊邪内生，正所谓"肥者令人内热，甘者令人中满"（《素问·奇病论》），"多食浓厚，则痰湿俱生"（《医方论·消导之剂》）。如今，高糖、高脂饮食使一些"富贵病"的发病率直线上升，以肥胖、"三高""三病"为主体的"代谢综合征"正在中国人的生活中扩散。究其病因，多因"脂浊""糖浊"等浊毒为害。另外，垃圾食品、污染食品泛滥，以及普遍存在的过度医疗、乱服药物现象，都使得人体脏腑受损，酿生浊毒。

3）不良生活生浊毒："人以天地之气生，四时之法成。"（《素问·宝命全形论》）人只有顺应自然气候的变化规律才能保持健康。但是随着各种现代化生活设施不断地介入人类的生活，人们不必再动作以避寒，阴居以避暑，而是悠然地生活在人工营造的舒适环境之中。人们出入于乍热乍凉、温度悬殊的环境，使肌体腠理汗孔骤开骤闭，卫外功能难以适应，久而久之，闭阻体内的浊气即可化为浊邪而致病。而过量或长期嗜烟酒更是祸害无穷。因为"酒之为物，气热而质湿"（《证治准绳·杂病·伤饮食》），"过饮……生痰动火"（《顾松园医镜》卷二《谷部》），故大量饮酒后多有头目不爽、倦怠乏力、口干口黏、舌苔厚腻等湿浊阻滞之象，而长期嗜酒者每见面垢多眵、食少脘闷、口干口苦、舌苔黄腻等湿热阻滞之征。"烟为辛热之魁"（《顾松园医镜》卷十一《虚劳》），即便少量吸烟，也会给身体带来不容忽视的危害。大量研究证明，吸烟可以导致冠状动脉痉挛，使血小板活性增加并凝聚成血栓。肺为娇脏，香烟燥热，极易损伤肺气肺阴。肺为水之上源，肺气肺阴受损，宣发和肃降失常，水液代谢失调，导致痰湿内生，故长期嗜烟者每多见咳嗽多痰等痰浊内蕴之象。而缺乏有效运动也是现代人普遍存在的现象，久而久之，会使人体气血不畅，代谢失调，变生浊毒，引起各种身心疾病。

2. 狭义的浊毒　狭义的浊毒是浊毒学说现阶段研究的重点，其精髓在"浊"。在中医古代文献中，浊有多种含义。既有生理之"浊"，又有病理之"浊"。生理之"浊"包括：①水谷精微的浓浊部分；②排泄的污浊之物，包括呼出的废气和排出的矢气。病理之"浊"（即浊邪）在历代文献中的含义却不尽相同，归纳下来有以下几种：①类湿之邪。如《金匮要略·脏腑经络先后病脉证》所云"清邪居上，浊邪居下"。②小便混浊之症，即便浊。如《时方妙用》曰："浊者，小水不清也。"③精浊之症。如《证治准绳》所云"浊病在精道"等。④湿温之邪。如《温热论》所云"湿与温合，蒸郁而蒙蔽于上，清窍为之壅塞，浊邪害清也"。⑤瘀血。如《血证论》所云"血在上则浊蔽而不明矣"。而浊毒学说所研究的"浊"，又与上述之义不尽相同，它包括两个部分，即"湿浊"和"谷浊"；两种病理产物皆可酿化浊毒，分别称之为湿浊毒和谷浊毒。

（1）湿浊毒：人体从饮食中摄入的水谷精微应细分为"水精微"和"谷精微"，相应地，饮食在人体的代谢失常所产生的病理产物也应分为"湿浊"和"谷浊"。湿浊是人体水液代谢失常所形成的病理产物的统称，包括水、湿、痰、饮等。关于水液在人体内的代谢过程，《内经》已有精辟论述。《素问·经脉别论》曰："饮入于胃，游溢精气，上输于脾，脾气散精，上归于肺，通调水道，下输膀胱。水精四布，五经并行。"水饮摄入人体后，经胃、小肠、大肠的消化吸收，脾的运化转输，上归于肺，再通过肺气通调水道的作用，一方面水液经肺气宣发，心脉运载，而输布到全身，调养脏腑腠理皮毛等各组织器官，一部分变成汗液排出体外；另一方面水液沿着水道，经肺气的肃降，肝的疏利，三焦的通调，下降至肾，而肾分别清浊，清者又上输于肺，输布全身，浊者形成尿液，下输膀胱，经气化而排出体外。如此推陈出新，循环不息。无论是外罹天之浊毒、地之浊毒，还是七情、劳倦、饮食内伤，致使人体脏腑功能失调，或肺失于宣肃，或脾失于运化，或肾失于气化。脾位于中焦，为人体气机升降的枢纽。脾失健运，则水液既无法上输于肺，又无法下达于肾，从而停滞于体内，变生水湿痰饮等湿浊。浊毒的生成一般遵循湿—热—浊—毒的演变过程。湿本是自然界的六气之一。《素问·五运行大论》曰："燥以干之，暑以蒸之，风以动之，湿以润之，寒以坚之，火以温之。"正常的湿气是万物赖以滋养繁茂的重要因素。如果湿气太过或非其时而有其气，则为湿邪。湿邪既有内外之分，又有清浊之别。就自然界来说，清湿者，地气轻清上升所致，雾露雨雪皆为其象；浊湿者，重浊污秽，淫雨泥水皆为其象。就人体而言，或因外感湿邪，或因脾胃受损，水湿不化，久蕴体内，多从热化，多自热生。刘完素《河间六书》曰："湿本土气，火热能生土湿，故夏热则万物湿润，秋凉则湿复燥干也。湿病本不自生，因于火热怫郁，水液不能宣行，即停滞而生水湿也。凡病湿者，多自热生。"浊即由湿久蕴热所致。叶桂谓："湿久浊凝。"朱震亨谓："浊主湿热，有痰有虚。""血受湿热，久必凝浊。"浊邪进一步发展即为浊毒。浊毒为浊邪之极，浊邪为浊毒之渐。

（2）谷浊毒：谷浊即由谷精微在人体内运化失常所致。谷精微的化生和转运，主要是脾胃和大小肠共同作用的结果。《灵枢·海论》说："胃者，水谷之海。"《灵枢·本输》也说："胃者，五谷之府。"指出了胃的受纳功能。杨上善说："胃受五谷成熟，传入小肠。"指出了胃的腐熟功能。后世概括认为胃是对水谷进行初步消化的器官，具有受纳水谷，继而腐熟水谷成糊状食糜的功能。对于小肠的功能，《素问·灵兰秘典论》认为"小肠者，受盛之官，化物出焉"，后世概括为主受盛化物，泌别清浊，即指经胃初步消化的饮食物，在小肠内必须有相当时间的停留，以利于进一步彻底消化，将水谷分化为精微与糟粕两部分。脾则将这些谷食之精气化为营气和卫气并转运输送至上焦，大肠则将糟粕排出体外。《素问·经脉别论》曰："食气入胃，散精于肝，淫气于筋。食气入胃，浊气归心，淫精于脉。脉气流经，经气归于肺，肺朝百脉，输精于皮毛。毛脉合精，行气于府。"在这一系列过程中，任何一个环节出现障碍，都会使谷精微运化失常而化生为谷浊。或因胃失和降，腐熟受纳功能障碍，致使水谷滞留中焦，化为浊毒，如朱震亨所谓"故五味入口，即入于胃，留毒不散，积聚既久，致伤冲和，诸病生焉"；或小肠受盛泌别失常，清浊不分；或脾气虚弱，无力将水谷精微输布全身，滞留脉道日久而为浊（包括脂浊、糖浊等）；或大肠传导失司，糟粕郁于肠内而生浊。上述各项虽本是精微物质或正常代谢产物，但是过量聚集或失于运化，均可对人体脏腑气血造成损害，既是病理产物，又是致病因素，我们称之为谷浊毒。

第二章 病因病机,四诊合参

一、病 因 病 机

1. 时代背景 疾病的发生发展离不开人们生存的时代背景。东汉末年伤寒流行,始有张仲景《伤寒杂病论》成书传世;金元时期,战乱频仍,人们奔波流离,始有李杲《脾胃论》成书传世。诸如此类,不胜枚举。当今时代,极大丰富的物质生活,日新月异的科技应用,给人们的生活带来极大的便利,也同时导致了当今时代背景下的诸多疾病。浊毒论的产生,离不开当今的时代背景。

(1)自然环境变化:今日,全球变暖而产生的温室效应,让整个人类处于风、寒、暑、湿、燥、火的大变化中,气候之变超过人体的适应能力,就会导致相应的疾病谱的变化。另外,空气污染、水源污染、土壤污染等因素,直接或者间接导致人体吸收越来越多各种有毒有害物质,这些外界因素的变化超过人体的代谢能力,在人体蓄积,影响人体的健康,减少人的寿命。

(2)社会环境变化:社会上激烈的生存竞争及经济竞争,给许多人带来了前所未有的心理压力,升学、就业、下岗、医疗、养老等问题波及各个年龄段,使人们的情绪经常处于压抑、忧愁、思虑、焦虑等状态之中。作为社会的一分子,世人无时不受到社会环境因素的影响,社会地位、经济状况、家庭情况、人际关系等方面的变化,直接或间接地影响人的精神情志活动,成为诱发疾病的因素。

(3)生活方式改变:在人类解决了以“吃饱穿暖”为主要内容的生存问题以后,生活方式发生了很大变化。生活节奏加快,膳食结构单一,加上吸烟、酗酒,工作长期静坐,缺乏体育锻炼以及心理压力大等问题,都导致人体正常代谢功能的异常,进而导致多种慢性疾病的产生,殊不知这些慢性疾病产生的过程也就是浊毒致病的过程。

综上所述,在当今时代背景下,许多人出现了浊毒体质,这种浊毒体质左右人的健康,影响人的寿命。当今时代背景下,提出浊毒学说,有益于世人健康、防病保健,有益于救治疾病,并且用于指导当今时代下的大部分疾病的治疗、大部分人群的养生保健。

2. 浊毒成因　浊毒既可为外邪，亦可为内邪。作为外邪，由表侵入；作为内邪，由内而生。浊毒病邪作用于人体，循人体络脉体系由表入里，由局部至全身。浊毒之邪胶结，可导致人体细胞、组织和器官的浊化，即致病过程；浊化的结果导致细胞、组织和器官的浊变，即形态结构的改变，包括现代病理学中的肥大、增生、萎缩、化生和癌变，以及炎症、变性、凋亡和坏死等。浊变的结果是毒害细胞、组织和器官，使其代谢和功能失常，乃至功能衰竭。浊毒病邪入侵机体，克正气而致病；浊毒之邪猖獗，发病急重，或病情加重；浊毒之邪滞留不去，疾病迁延不愈；浊毒之邪被战胜克制，则疾病好转，机体得以康复。因此，浊毒病邪有轻、中、重相对量化的划分。

浊毒证形成的内在因素包括中气的虚实、阳气的盛衰、体质的强弱和内生湿浊的有无等。即所谓"内外相引"。人体是否易患病，内生浊毒起决定作用，而内生浊毒多责之于脾胃功能，如叶桂所言"又有酒客，里湿素盛，外邪入里，与之相抟"，即指出嗜食酒肉，影响脾胃运化而湿热内生，是湿热类温病发生的重要因素。后薛雪取叶桂之意，提出了"太阴内伤，湿饮停聚，客邪再至，内外相引，故病湿热"的观点。《医宗金鉴》云："人感受邪气虽一，因其形脏不同，或从寒化，或从热化，或从虚化，或从实化，故多端不齐也。"浊毒证的发展，有热化和寒化的不同，从而形成伤阴伤阳之病理机转，且不同的病机转化与病邪、体质及治疗恰当与否密切相关。

（1）外感淫疠毒邪：浊毒可由外而入，或从皮毛，或从口鼻，侵入机体，对脏腑、经络、气血等均能造成严重损害。"浊"者，不清也。浊与湿紧密相关，外感湿浊，由表入里。外界湿浊之邪侵入人体的途径大致有 3 条：一是通过呼吸由口鼻进入人体，先影响人体的上焦，进而影响到中、下焦。正如《医原·湿气论》所说："湿之化气，多从上受，邪自口鼻吸入，故先伤天气，次及地气。"二是通过肌肉皮肤渗透进入人体，先客于肌表关节，次阻经络，最终深入脏腑。清代张璐说："湿气积久，留滞关节。"《素问·调经论》曰："风雨之伤人也，先客于皮肤，传入于孙脉，孙脉满则传入于络脉，络脉满则输于大经脉。"又曰："寒湿之中人也，皮肤不收，肌肉坚紧，荣血泣，卫气去，故曰虚。"三是湿邪中伤脾胃。《六因条辨》卷下云："夫湿乃重浊之邪，其伤人也最广……殆伤则伤其表，表者，乃阳明之表，肌内也，四肢也；中则中其内，内者，乃太阴之内，脾阴也，湿土也。故伤表则肢节必痛，中里则脘腹必闷。"当然外感湿浊之邪侵犯人体，可能只有 1 种途径，也可能 2 种或 3 种途径同时存在，如湿温病初起多为卫气同病，为湿热之邪同时侵犯人体的肌表和脾胃所引起，因此在临床诊治时，应灵活应用，不可教条。凡外感之邪，凡有湿性，即为浊毒之一种，即或无湿，侵袭人体，留止不去，易生浊化毒，必防浊毒之变。

另外，外来之毒邪，侵袭人体，易极化为浊毒性质而致病。"外毒"是来源于人体之外的环境而有害于人体健康的毒邪。结合现代医学认识，外毒包括化学致病物、物理致病物、生物致病物等。化学致病物包括药毒、毒品、秽毒、各种污染等，如废气、污水、生物垃圾、化肥、农药、装饰材料、烧烤粉尘等皆可为毒。物理致病物包括跌仆损伤等（意外伤害），水、火、雷、电等（自然灾害），气候、气温变化，噪声、电磁波、超声波、射线辐射（对人体的干扰）等。其中，气候变化是引起疾病发生的因素之一。气候变化是毒邪、疫疠之毒产生和传播的重要条件。生物致病物包括温病毒邪、疫疠之毒、虫兽毒、食物中毒等。《诸病源候论》曰："诸生肉及熟肉，内器中密闭头，其气壅积不泄，则为郁肉，有毒，不幸而食之，乃杀人；其轻者，亦吐利，烦乱不安。"《金匮要略》曰："六畜自死，皆疫死，则有毒，不可食之。"

外来之浊与毒，侵入人体，影响人体的新陈代谢，导致气机失调，脏腑失用，从而浊毒内生，蕴于体内，百病丛生。

（2）饮食失节："五谷为养，五果为助，五畜为益，五菜为充，气味合而服之，以补精益气。"（《素问·脏气法时论》）这就要求我们以植物性食物为主，动物性食物为辅，并配合果、蔬，使饮食性味柔和，不偏不倚，以保证机体阴阳平衡，气血充沛。然而，随着人们生活水平的不断提高，传统的饮食习惯已被打破，过去偶尔食之的鸡鸭鱼肉等副食品已经成为普通百姓的日常饮食，高热量、高蛋白、高脂肪的"西式快餐"被奉为美味佳肴，强食过饮现象非常普遍。而过食肥甘厚味，超出脾胃运化功能，则湿聚食积，化为痰饮，蕴郁日久，化为浊毒之邪。正所谓"肥者令人内热，甘者令人中满"（《素问·奇病论》），"多食浓厚，则痰湿俱生"（《医方论·消导之剂》）。

饮食失节，影响人体气血的运行。《素问·五脏生成》指出："多食咸，则脉凝泣而变色。"《张氏医通·诸血门》亦曰："人饮食起居，一失其节，皆能使血瘀滞不行也。"血瘀久则成毒，百病乃变化而生。这也是现代社会高脂血症、高血压、心脑血管疾病、糖尿病、肥胖等的发病率大大增高的主要原因之一。故《素问·通评虚实论》指出："消瘅仆击，偏枯痿厥，气满发逆，甘肥贵人，则高粱之疾也。"

长期嗜烟好酒，易生浊毒。"酒为百药之长"，易入血分，故适量饮酒可以驱除风寒、疏通筋脉、解除疲劳、振奋精神，而过量或长期嗜酒则会危害人的健康。"酒之为物，气热而质湿"（《证治准绳·杂病·伤饮食》），"过饮……生痰动火"（《顾松园医镜》卷二《谷部》），故大量饮酒后多有头目不爽、倦怠乏力、口干口黏、舌苔厚腻等湿浊阻滞之象，而长期嗜酒者每见面垢多眵、食少脘闷、口干口苦、舌苔黄腻等湿热阻滞之征。

烟对人体有百害而无一利，因此即便少量吸烟，也会给身体带来不容忽视的危害。大量研究证明，吸烟可以导致冠状动脉痉挛，使血小板活性增加并凝聚成血栓。"烟为辛热之魁。"（《顾松园医镜》卷十一《虚劳》）香烟燥热，极易损伤肺气肺阴。肺为水之上源，肺气肺阴受损，宣发和肃降失常，水液代谢失调，导致痰湿内生，故长期嗜烟者每多见咳嗽多痰等痰浊内蕴之象。痰郁日久，化为浊毒之邪。

（3）情志不畅："血气者，人之神，不可不谨养。"（《素问·八正神明论》）神是内在气血的总体体现，因此所谓"清静"，指的是人体精神状态的安详，是一个人内在脏腑气血功能正常的外在表现。人体在精神上能够长期保持清静，营卫之气运行有序，肌肉腠理的功能状态正常，表现为致密而柔顺，邪气难以进犯肌体，人体就不会得病。正所谓"正气存内，邪不可干"。

喜、怒、忧、思、悲、恐、惊原本是人体对外在环境各种刺激所产生的正常生理反应。但当外来的刺激突然、强烈或持久不除，使情志激动过度，超过了人体生理活动的调节范围时，则可使人体气机失调，进一步导致脏腑功能紊乱，气血运行失常，津液水湿不化，痰浊瘀血内停，浊毒由此而生。故《证治准绳·杂病·喘》谓："七情内伤，郁而生痰。"《医述·杂证汇参·血证》亦曰："或因忧思过度，而致营血郁滞不行；或因怒伤血逆，上不得越，下不归经，而留积于胸膈之间者，此皆瘀血之因也。"情志因素与痰瘀的关系亦受到现代学者的重视。日本学者永田胜太郎认为，慢性紧张是导致瘀血证的主要原因之一，瘀血状态就是低血清辅酶Q状态，它是一种慢性应激反应，即虽然交感神经释放儿茶酚胺，而其靶器官的心肌处于劳损状态，使全身的最小动脉收缩，末梢血液循环障碍，以致毛细血管系统、静脉系统瘀血。国内也有学者对冠心病瘀血证与A型性格、心理应激的关系进行调查分析，发现情志因素与瘀血的关系密切。《内经》说："喜则气下，悲则气消，消则脉虚空，因寒饮食，寒气熏满，则血泣气去，故曰虚矣。"大喜不止，消弱人体正气，正气一虚，病从内生；悲伤过度，人体"脉空虚"，正气不足；过食寒凉，寒气主凝滞，血凝之后，进一步加重气虚，为生理物质的"浊毒化"打下了基础。

《素问·举痛论》云："百病生于气也。"气不通畅，则毒邪内生。如气盛生毒，因气有余便是火，火热之极即为毒；热毒、火毒的存在又可进一步伤害人体脏腑组织而产生腑实、阴伤、血瘀等一系列病理结果；气郁生毒，情志变化刺激过于突然、持久，使脏腑功能紊乱，升降出入失常，影响气机的通调条达，津血的输布，可蓄郁而为毒，从而导致疾病。浊毒在体内蕴积日久，又可对人体脏腑经络造成严重损害，百病由此乃变化而生。这就是"郁生浊毒"。

（4）环境改变："人以天地之气生，四时之法成。"（《素问·宝命全形论》）人只有顺应自然气候的变化规律才能保持健康。随着各种现代化生活设施不断地介入人类的生活，人们不必再"动作以避寒，阴居以避暑"，悠然地生活在人工营造的舒适环境之中。即使夏季室外酷暑炎热，室内也可以冷气习习；冬季户外冰雪凛冽,屋内也可以暖气融融。人们出入于这样乍热乍凉,或乍寒乍暖,温度悬殊的环境,使肌体腠理汗孔骤开骤闭,卫外功能难以适应,久而久之,闭阻体内的浊气即可化为浊毒而致病。

环境的自然变化和人类对环境的干预使人类的生活环境发生了空前的变化,这种变化对人体的影响是巨大的、多层面的,而从中医学角度看,湿浊阻滞是一个不容忽视的方面。现代流行病学调查亦已证明了这一点。有人对石家庄市各行业共1 005人进行整体随机抽样调查,结果表明:有湿阻症状者占10.55%,且与性别、年龄、职业无明显联系,主要病因为环境湿气过重、性格急躁或忧郁以及饮食不节,主要病位在脾。湿浊阻滞,气机不畅,进一步导致血行受阻,结滞成瘀,百病由此变化而生。

(5)运动缺乏:"久视伤血,久卧伤气,久坐伤肉。"(《素问·宣明五气》)若长年伏案,以车代步,室外活动减少,不仅可以导致气血亏虚,而且还可以使气机阻滞,津液运化、布散失常,从而浊毒之邪难免滋生。多食少动,对于浊毒体质的产生具有重要作用。颜元在《颜习斋先生言行录》中云:"习行礼、乐、射、御之学,健人筋骨,和人血气,调人情性,长人仁义……为其动生阳和,不积痰郁气,安内捍外也。"这充分表明,体育运动既可强身健体,娱乐身心,磨炼意志,促进德智发展,又可防病治病,帮助身体早日康复。

(6)虚损劳倦:人体是否发病,主要取决于人体的正气强弱。"正气存内,邪不可干","邪之所凑,其气必虚",是中医药贡献给人民大众的养生智慧。《灵枢·百病始生》说:"风雨寒热不得虚,邪不能独伤人。卒然逢疾风暴雨而不病者,盖无虚,故邪不能独伤人。此必因虚邪之风,与其身形,两虚相得,乃客其形,两实相逢,众人肉坚。其中于虚邪也,因于天时,与其身形,参以虚实,大病乃成,气有定舍,因处为名。"

虚易招邪,虚处留邪,邪碍气机,化生浊毒,这往往是一个连续的过程。《内经》说:"有所劳倦,形气衰少,谷气不盛,上焦不行,下脘不通。胃气热,热气熏胸中,故内热。"由劳倦导致的形气衰少,还只是一个"纯虚无邪"的病理状态,一旦在这个基础上出现"上焦不行,下脘不通",就不是纯虚无邪了,而是清浊相干,浊毒内生的一种现象,所以患者有"内热"的各种证候表现。

(7)他邪转化:浊毒之邪与内生五邪、外感六淫密切相关,又有不同。浊毒兼具浊与毒的特性,可以由他邪转化,且为诸邪致病之甚者也。如食积,本为伤食;食积日久则生湿聚痰,湿与痰即具浊之性;湿痰蕴积日久则生毒,至此浊毒生焉。浊毒生则导致胃病渐重,甚至癌变。饮食若超过自身耐受量,则可转化成浊毒。如过饮久饮之酒浊毒;过食为病之食积化浊毒;大便干燥影响毒素排出,吸收毒素过多成粪毒;血糖、血脂过高形成糖浊毒、脂浊毒等。

另外,水湿痰饮可转化为浊毒;汗液、二便不通,浊阴或水湿无出路,内困日久而成"浊毒"；久病虚损，肺、脾、肾及三焦等脏腑气化功能失常，肾元衰败，导致浊毒内生。津、液本为体内的正常物质，若超出生理需要量，或停留于局部，或失其所，也成为一种毒。如水液代谢紊乱，水液过多为病之水毒、湿毒；机体在代谢过程中产生的各种代谢产物排出困难，蓄积日久，郁而化毒，则为浊毒。瘀血亦可转化为浊毒之邪。瘀血是血液运行失常而化生的病理产物，常表现为瘀毒、出血、癥瘕。若瘀久不消，全身持久得不到气血的濡养，则出现面色黧黑、口唇紫暗、皮肤粗糙状如鳞甲，则成瘀毒；瘀血阻滞脉络，血液不循常道，溢出脉外，可见各种出血；体内肿块日久不化，质硬，固定不移，夜间痛甚，即为癥瘕。血瘀则气滞，气血瘀滞则脉络阻塞、脏腑功用失常，从而导致浊毒内生。另外，所瘀之血，所溢之血，日久即具浊毒之性，致人病生。

3. 致病特点

（1）浊毒黏滞，病程缠绵："黏"，即黏腻；"滞"，即停滞。所谓黏滞是指浊毒致病具有黏腻停滞的特性。这种特性主要表现在两方面：一是症状的黏滞性，即浊病症状多黏滞而不爽，如大便黏腻不爽、小便涩滞不畅，以及分泌物黏浊和舌苔黏腻等。二是病程的缠绵性。因浊性黏滞，蕴蒸不化，胶着难解，故起病缓慢隐袭，病程较长，往往反复发作或缠绵难愈。如湿温，它是一种由湿浊热邪所引起的外感热病，由于浊毒性质的特异性，在疾病传变过程中，表现出起病缓、传变慢、病程长、难速愈的明显特征。其他如湿疹、着痹等，亦因其浊而不易速愈。

浊毒之邪积聚体内，相互为用，日久必凝结气血，燔灼津液，致脏腑败伤，其病多深重难愈，病期冗长，病久入血入络，可致瘀血、出血。许筱颖等认为，浊性黏滞，易结滞脉络，阻塞气机，缠绵耗气；毒邪性烈善变，易化热耗伤阴精，壅腐气血。"毒"之形成，与"浊"有密切的关系。若浊毒日久不解，深伏于内，耗劫脏腑经络之气血，而呈现虚实夹杂之证，在临床表现为缠绵难愈，变化多端。

（2）滞脾碍胃，阻滞气机：浊为阴邪，其性黏滞，最易困阻脾之清阳，阻塞气机。脾胃为人体气机升降运动的枢纽，脾不升清，胃不降浊，则气机升降失常。如《灵枢·小针解》云："言寒温不适，饮食不节，而病生于肠胃，故命曰浊气在中也。"若湿邪阻中，脾胃受病，则气机升降之枢纽失灵。人体之气机升降，权衡在于中气。三焦升降之气，由脾鼓动，中焦和，则上下顺。阳明为水谷之海，太阴为湿土之脏，胃主纳谷，脾主运化，脾升则健，胃降则和，所以中焦气和，脾胃升降皆得适度，则心肺在上，行营卫而光泽于外；肝肾在下，养筋骨而强壮于内；脾胃在中，传化精微以溉四旁，人体保持正常的气机升降运动，是为无病。脾为浊困，湿浊内聚，使脾胃纳运失职，升降失常。脾阳不振，湿浊停聚而胸闷脘痞、纳谷不香、不思饮食、肢体困重、呕恶泄泻等，以及分泌物和排泄物如泪、涕、痰、带下、二便等秽浊不清，舌苔白腻润滑而液多，脉沉濡而软，或沉缓而迟。

（3）常相兼夹，耗气伤阴：浊毒为病，常与痰、湿、瘀、毒并存。浊毒较之湿邪，更为黏腻滞涩，重浊稠厚，因此，病势更为缠绵难愈，多久久不能尽除。较之痰邪，浊毒变化多端，可侵及全身多个脏腑、四肢百骸，同时又会随体质及环境因素寒化、热化，从而出现种种变局。浊毒的存在可导致痰、瘀、毒等病理产物的产生，相兼为病，加重病情。浊毒困扰清阳、阻滞气机，可以导致津液停聚，加重痰浊；浊毒胶结，阻碍气血运行，更可加重气血瘀滞。浊毒伤人正气，蕴结成毒，或化热生毒，更可耗血动血、败坏脏腑。四者相兼，元气日衰，则病归难治。

（4）阴阳相并，浊毒害清：浊性类水，水属于阴，故浊为阴邪。浊为阴邪，易阻气机，损伤阳气，"湿胜则阳微"。由湿浊之邪郁遏使阳气不伸者，当用化气利湿、通利小便的方法，使气机通畅，水道通调，则浊毒可从小便而去，湿浊去则阳气自通。浊毒为阴邪，郁久化热生毒，兼具湿热毒性，此时多见湿热结聚，毒性昭彰之特点。因此，浊毒为阴邪、阳邪相并，正如湿与热相并，如油入面，而浊毒为湿热之甚，阴阳更难分离，驱散消解更加困难。

湿浊之邪害人，阻遏清阳，蒙蔽神明、心窍、头部孔窍，出现头昏目眩、神昏谵语，甚或失聪。所以叶桂《温热论》有"浊邪害清"之说。《格致余论》云："湿者土浊之气……浊气熏蒸，清道不通，沉重而不爽利，似乎有物以蒙冒之。"慢性肾衰竭尿毒症脑病、肝衰竭肝性脑病，都具有浊毒胶塞黏滞，蒙蔽清窍，神明失守的特点。

（5）易积成形，蕴久生变：浊毒之邪重浊、黏滞，易损脏腑，腐血肉，生恶疮癌肿。浊毒之邪致病表现为气味秽臭，或腥臭如败卵，肌肉组织多有腐烂，或易生赘疣；头昏蒙，甚则意识不清，身痛不可名状；骨蒸、恶寒、微热、自汗或盗汗，大便水样如注，或溏泻、黏滞不爽，或吐、呕或便冻血如烂肉样，或出流腐汁黄水；妇女黄白带下、外阴瘙痒，或刺痛、出浊水物等。如浊毒犯肾，开合失司，可见通身水肿，二便俱闭。浊毒日久不去，肾脏持续损害可致肾衰竭。王永炎强调，毒邪在缺血性中风发病中的重要性，提出中风后常有瘀毒、痰毒、热毒互结，破坏形体，损伤脑络。周仲瑛认为，乙肝慢性期，症状相对隐伏，病势缠绵，病程较长，"瘀毒"为其主要的病理环节，解毒化瘀为其基本治疗大法。我们所谈的浊毒要与一般的湿热之邪区别开来。这里的浊毒之邪是在原有病邪的基础上化生而又保留了原有病邪的特点，虽然与湿邪、热邪、瘀血等有联系，但已是完全不同的概念。

浊毒侵及人体，留滞于脏腑经络，病久不去，容易生变。浊毒病邪胶结作用于人体胃部，导致胃部细胞、组织的浊化，即病理损害过程；浊化的结果导致细胞、组织的浊变，即形态结构的改变，包括现代病理学中的肥大、增生、萎缩、化生和癌变，以及炎症、变性、凋亡和坏死等。浊变的结果是毒害细胞、组织和器官，使其代谢和功能失常，乃至功能衰竭。浊毒黏滞致使胃络瘀滞，气不布津、不养经，胃失荣养，腺体萎缩久久不愈，终则发生肠上皮化生或异型增生。可见，浊毒之邪黏滞不解，盘踞成积是慢性胃炎病程长、反复难愈的关键所在，亦是肠上皮化生及异型增生形成的"启动因子"。慢性胃炎，从浅表性胃炎到萎缩性胃炎，到肠上皮化生伴异型增生，到癌变的过程，就是浊毒内蕴，日久生变的过程。

二、四诊合参

1. 望诊 指医者运用视觉，对人体全身和局部的一切可见征象以及排出物等进行有目的的观察，以了解健康或疾病状态。

望诊的内容主要包括：观察人的神、色、形、态、舌象、脉络、皮肤、五官九窍等情况，以及排泄物、分泌物的形、色、质、量等。现从整体望诊、望舌、望排出物三方面对浊毒望诊进行阐述。

（1）整体望诊：通过观察全身的神、色、形、态变化来了解机体变化的情况。

1）望神：就是观察人体生命活动的外在表现，即观察人的精神状态和功能状态。

神是生命活动的总称，其概念有广义和狭义之分：广义的神，是指整个人体生命活动的外在表现，可以说神就是生命；狭义的神，乃指人的精神活动，可以说神就是精神。

望神应重点观察患者的精神、意识、面目表情、形体动作、反应能力等，尤其应重视眼神的变化。

正常表现：神志清楚，语言清晰，面色荣润含蓄，表情丰富自然；目光明亮，精彩内含；反应灵敏，动作灵活，体态自如；呼吸平稳，肌肉不削。

浊毒轻证表现：神清语利，面色晦暗不洁，面部表情抑郁；目光无神，反应慢，动作缓慢；呼吸平稳，肌肉不削。

浊毒重证表现：神昏嗜睡，语言艰涩，面色秽浊，面无表情；目光呆滞，反应迟钝，动作艰难，体态笨拙；呼吸浅快，肌肉瘦削。

浊重毒轻者多表现为神情淡漠，浊毒并重者多表现为神志如蒙，毒重浊轻者多表现为神昏谵语。

2）望色：就是医者观察患者面部颜色与光泽的一种望诊方法。颜色指色调变化，光泽指明度变化。

常色：是指人在正常生理状态时的面部色泽。常色虽有主色、客色之分，但共同特征是明亮润泽、隐然含蓄。

病色:是指人体在疾病状态时的面部颜色与光泽。现就浊毒致病引起的病色描述如下:

浊毒在胃:临床多表现为面色萎黄,暗淡无光。

浊毒在肝:临床多表现为面色鲜黄,如橘皮色。

浊毒在心:临床多表现为红黄隐隐,但无光泽。

浊毒在肾:浊重毒轻时多表现为面色㿠白,晦暗无光;毒重浊轻尤其是浊毒之邪伤阴时多表现为两颧泛红。

3)望形体:即望人体的宏观外貌。通过望形体可以测知内脏精气的盛衰,内盛多外强,内衰多外弱。

浊轻毒重者,患者形体多肥胖;毒重浊轻尤其浊毒伤阴者,患者形体多消瘦。

（2）望舌

1)望舌方法:从生物全息律的观点来看,任何局部都近似于整体的缩影,舌也不例外,故前人有舌体应内脏部位之说。临床上常用的诊舌方法有以下几种:

以脏腑分属诊舌部位:心肺居上,故以舌尖主心肺;脾胃居中,故以舌中部主脾胃;肾位于下,故以舌根部来主肾;肝胆居躯体之侧,故以舌边主肝胆,左边属肝,右边属胆。

以三焦分属诊舌部位:若以三焦位置上下次序来分属诊舌部位,则舌尖主上焦,舌中部主中焦,舌根部主下焦。

以胃脘分属诊舌部位:舌尖部主上脘,舌中部主中脘,舌根部主下脘。

2)望舌内容:可分为望舌质和望舌苔两部分。舌质又称舌体,是舌的肌肉和脉络等组织。望舌质又分为望神、色、形、态四方面。舌苔是舌体上附着的一层苔状物。望舌苔可分望苔色和望苔质两方面。

正常舌象,简称"淡红舌、薄白苔"。具体来说,舌体柔软,运动灵活自如,颜色淡红而红活鲜明;胖瘦老嫩大小适中,无异常形态;舌苔薄白润泽,颗粒均匀,薄薄地铺于舌面,揩之不去,其下有根与舌质如同一体,干湿适中,不黏不腻等。总之,将舌质、舌苔各基本要素的正常表现综合起来,便是正常舌象。现从舌质和舌苔两大方面阐述浊毒侵袭人体导致的舌象变化。

A. 望舌质

a. 舌神:舌神主要表现在舌质的荣润和灵动方面。正常者荣润而有光彩,表现为舌的运动灵活,舌色红润,鲜明光泽、富有生气,是谓有神。浊毒轻证者,舌体运动欠灵活,舌色红,无光泽;浊毒重证者,舌体僵硬,运动不灵活,舌色暗红,晦暗。

b. 舌色:即舌质的颜色。正常舌色淡红而红活鲜明。以浊邪为主者,舌暗红；以毒为主者，舌质紫红、红绛。

c. 舌形：指舌体的形状，包括老嫩、胖瘦、胀瘪、裂纹、芒刺、齿痕等异常变化。若浊重毒轻，舌体多胖大，边尖多有齿痕；若毒重浊轻，舌体多瘦小，舌面可见芒刺；若浊毒伤阴，舌体不仅瘦小，舌面上还可见裂纹。

d. 舌态：指舌体运动时的状态。正常舌态表现为舌体活动灵敏，伸缩自如。若浊毒之邪日久伤阴，舌体多表现为板硬强直，运动不灵，以致语言謇涩不清。

B. 望舌苔：正常舌苔由胃气上蒸所生，故胃气的盛衰，可从舌苔的变化上反映出来。望舌苔，应注意苔质和苔色两方面的变化。

a. 苔质：指舌苔的形质。浊毒之邪侵袭人体，苔质颗粒细腻，揩之不去，刮之不脱，上面罩一层油腻状液体，给人一种秽浊不清之感，是体内脾胃之气兼夹湿浊饮食等秽浊之气上蒸而成。

b. 苔色：即舌苔之颜色。苔色以黄白二种最为常见。

临床上，浊毒证患者以黄腻苔多见，但因感受浊毒的轻重不同而有所差别。以湿浊之邪为主者，舌苔腻、薄腻、厚腻，或黄或白或黄白相间；浊毒并重者，舌苔多为黄厚而腻；以热毒为主者，舌苔黄而微腻，或黑或中根部黄腻。因感邪脏腑不同，舌苔亦异，如浊毒之邪犯肺，舌苔多白或薄黄腻；膜原感受浊毒之邪，舌苔多表现为白厚腻；脾胃感受浊毒之邪，舌苔腻微黄；胃肠感受浊毒之邪，舌苔腻；肝胆感受浊毒之邪，舌苔黄腻。初感浊毒、津液未伤时，舌苔黄腻而滑；浊毒伤津时，舌苔黄而燥。

（3）望排出物：即观察患者的分泌物和排泄物。这里重点介绍痰涎、呕吐物和二便的望诊。

1）望痰涎：浊重毒轻者，痰多，色白黏腻或呈泡沫状，咳吐不爽；浊毒并重者，痰色黄或白，黏浊稠厚，排吐不利；毒重浊轻者，痰黄，黏稠难咳。

2）望呕吐物：浊重毒轻者，呕吐物多为清水痰涎；浊毒并重者，呕吐物多为酸腐不化之谷物；毒重浊轻者，多为干呕。

3）望二便：若浊重毒轻，大便溏滞不爽，小溲混浊；若浊毒并重，小溲黄赤；若毒重浊轻，小溲涩赤。

2. 闻诊　闻诊包括听声音和嗅气味两方面内容，是指医者通过听觉和嗅觉了解病体发出的各种异常声音和气味，以诊察病情。

（1）听声音：主要是听患者言语气息的高低、强弱、清浊、缓急等变化，以及咳嗽、呕吐、呃逆、嗳气等声响，以分辨病情的寒热虚实。

1）正常声音：由于性别、年龄、身体等形质禀赋之不同，正常人的声音各不相同。在现实生活中，男性多声低而浊，女性多声高而清，儿童则声音尖利清脆，老人则声音浑厚低沉，但其共同特点为发声自然、音调和畅，刚柔相济。

2）病变声音：指疾病反映于声音上的变化。一般来说，在正常生理变化范围之外，以及个体差异以外的声音，均属病变声音。

咳嗽：咳嗽是肺病中最常见的症状，是肺失肃降、肺气上逆的表现。"咳"指有声无痰，"嗽"指有痰无声，"咳嗽"为有声有痰。现在临床上并不区分，统称"咳嗽"。浊毒之邪侵袭肺脏，多见咳嗽。若浊重毒轻，咳声多重浊；若毒重浊轻，咳嗽多昼重夜轻。

呕吐：有声有物称呕；有物无声称吐，如吐酸水、吐苦水等；干呕指欲吐而无物有声，或仅呕出少量涎沫。临床统称呕吐。浊毒之邪侵袭胃部，导致胃失和降，胃气上逆，临床上可表现为呕吐。若浊重毒轻，吐势较缓，声音较弱；若浊毒并重，吐势较急，声音响亮；若毒重浊轻，临床上多闻及干呕之声。

（2）嗅气味：主要是嗅患者病体、排出物等的异常气味，以了解病情，判断疾病的寒热虚实。

1）病体气味：浊毒之邪侵袭胃肠，患者口中发出臭秽之气；浊毒之邪侵袭肝胆，临床上可表现为汗出色黄而带有特殊的臭气；浊毒之邪侵袭肺脏，患者呼气时可闻到臭秽气味；浊毒之邪侵袭皮肤，导致皮肤溃烂流脓水，可闻及身臭。

2）排出物气味：浊毒之邪袭胃，呕吐物气味臭秽；浊毒之邪侵袭肾及膀胱，小便多臊臭；浊毒之邪侵袭大肠，大便多恶臭。

3. 问诊

（1）问病史，寻病因

1）外感因素：询问患者得病的季节及其居住和工作的环境，有利于作出诊断。如夏秋季节，天暑下逼，地湿上腾，人处于气交之中，因而易感受湿热之邪；湿热之邪日久化浊成毒，易出现浊毒的表现。若久居潮湿之地或工作环境湿度大或冒雨涉水，导致湿邪伤表，郁久化热，未及时诊治或治疗不当，可导致湿热之邪转化为浊毒之邪。或患者本身肺、脾、肾等脏腑正气虚损，体内产生湿邪，复感外邪，外邪与内湿交结，郁久化热，胶结体内形成浊毒之邪，从而出现一系列临床症状。

2）内伤因素

A. 询问患者最近有无情感波动史：若患者最近家庭发生重大变故，如亲人病故、婚姻破裂或事业上遭受重大挫折等难以解决的情感问题，导致肝郁气滞，日久化湿生热，渐酿浊成毒。

B. 询问患者有无饮食偏嗜：若嗜食肥甘厚腻或偏嗜酒酪及辛辣之品，日久表现为湿热之象，湿热郁久化为浊毒。

C. 询问患者治疗过程及用药史有助于诊断：临床上治疗方法失当，如长期服用大量激素、滥用大量抗生素及免疫抑制剂,或过服温补中药、过用利水药物滋生内热等,导致体内呈现湿热之象,日久表现为浊毒之证。

D. 询问患者职业及运动情况:若患者为脑力劳动者,平素运动量小,加之业余时间不喜运动,生活过度安逸,易致气机不畅,进而影响津液代谢,日久蕴结为浊毒。

（2）问刻下症,定病位及程度

1）浊毒轻重程度辨证:若患者表现为身热不扬,汗少,口黏不渴或渴不欲饮,多诊断为浊重毒轻。若患者表现为发热汗出、热不解、口苦腻,渴不多饮,多诊断为浊毒并重。若患者表现为壮热汗多,口苦烦渴,多诊断为毒重浊轻。

2）三焦辨证:若患者主要表现为身热、口黏不渴、胸闷脘痞、头昏蒙沉、干咳,多诊断为浊毒之邪侵犯上焦。若患者主要表现为身热不扬、胸脘痞闷、头胀身重、烦恶,多诊断为浊毒之邪侵犯中焦。若患者主要表现为身热、渴不多饮、腹满、二便不通,多诊断为浊毒之邪侵犯下焦。若患者主要表现为寒热似疟、渴不多饮、胸痞、呕逆,多诊断为浊毒之邪侵犯膜原。若患者主要表现为寒热起伏、脘痞、腹胀、呕恶、斑疹、大便不利、小便短涩,多诊断为浊毒之邪侵犯三焦。

3）脏腑辨证:若患者表现为恶寒发热、头重身痛、口渴咽痛、咳嗽痰黏,多诊断为浊毒犯肺;若痰少质黏,咳吐不利,多为毒重浊轻;若痰稀量多,多诊断为浊重毒轻。若患者表现为发热、烦渴、脘痞、身痛、神昏、痰声辘辘,多诊断为浊毒之邪侵犯心包。若患者表现为身热不扬、脘腹痞胀、呕恶、口苦口腻,多诊断为浊毒之邪侵犯脾胃;若身体重楚,脘痞不饥,口淡不渴,大便溏滞不爽,多诊断为浊重毒轻;若身热心烦,脘痞腹胀,恶心呕吐,大便溏薄,色黄气臭,汗出热不解,多诊断为浊毒并重;若高热,心烦口渴,脘闷身重,多诊断为毒重浊轻。若患者表现为肛门灼热、里急后重、大便性状异常或次数增多,多诊断为浊毒之邪侵犯大肠。若患者表现为寒热往来、口苦烦渴、呕逆、脘痞胁胀、身重、小便黄赤,多诊断为浊毒之邪侵犯肝胆。若患者表现为全身水肿或无水肿,少腹胀满,口苦或渴不欲饮,腰痛,小便频数、短赤或不爽,或有血尿,多诊断为浊毒之邪侵犯肾、膀胱。若全身水肿,皮色光亮,身重肢倦而不怯寒,腹胀满,口渴,纳呆,大便溏烂或带黏液,多为脾肾同病。若全身水肿或无水肿,胸胁胀痛,头身沉重,呕恶纳呆,或身目发黄,口苦口干不欲饮,小便黄浊,多为肝肾同病;若水肿或不肿,五心烦热或烦躁,失眠,口苦咽干,腹胀满,乏力,大便溏,排便不爽,小便短黄,多为浊毒伤阴。

4）卫气营血辨证:浊毒之邪侵袭人体,若以发热恶寒、头痛、心烦口渴、脘痞为主症,兼见周身酸痛、无汗或少汗,多诊断为卫气同病。若以发热、恶寒、心烦、口干为主症,兼见头痛、无汗或少汗,多诊断为卫营同病。若以寒热似疟、胸腹灼热为主症,兼见口渴心烦、脘痞,多诊断为浊毒之邪郁于少阳气分。若以身热、胸腹灼热、便溏不爽、色黄如酱为主症,兼见呕恶,多诊断为浊毒之邪郁蒸气分,郁阻肠道。若以身热夜甚、心烦不寐、小便短赤热痛为主症,兼见口干但不甚渴饮,多诊断为心营之邪下移小肠。若以身热夜甚、神昏谵语、皮肤、黏膜有出血斑为主症,兼见口干而漱水不欲咽等症,多诊断为浊毒之邪闭阻心包,血络瘀滞。若以皮肤、黏膜斑疹透发,四肢厥冷、汗出为主症,兼见心烦躁扰,多诊断为浊毒之邪内郁血分,后期导致气阴两脱。若以小便量过多、口渴为主症,兼见头晕耳鸣、腰酸肢软等,多诊断为浊毒之邪已退而肾气大伤。

4. 切诊 切诊包括脉诊和按诊两部分内容。脉诊是按脉搏;按诊是在患者身躯上一定的部位进行触、摸、按压,以了解疾病的体表反应和内在变化,从而获得辨证资料的一种诊断方法。

(1)脉诊:指医者以指腹按一定部位的脉搏诊察脉象。通过诊脉,体察患者不同的脉象,以了解病情,诊断疾病。

1)正常脉象:正常脉象古称平脉,是健康无病之人的脉象。正常脉象的形态是三部有脉,一息四至(相当于 72~80 次 /min),不浮不沉,不大不小,从容和缓,柔和有力,节律一致,尺脉沉取有一定力量,并随活动和气候环境的不同而有相应的正常变化。正常脉象有胃、神、根 3 个特点。

2)病理性脉象:疾病反映于脉象的变化,叫做病脉。一般来说,除了正常生理变化范围以及个体生理特异之外的脉象,均称病脉。

浊毒之邪犯肺,脉多濡缓或濡滑;浊毒之邪侵犯心包,脉象多滞;浊毒之邪侵犯膜原,脉象多缓;浊毒之邪侵犯脾胃,脉象多濡滑;浊毒之邪侵犯肠,脉象多滑数;浊毒之邪侵犯肝胆,脉象多弦滑数;浊毒之邪侵犯膀胱,脉象多表现为濡缓。

浊重毒轻者,脉多濡缓;浊毒并重者,脉多濡数;毒重浊轻者,脉多滑数。

(2)按诊:指医者用手直接触摸、按压患者体表某些部位,以了解局部的异常变化,从而推断疾病部位、性质和病情轻重等情况的一种诊病方法。

1)体位:患者须采取仰卧位,全身放松,两腿伸直,两手放在身旁。医师站在患者右侧,右手或双手对患者进行切按。在切按腹内肿块或腹肌紧张度时,可令患者屈起双膝,使腹肌松弛,便于切按。

2)注意事项:按诊时,医者要体贴患者,手法要轻巧,要避免突然暴力,冷天要事先让手暖和后再行检查。一般先触摸,后按压,指力由轻到重,由浅入深。同时要嘱咐患者主动配合,随时反映自己的感觉,还要边检查边观察患者的表情变化以了解其痛苦所在。按诊时要认真仔细,不放过任何一个与疾病有关的部位。

3)浊毒证按诊内容:浊毒证按诊主要是按腹部,主要了解腹部的凉热、软硬度、胀满、肿块、压痛等情况，以协助疾病的诊断与辨证。

辨凉热：浊毒之邪侵袭胃脘，浊重毒轻，导致阳气郁于内而不达于外，按胃脘多表现为寒凉；毒重浊轻，按胃脘多表现为灼热。

辨疼痛：若右胁肋按之疼痛，多为浊毒之邪侵袭肝胆；若胃脘部按之疼痛，多为浊毒之邪侵袭胃；若左下腹按之疼痛，多为浊毒之邪侵袭大肠；若右下腹按之疼痛，反跳痛且肌紧张，多为浊毒之邪侵袭阑尾。

辨腹胀：腹部胀满，按之有充实感，有压痛，叩之声音重浊者，为实满。腹部高度胀大，如鼓之状者，称臌胀。以手分置腹之两侧，一手轻拍，另一手可触到波动感，同时按之如囊裹水，且腹壁有凹痕者，为水臌，多为浊毒之邪侵袭人体，导致体内水液代谢障碍。

辨痞满：痞满是自觉心下或胃脘部痞塞不适和胀满的一种症状。脘部按之有形而胀痛，推之辘辘有声者，多为浊毒之邪作为致病产物，导致水停胃中。

辨肿块：肿块的按诊要注意其大小、形态、硬度、压痛等情况。若胃脘部按之有肿物，压之不痛，按之不移，多考虑为浊毒之邪停滞胃脘，发生癌变；左小腹作痛，按之累累有硬块者，多为浊毒之邪袭肠，日久伤阴导致宿粪停于肠中；右小腹作痛，按之疼痛，有包块应手者，多为浊毒之邪袭肠，导致肠痈。

第三章　分型论治,特色用药

一、浊毒辨证

　　浊毒既是一种对人体脏腑经络及气血阴阳均能造成严重损害的致病因素,也是多种原因所致脏腑功能紊乱、气血运行失常,机体内产生的代谢产物不能及时正常排出、蕴积体内而变生的病理产物。浊毒证是指以浊毒为病因,使机体处于浊毒状态,从而产生特有临床表现的一组或几组症候群。浊有浊质,毒有毒性。浊质黏腻导致浊邪为病,多易结滞脉络,阻塞气机,缠绵耗气,胶着不去而易酿毒性;而毒邪伤人,性烈善变,损害气血营卫。两者相合则因毒借浊质,浊夹毒性,多直伤脏腑经络。浊毒可侵犯上中下三焦,但以中焦脾胃最为常见。

(一)浊毒共同致病特点

　　1. 易阻滞气机、耗伤气血。因浊毒性热、质浊,热可耗血伤气,浊可阻滞脉络,壅塞气机。

　　2. 浊毒致病,缠绵难愈,病情重,治疗难,疗程长。徒化浊则毒热愈盛,徒解毒则浊邪胶固不解。正如朱震亨《丹溪心法》所说:"痰挟瘀血,遂成窠囊。"浊毒致病也多有浊、瘀、毒互结之证,且后遗变证颇多,缠绵难愈,预后不佳。

　　3. 致病广泛,包括3层含义。一是病位广泛,指浊毒之邪可随气之升降无处不到,内而脏腑、经络,外达四肢肌腠,游溢全身;二是作用广泛,指浊毒为病,既可损气耗血、生风动血,又可损阴伤阳;三是致病区域广泛,常见脏腑、经络、四肢可同时病变。

　　4. 症状多变。浊毒致病,病变无常,变化多端,无明显的时间性和季节性,可根据所犯客体的状况而从化,表现出多变的临床特征。

　　5. 浊毒之邪多侵及内脏,尤易犯脾胃,且常入内毒害其他脏腑,导致疾病迅速恶化。《朱氏集验方》曰:"已毒即归于脏。"

　　6. 排泄物、分泌物黏腻垢浊,舌苔多见浊腻黄厚,脉象多见弦滑或弦数。

7. 易夹痰夹瘀。浊毒以气血为载体,无所不及,易阻滞气机,阻塞脉络,败伤血分,又善入津液聚集之所,酿液成痰,且浊、瘀、痰皆为阴邪,同气相求,故浊毒为病常有夹痰夹瘀之特点。

(二)浊毒证的一般临床表现

1. 望颜面五官 浊毒蕴结,郁蒸体内,上蒸于头面,而见面色粗黄、晦浊。若浊毒为热蒸而外溢于皮肤,则见皮肤油腻;浊毒上犯清窍,而见咽部红肿,眼胞红肿湿烂、目眵增多,鼻头红肿溃烂、鼻涕多,耳屎多,咳吐黏稠之涎沫。

2. 望舌苔 患者以黄腻苔多见,但因感浊毒的轻重不同而有所差别。浊毒轻者,舌红,苔腻、薄腻、厚腻,或黄或白或黄白相间;浊毒重者,舌质紫红、红绛,苔黄腻,或中根部黄腻。因感邪脏腑不同,舌苔反映部位亦异,如浊毒中阻者,舌中部黄腻;浊毒阻于肝胆者,舌两侧黄腻。苔色、苔质根据病情的新久而变,初感浊毒、津液未伤时,见黄滑腻苔;浊毒日久伤津时,则为黄燥苔。

3. 脉象 浊毒证患者滑数脉常见,尤以右关脉滑数突出。临床以滑数、弦滑、弦细滑、细滑多见。病程短,浊毒盛者,可见弦滑或弦滑数脉。病程长、阴虚有浊毒者,可见细滑脉、沉细滑脉。但患者出现沉细脉时多为浊毒阻滞络瘀,而不应仅仅认为是虚或虚寒脉。如《金匮要略》说:"太阳病,关节疼痛而烦,脉沉而细者,此名湿痹。"又说:"诸积大法,脉来细而附骨者,乃积也。"以上说明细脉主湿浊、主积而不主虚。

4. 排泄物、分泌物 浊毒内蕴,可见大便黏腻不爽,臭秽难闻,小便或浅黄或深黄或浓茶样,汗液垢浊有味。

(三)浊毒证候分型

1. 浊重毒轻 诊断浊邪主要通过三方面。①舌苔:舌苔色泽或黄或白或黄白相间,苔质或薄或薄腻或厚腻,此为浊邪熏蒸所致;②脉象:脉有滑象,或弦滑或细滑或弦细滑;③排泄物、分泌物:可见大便黏腻不爽,小便或浅黄或深黄或浓茶样,汗液垢浊有味。以上舌苔、脉象为浊邪内伏必具之征。临床上浊邪为重,毒邪为轻,从而出现浊重毒轻的证候。

2. 毒重浊轻 诊断毒邪主要通过两方面。①舌质:舌质或红或红绛或紫,此毒邪深伏血络之象;②脉象:脉有数象。临床上毒邪为重,浊邪为轻,出现毒重浊轻的证候。

3. 浊毒并重 浊毒并重,程度相当,相兼为病;两者相合则因毒借浊质,浊夹毒性,多直伤脏腑经络。患者常有颜面粗黄、晦浊,口干苦黏腻,乏力和头身困重,大便黏腻不爽或干燥,小便不清,舌质红、紫红、红绛、暗红,舌苔腻、薄腻、黄腻、黄厚腻,脉弦滑、弦细滑、弦滑数、滑数、弦细滑数等。

浊毒存在于人体内部的时候,阻滞气机,影响气血升降,阻碍水液代谢,不利于水谷精微的传化与吸收,这样的病理机制可以发生在人体很多部位,可以说从上到下,从里到外,都存在着浊毒停着的可能。浊毒停于头部,影响气机升降,可以出现大头瘟等传染病症,除了发热、口渴、脉洪大等全身症状之外,还会出现头痛、呕吐、眼目肿胀、耳肿、口疮、鼻塞、喉肿、咽痛等表现。内伤杂病的浊毒上涌头部,则可以出现突然昏厥、痰声辘辘、双目失明、暴聋失音等表现。浊毒见于胸部,则既影响肺气出入升降,也妨碍心血的输布运行,可见胸闷气短、咳嗽喘息、痰涎涌盛、心慌心悸、心痛彻背、神志异常等表现。浊毒见于胃脘,影响胃之受纳,也影响脾之运化,因此可以见到恶心呕吐、脘腹胀满、心下疼痛、饮食难进、痞块积聚等表现。浊毒停于两胁,就会出现胁痛胀满、癥瘕积聚、口苦目眩等表现。浊毒流注经络骨节,致肢体疼痛,甚则痰瘀浊毒附骨,出现痛风结节;内则流注脏腑,加重脾失健运,升降失常,穷则及肾,脾肾阳虚,发为石淋、关格。浊毒停于下焦,就会出现小腹胀满、痞块硬肿、尿闭便坚、神识如狂、妇女月经适来适断、带下秽浊、便泻不畅、男女不育不孕、下肢水肿等。

二、脏 腑 辨 证

(一) 浊毒在胃

[主症] 胃脘疼痛,脘腹胀满,纳呆,嗳气,恶心呕吐,胃灼热反酸。

[兼次症] 口干口苦,气短懒言,周身乏力,心烦易怒,小便短赤,面色晦浊,泄泻不爽,或大便秘结等。

[舌象] 舌红苔黄腻。

[脉象] 滑数。

[证候分析] 饮食内伤,情志不舒,胃之通降失职,浊邪内停;日久脾失健运,水湿不化,湿浊中阻,郁而不解,蕴积成热,热壅血瘀成毒。浊毒之邪影响气机升降,气机阻滞,则胃脘疼痛、脘腹胀满、嗳气;胃失和降,脾失健运则纳呆。浊毒壅盛,积滞中焦,胆气上逆,故胃灼热反酸、口干口苦;浊毒困脾,脾胃受损,肠道功能失司,清浊不分则泄泻。浊毒日久,津伤液耗,肠失濡润,则大便秘结、小便短赤。浊毒犯胃,致胃气痞塞,升降失调,则恶心呕吐。肝藏魂,心藏神,毒热之邪内扰神魂则心神不宁,魂不守舍,而见心烦易怒。脾失健运,化源乏力,脏腑功能减退,故见气短懒言、周身乏力。浊毒蕴结,郁蒸体内,上蒸于头面,则面色晦浊。浊毒中阻则见舌红苔黄腻,脉滑数。

(二)浊毒在肝

[主症]胁肋胀满疼痛,遇烦恼郁怒则痛作或痛甚,口干口苦,嗳气则舒,善太息,急躁易怒,头痛眩晕。

[兼次症]或胃脘胀痛,胃痛连胁,或胸膈胀闷,上气喘急,不思饮食,或精神抑郁,寐差,或心烦纳呆,或后背疼痛,沉紧不适,小便短赤,大便秘结,妇女见乳房胀痛,月经不调,痛经。

[舌象]舌红紫或红绛,苔黄腻或黄燥。

[脉象]弦数或弦滑。

[证候分析]感受湿热之邪或脾失健运,积湿化浊,郁久蕴热成毒,浊毒内伏肝络,肝气郁滞,则胁肋胀满疼痛,情志抑郁。肝气不条达,影响气机升降则善太息或嗳气则舒,遇烦恼郁怒则痛作或痛甚;肝气受损,浊毒痰火内盛,不得宣泄而熏蒸,蒙闭脑神则头痛眩晕。浊毒内蕴,夹胆气上逆则口干口苦。浊毒内蕴,助肝阳上亢则急躁易怒,失眠多梦。浊毒日久入络,波及背部,阻遏经络则出现背痛,沉紧不适;邪毒热盛灼津则小便短赤,大便秘结;女子以肝为用,浊毒阻碍气机,气血失和,冲任失调则见乳房胀痛,月经不调,痛经;舌红紫或红绛,苔黄腻或黄燥,脉弦滑数,均为浊毒中阻、内伏于肝之象。

(三)浊毒在肺

[主症]咳嗽痰多,质稠色黄,胸闷,气喘息粗,心烦口渴,大便秘结,小便短赤。

[兼次症]或咳吐脓血腥臭痰;或骤起发热,咳嗽气喘,甚则鼻翼扇动;或壮热口渴,烦躁不安。

[舌象]舌红苔黄腻。

[脉象]脉弦滑数。

[证候分析]外伤湿热之邪,久郁不化则发为浊毒,浊毒蕴肺,肺气失司则发为咳嗽;浊邪壅滞则痰多质稠,毒邪害清则咳痰色黄,甚则咳吐脓血腥臭痰;肺气不降,浊毒阻肺则胸闷气喘;浊毒瘀滞以致肺不布津,并导致肠道津液缺乏,故心烦口渴,大便秘结,小便短赤,甚则壮热口渴、烦躁不安;风热浊毒犯肺,热壅肺气,故骤起发热,热盛伤津则壮热口渴。舌红苔黄腻,脉弦滑数,为浊毒内蕴脏腑之象。

(四)浊毒在心

[主症]心胸憋闷疼痛,心悸怔忡,气短,烦躁易怒,多梦易惊,口舌生疮,谵语烦渴。

[兼次症] 或昏蒙眩晕;或发热,面红目赤,呼吸气粗;或面色晦暗;或小便短赤,大便秘结。

[舌象] 舌红苔黄腻。

[脉象] 弦数。

[证候分析] 浊毒之邪盘踞于心,胸阳失展则胸闷心痛,久而导致心之功能下降,血亏气虚,故心悸怔忡;浊毒蕴结,内扰心神,则心烦失眠、面红目赤;邪陷心包则意识模糊或狂躁谵语;毒蕴日久则心火旺盛,故口舌生疮;外感毒邪或浊毒内蕴,里热蒸腾上炎则发热、面红目赤、呼吸气粗;浊毒内阻,清阳不升,浊气上泛,气血不畅则面色晦暗;热移小肠则小便短赤;火热津伤则大便秘结;舌红苔黄腻,脉弦数,为浊毒在心之象。

(五) 浊毒在肾

[主症] 腰膝酸软,少腹胀闷疼痛,下肢甚或周身水肿,尿道灼痛,尿频尿急,尿黄短赤。

[兼次症] 或血尿,血淋,或女子不孕,男子不育。

[舌象] 舌红,苔薄黄或黄腻。

[脉象] 弦或滑数。

[证候分析] 外感湿热之邪久而加重化为浊毒,或久居湿地等感受寒湿之邪而蕴积日久化为浊毒,浊毒入肾,导致肾之经络受邪而气血壅滞,故腰膝酸软、少腹胀满疼痛;浊毒影响肾主水功能可出现水肿;肾与膀胱相表里,浊毒害肾必连及膀胱,膀胱功能失司,则出现尿频、尿急、尿痛等;浊毒之邪灼伤肾与膀胱之脉络,则出现血尿、血淋等;浊毒郁久影响肾主生殖之功则发为女子不孕、男子不育等;舌红苔黄腻或薄黄,脉弦或滑数,为浊毒内蕴脏腑之象。

(六) 浊毒在脑

[主症] 头痛,眩晕,记忆力下降,口舌㖞斜,舌强语謇,半身不遂,甚至昏迷,肢体强急。

[兼次症] 耳鸣,或精神异常,或思维障碍、或烦躁谵妄,神识昏蒙、不省人事、循衣摸床;或口吐白沫,四肢抽搐;或面赤身热,躁扰不宁;或言行呆傻;睁眼若视、貌似清醒的植物状态等。

[舌象] 舌红苔黄腻。

[脉象] 弦数。

[证候分析] 浊毒作为一种病理产物,可以上蒙清窍,或者阻碍气血上行,使脑窍失养,产生头痛眩晕,脑之玄府通利失和则滞气停津,积水成浊,浊蕴为毒,浊毒泛淫玄府,碍神害脑,变生中风诸症,可出现舌㖞语謇、半身不遂,甚则

昏迷肢强；脑为元神之府，浊毒郁脑影响脑的功能则记忆力下降；毒淫脑髓，浊气上扰，内伤神明，蒙闭清窍，气血逆乱，轻则精神异常，或思维障碍、或烦躁谵妄，重则脑髓受损，神识昏蒙、不省人事、循衣摸床；浊毒蒙蔽清窍，扰乱神明则口吐白沫、四肢抽搐；情志不遂、生湿化痰、痰浊郁而化热，久酿浊毒，浊毒上扰清窍，逆扰神明则面赤身热、躁扰不宁；浊毒阻滞脑络，脑失所养则言行呆傻；若神明失用，经久不愈，则发为睁眼若视、貌似清醒的植物状态；舌红苔黄，脉弦数，为浊毒内蕴脏腑之象。

（七）浊毒在皮、脉、筋、骨

［主症］皮肤晦暗如烟熏，甚则皮肤起斑；或皮肤起群集小疱，瘙痒，红肿灼痛，脱屑，粗糙；关节灼热红肿疼痛，屈伸不利，身体重着，肢倦神疲。

［兼次症］或发热恶风，口渴烦闷；或心烦易怒，失眠多梦，心悸怔忡；或肌肤麻木不仁，阴雨天加重；或关节肿大畸形。

［舌象］舌红苔黄腻。

［脉象］弦滑数。

［证候分析］外感风热或脾胃内热蕴生浊毒，蕴于皮肤则皮肤晦暗如烟熏，甚则皮肤斑疹；浊毒壅滞皮肤，则皮肤起群集小疱、灼热刺痒；肝脾湿热，助浊毒之邪循经蕴肤，则瘙痒、红肿灼痛；浊毒阻滞气血运行，肤失濡养则皮肤脱屑、粗糙；若浊毒之邪深陷皮肤之络，可发为肌肤麻木不仁，不知痛痒；浊毒蕴于筋骨，损伤脉络，筋骨失养，则出现关节灼热肿胀疼痛，屈伸不利；浊为湿之甚，浊性重着，故会出现身体重着、肢倦神疲；浊毒泛于肌表，营卫失和，可表现为发热恶风、口渴烦闷；热扰心神，则心烦易怒、失眠多梦、心悸怔忡；舌红、苔黄腻、脉弦滑数，为浊毒侵袭筋脉皮骨之象。

三、三　焦　辨　证

（一）浊毒在上焦

［主症］胸闷咳喘，身热口渴，头晕，面红目赤，心烦失眠，甚则心悸怔忡。

［兼次症］或恶寒发热，身热不扬，午后热甚；甚或神昏谵语，言语謇涩，或胸痛，咳吐黄稠脓痰，心烦肢厥。

［舌象］舌暗红或紫暗，苔黄腻或厚腻，或薄黄。

［脉象］弦滑数。

［证候分析］浊毒盘踞上焦，影响心肺功能则出现胸闷咳喘，咳吐黄稠痰，心悸怔忡；浊毒上扰清窍则头晕，蕴于颜面则面红目赤；浊毒影响津液输布则

身热口渴,心烦失眠;邪陷心包则神昏语謇,甚或心烦肢厥。浊毒夹湿困阻肌表,肺气不宣,卫外失司,故恶寒;正气抗邪,正邪相争,则发热;湿遏热伏,热不得宣扬,故身虽热而不扬;午后阳明经气主令,阳明乃多气多血之经,当其主令之时则正气充盛,抗邪有力,正邪相争,故午后热甚。舌暗红苔黄腻或薄黄,脉弦滑数,为浊毒盘踞上焦之象。

(二) 浊毒在中焦

[主症] 胃脘连及胁肋胀满疼痛,胃灼热反酸,不思饮食,急躁易怒,嗳气频数,情志抑郁不舒,大便或溏滞不爽,色黄味臭或秘结不通,小便不利。

[兼次症] 或头晕目眩,胁有痞块,恶心腹胀,或寒热往来,身目发黄,或面色晦暗,口苦口干,身重肢倦,或恶心干呕,入食则吐。

[舌象] 舌质红或暗红,苔黄厚腻或薄黄。

[脉象] 弦数或弦滑。

[证候分析] 浊毒内蕴于肝胃,肝胃不和,浊毒郁阻气机,故胃脘连及胁肋胀痛;胃气壅滞,胃失和降,胃气上逆则嗳气;浊毒壅盛,积滞中焦,则胃灼热反酸;浊毒影响中焦脾胃运化功能,出现不思饮食、纳呆等;肝气不舒则急躁易怒,情志抑郁;浊毒不去,饮食不化,浊气不降,清气不升,故头晕目眩、胁有痞块、腹胀、恶心呕吐;浊毒蕴于肌肤则身目发黄,或面色晦暗;湿热浊毒下注大肠,则大便溏滞不爽,若热势较重则色黄味臭,或秘结不通;气机阻滞,膀胱气化障碍,故小便不利。舌红苔黄腻,脉弦滑或弦数,为浊毒内蕴中焦之象。

(三) 浊毒在下焦

[主症] 小腹胀满、痞块硬肿,尿闭便坚、或尿频而急、溺时热痛、淋沥不畅、尿中带血,便泻不畅、或下痢腹痛、便下脓血、里急后重、肛门灼热,妇女月经时来时断,带下秽浊。

[兼次症] 身热呕恶,脘痞腹胀,头晕而胀,神识昏蒙,或神识如狂,口干不欲饮,男女不育不孕、下肢水肿等。

[舌象] 舌红苔黄腻。

[脉象] 滑数。

[证候分析] 浊毒内蕴,下迫膀胱,故尿频而急,溺时尿道热痛。浊毒黏滞于膀胱,下窍阻塞,水道不利,故溺时淋沥不畅。浊毒煎熬而津液耗伤,故尿液混浊黄赤。热邪灼伤血络,血溢于尿中,则尿中带血。浊毒滞于大肠,大肠传导失职,则下痢频繁。浊毒阻滞气机,腑气不通,则腹中作痛。浊毒郁蒸,血肉壅滞腐败,化而为脓,故便下脓血。里急及肛门灼热,是热毒之邪逼迫所致,后重乃浊滞大肠、黏着难下之征。浊毒内蕴,正邪相争,故身热。浊毒阻滞气机,

脾胃升降失司,故恶心呕吐、脘痞腹胀。火性炎上,浊毒上涌,则头晕而胀。气滞食阻,则少腹硬满。浊阻气机,气化不利,津不上承,故口干而不欲饮。浊毒内蕴,壅阻于经络、筋脉,则气血不能畅达而致筋脉失养,引动肝风,则神识昏蒙或神识如狂。舌红苔黄腻,脉滑数,为浊毒在下焦之象。

四、特 色 用 药

(一)芳香化浊解毒法

藿 香

[出处]《名医别录》。

[性味归经]辛,微温。入脾、胃、肺经。

[功效应用]

1. 芳香化浊 用于湿阻中焦,脘腹胀满,恶心呕吐,食欲不振,常配伍苍术、厚朴、半夏等,方如不换金正气散;用于暑湿或湿温病,常配伍黄芩、滑石、茵陈等,方如甘露消毒丹。

2. 和中止呕 用于寒湿呕吐,常配伍半夏、生姜等;用于湿热呕吐,常配伍黄连、竹茹等;用于妊娠呕吐,常配伍砂仁、香附、苏梗等。

3. 解表 用于夏月外感风寒,内伤生冷,恶寒发热,头痛,呕吐,泄泻,常配伍紫苏、厚朴、半夏等,方如藿香正气散。

此外,还用于治疗鼻渊。本品可以与猪胆汁为丸服,方如清肝保脑丸。

[用量用法]5~10g,鲜品加倍,水煎服,不宜久煎。藿香叶偏于发表,藿香梗偏于和中,鲜藿香化湿辟浊祛暑之力较胜。

[禁忌]阴虚火旺,舌绛光滑者不宜用。

[按语]在治疗浊毒证时,藿香是较常使用的一种药物,具有芳香化湿、醒脾开胃的作用,善理中州湿浊痰涎,为化浊解毒的要药,常与佩兰配伍,则化浊解毒之功更强。在疾病后期巩固期间,藿香、佩兰两者也常配伍使用,泡水代茶饮,可达到化浊、醒脾、宽中的作用。

佩 兰

[出处]《本草再新》。

[性味归经]辛,平。入脾、胃、肺经。

[功效应用]

1. 芳香化浊 用于湿浊阻碍脾胃,胸脘胀闷,食欲不振,恶心呕吐,舌苔白腻及口中甜腻等,常配伍苍术、厚朴、白豆蔻等。

2. 解表 用于夏季外感暑湿,胸闷恶心,身重困倦,饮食减少,常配伍鲜荷叶、鲜藿香叶、厚朴、半夏等;用于湿温初起,午后发热,头痛恶寒,胸闷不饥,常配伍藿香、厚朴、黄芩等,方如辛苦香淡汤。

[用量用法] 5~10g,鲜品加倍,水煎服。不宜久煎。

[禁忌] 阴虚血燥,气虚不足者均忌服。

[按语] 佩兰是临床中的最常用药物之一,常与藿香相配伍,以发挥其芳香化浊、醒脾开胃的功效。其芳香化浊的作用不仅体现在疾病的治疗上,在后期巩固阶段也发挥着重要作用,如藿香配佩兰泡水代茶饮,在临床上也得到了证实。

砂 仁

[出处]《药性论》。

[性味归经] 辛,温。入脾、胃、肾经。

[功效应用]

1. 化浊行气 用于湿阻中焦,脾胃气滞,脘腹胀痛,不思饮食,呕吐,泄泻,常配伍厚朴、枳实、木香、陈皮等;若食积气滞,可配木香、枳实、白术,方如香砂枳术丸;若脾虚气滞,可与党参、茯苓、陈皮、半夏、木香等配伍,方如香砂六君子汤。

2. 温中止泻 用于脾胃虚寒湿阻气滞,脘腹隐痛,喜按喜温,大便泄泻,常配伍党参、白术、干姜、木香等。

3. 理气安胎 用于妊娠胃虚,呕逆不食,可单用本品炒熟研末服,或配伍陈皮、半夏、紫苏等;若胎动不安,可配人参、白术、当归、续断等,方如泰山磐石散。

[用量用法] 3~6g,入煎剂宜后下,或入丸、散服。

[禁忌] 阴虚火旺者不宜服用。

[按语] 砂仁是临床上较常应用的药物之一,其化湿开胃、温脾的功效在化浊解毒的治疗中发挥了重大的作用,将其打碎后煎能使药效得到更大发挥。临床上常将砂仁与白豆蔻相伍为用,其作用更佳。

白 豆 蔻

[出处]《本草拾遗》。

[性味归经] 辛,温。入肺、脾、胃经。

[功效应用]

1. 化浊行气 用于湿浊阻碍脾胃,脘腹胀满,不思饮食,呕吐,泄泻,常配伍厚朴、苍术、砂仁、陈皮等;用于湿温初起,胸闷不饥,舌苔浊腻(湿邪偏重者),可配伍薏苡仁、杏仁等,方如三仁汤;热邪偏胜者,可配伍黄芩、黄连、滑石等,方如黄芩滑石汤。

2. 温中止呕 用于胃寒呕吐反胃,常与半夏、丁香同用;用于寒湿阻滞,胃失和降,呕吐呃逆,常与藿香、陈皮、生姜同用,方如白豆蔻汤;用于小儿胃寒吐乳,可配砂仁、甘草共研细末,掺口中。

〔用量用法〕3~6g,入散剂为好,入汤剂宜后下。

〔禁忌〕胃热呕吐、热证腹痛及气虚者不宜用。

〔按语〕白豆蔻能够化湿行气,温中止呕,解暑化湿,辟秽和中。在治疗浊毒证的过程中,常将白豆蔻与砂仁同用,则化浊解毒、祛湿健脾之功更著。

白 芷

〔出处〕《神农本草经》。

〔性味归经〕辛,温。入肺、胃、大肠经。

〔功效应用〕

1. 发表祛风 用治风寒表证,恶寒发热,头痛,鼻塞,常配伍防风、生姜、羌活等。

2. 止痛 用治头痛,可配藁本、蔓荆子等;用治牙痛,可配石膏、升麻等;用治眉棱骨痛,属风寒者可单独应用,属风热者可配黄芩同用。

3. 通鼻窍 本品上通鼻窍,为治鼻渊要药,常配伍苍耳子、辛夷、薄荷等,方如苍耳散。

4. 消肿排脓 用治疮疡初起,红肿热痛,常配伍金银花、天花粉、穿山甲等,方如仙方活命饮;用治疮疡脓已成而不易穿溃者,可配黄芪、皂角刺;用治乳痈肿痛,可配蒲公英、瓜蒌、贝母等。

5. 燥湿止带 用治妇女寒湿带下,常配伍海螵蛸、白术、黄芪等;用治湿热带下黄稠,常配伍黄柏、椿根皮、车前子等。

6. 解蛇毒 用治毒蛇咬伤,可配伍雄黄、乳香等份研末,温酒调服,方如白芷护心散。现代有些蛇药解毒片即有本品配伍在内。

〔用量用法〕3~10g,水煎服。

〔禁忌〕阴虚火旺、血虚有热者忌用。

〔按语〕白芷祛风燥湿,消肿止痛,是临床上较常应用的药物之一。浊毒内蕴,阻滞于中焦,气血流通不畅,不通则痛,临床多表现为胃脘部疼痛不适的同时兼有后背的沉紧疼痛。浊毒证临床表现疼痛症状明显,用白芷配伍延胡索可以达到很好的治疗效果。

（二）祛湿化浊解毒法

苍 术

［出处］《证类本草》。

［性味归经］辛、苦,温。入脾、胃、肝经。

［功效应用］

1. 燥湿健脾 用于湿阻脾胃,食欲不振,恶心呕吐,腹痛泄泻,舌苔白腻,常配伍陈皮、厚朴、甘草,方如平胃散。另外,与利水化湿药同用,还可用治脾虚湿盛的水肿、泄泻、痰饮等。

2. 祛风除湿 用于风寒湿痹,关节疼痛,四肢活动不利,常配伍独活、羌活、秦艽、桂枝等;用于湿热下注,足膝肿痛,屈伸活动受限,常配伍黄柏,方如二妙丸。

3. 散寒解表 用于外感风寒湿邪,头痛,身痛,无汗,常配伍白芷、藁本、川芎等,方如神术散;若与石膏、知母等清热药配伍,可用于湿温胸闷、自汗身重等湿热并重者,方如苍术白虎汤。

［用量用法］5~10g,水煎服。米泔水制或直接蒸熟可减缓其燥性。健脾燥湿宜制用,祛风湿散寒解表宜生用。

［禁忌］阴虚内热,气虚多汗者不宜用。

［按语］治疗慢性萎缩性胃炎浊毒证,主因湿热中阻、浊毒内蕴引起时,常用此药,与茯苓相伍为用,其效更著。

猪 苓

［出处］《神农本草经》。

［性味归经］甘、淡,平。入肾、膀胱经。

［功效应用］

利水渗湿 用于水肿,小便不利,多与茯苓、泽泻、白术同用,方如四苓散;用于水湿泄泻,尿少肠鸣,多与苍术、厚朴、茯苓等同用,方如胃苓汤;用于阴虚有热,小便不利,淋沥涩痛,尿血,血淋,常配伍阿胶、泽泻、滑石等,方如猪苓汤;用于湿热下注的带下,常配伍苍术、黄柏、芡实等。

［用量用法］5~10g,水煎服。

［禁忌］无水湿者忌服。

［按语］猪苓能利水渗湿,主治小便不利、水肿、泄泻、淋浊、带下等。治疗浊毒内蕴证,临床表现为湿热邪气壅滞,日久蕴热为毒,造成体内水液代谢异常,致小便量少或小便不利、水肿,或者大便溏薄时,常用此药。

石 菖 蒲

[出处]《本草图经》。

[性味归经] 辛、苦，温。入心、胃经。

[功效应用]

1. 通窍除痰 用于湿热痰浊蒙蔽心窍，神昏谵语，常配伍郁金、竹沥等，方如菖蒲郁金汤；用于痰热癫痫，常配伍黄连、竹茹、远志等，方如清心温胆汤。

2. 醒神健脑 用于心气不足之健忘，常配伍人参、远志、龙骨等，方如安神定志丸；用于肾精不足之健忘，常配伍龟甲、龙骨等，方如枕中丹；用于肾虚耳聋，常配伍熟地黄、黄柏等。

3. 化湿和胃 用于湿浊阻滞中焦，胸脘痞闷，不思饮食，常配伍苍术、厚朴、陈皮等；用于痢疾噤口不食，常配伍黄连、石莲子等，方如开噤散。

此外，本品尚可用治风寒湿痹、跌打损伤、痈疽疥癣等。

[用量用法] 3~10g，鲜品加倍，水煎服。外用适量。

[禁忌] 阴亏血虚，精滑多汗者慎用。

[按语] 石菖蒲主治痰蒙清窍，神志昏迷，湿阻中焦，脘腹痞满，胀闷疼痛，健忘，失眠，耳鸣，耳聋等。本品辛温芳香，善化湿浊、醒脾胃、行气滞、消胀满。用于湿浊中阻，脘闷腹胀、痞塞疼痛时，常与砂仁、苍术、厚朴同用；若湿从热化、湿热蕴伏、身热吐利、胸脘痞闷、舌苔黄腻者，可与黄连、厚朴等配伍，效果更佳。

（三）健脾化浊解毒法

茯 苓

[出处]《神农本草经》。

[性味归经] 甘、淡，平。入心、脾、肺、肾经。

[功效应用]

1. 利水渗湿 用于水肿，小便不利及停饮等水湿证，偏于寒湿者，可与桂枝、白术等同用，方如五苓散；偏于湿热者，可与猪苓、泽泻等同用，方如猪苓汤；脾虚气弱者，可与党参、白术等同用，方如四君子汤。

2. 健脾和中 用于脾虚湿浊较盛，泄泻，食少乏力，脘腹胀满，可与人参、白术、扁豆等配伍，方如参苓白术散；用于脾虚痰饮内停，眩晕，心悸，咳嗽，可与桂枝、白术、甘草配伍，方如苓桂术甘汤。

3. 宁心安神 用于心脾两虚，心悸少寐，健忘多梦，常配伍龙眼肉、酸枣仁、人参等，方如归脾汤；用于心气不足或心肾不交的心悸失眠，又常配伍石菖蒲、远志、朱砂等,方如安神定志丸。

　　[用量用法] 10~15g,水煎服。

　　[禁忌] 津伤便燥、肾虚尿频滑精者慎用。

　　[按语] 茯苓既能利水渗湿,又能健脾,是临床上很常用的药物,对于湿热中阻、浊毒内蕴之证极为适宜,尤其是脾胃损伤日久,功能已弱者,更能达到祛邪扶正之效,常与苍术共用。同时,茯苓具有抗癌的作用,临床常用于治疗食管癌、胃癌、肝癌、鼻咽癌、舌癌、乳腺癌、膀胱癌、肺癌、溃疡性黑色素瘤等癌瘤中属脾虚湿盛、痰饮内停、湿热壅结者。

薏 苡 仁

　　[出处]《神农本草经》。

　　[性味归经] 甘、淡,凉。入脾、胃、肺经。

　　[功效应用]

　　1. 利水渗湿　用于水湿内停,水肿胀满,脚气水肿,小便不利,常配伍茯苓、猪苓等。

　　2. 健脾止泻　用于脾虚湿盛,食少便溏或泄泻,常配伍党参、白术、山药等,方如参苓白术散。

　　3. 除痹　用于风湿热痹,多与防己、山栀、滑石等配伍,方如宣痹汤;用于风湿一身尽痛,日晡所剧者,常与杏仁、麻黄、甘草配伍,方即麻杏苡甘汤。

　　4. 清热排脓　用于肺痈,可与芦根、桃仁、冬瓜仁同用,方如《千金》苇茎汤;用于肠痈,可与附子、败酱草同用,方如薏苡附子败酱散。

　　此外,又可用治湿温初起,邪在气分,脘痞苔腻等,常配伍杏仁、白豆蔻、厚朴等,方如三仁汤。

　　[用量用法] 10~30g,水煎服,或入丸、散剂,亦可与粳米煮粥食之。健脾止泻宜炒用,清热利湿宜生用。

　　[禁忌] 津液不足者及孕妇忌用。

　　[按语] 薏苡仁不仅有健脾作用,同时还有渗湿止泻之功,其健脾祛湿之功不及茯苓,常应用在湿热中阻,浊毒内蕴日久,正气亏虚,脾气不健之时。

白 扁 豆

　　[出处]《名医别录》。

　　[性味归经] 甘,微温。入脾、胃经。

　　[功效应用]

　　1. 健脾和中　用于脾虚湿盛,呕吐泄泻,体倦乏力,常配伍人参、白术、茯苓等,方如参苓白术散;用于脾虚湿浊下注,带下过多,体倦乏力,可单用为散服。

2. 解暑化湿　用于暑湿内蕴,脾失运化,呕吐,腹泻,常配伍香薷、厚朴等,方如香薷散。

〔用量用法〕10~20g,水煎服。健脾止泻宜炒用,消暑宜生用。

〔按语〕白扁豆主要有补脾和中、化湿消暑的作用,临床常用于浊毒蕴结于中焦,中焦湿热郁滞,日久蕴热为毒,耗伤气血所致的脾胃虚弱、食欲不振、大便溏泻等。同时,白扁豆能健脾化湿以和中,性虽偏温,但无温燥助热伤津之弊,临床常用于暑湿吐泻。

(四)祛痰化浊解毒法

半　夏

〔出处〕《神农本草经》。

〔性味归经〕辛,温;有毒。入脾、胃、肺经。

〔功效应用〕

1. 燥湿化痰　用于痰浊阻肺,咳嗽痰多,胸闷气逆,常配伍茯苓、陈皮、甘草,方如二陈汤;兼有寒象,咳嗽痰白清稀,手足发冷,常配伍干姜、细辛等,方如小青龙汤;兼有热象,咳嗽痰黄,常配伍黄芩、瓜蒌等,方如清气化痰丸;痰浊上犯,眩晕头痛,常配伍天麻、白术等,方如半夏白术天麻汤。

2. 降逆止呕　用于痰饮和湿浊阻滞中焦,恶心,呕吐痰涎,脘闷不食,常配伍生姜,方如小半夏汤;用于胃虚呕吐,常配伍人参,方如大半夏汤;用于胃热呕吐,常配伍竹茹、黄连等,方如黄连橘皮竹茹半夏汤。

3. 散结消痞　用于痰热互结,胸脘痞闷,呕吐,常配伍黄连、瓜蒌,方如小陷胸汤;用于梅核气,常配伍厚朴、茯苓等,方如半夏厚朴汤;用于瘿瘤痰核,常配伍昆布、浙贝母等;用于痈疽肿毒及乳疮,常配伍鸡蛋白。

〔用量用法〕3~10g,水煎服。外用生品适量,研末用酒调敷。清半夏长于燥湿化痰,姜半夏善于止呕,法半夏宜于燥湿和胃,半夏曲偏于化痰消食,生半夏外用能消肿散结。

〔禁忌〕阴亏燥咳、血证者不宜用。反乌头。

〔按语〕半夏辛散温燥,主入脾胃兼入肺,能行水湿,降逆气,善祛脾胃湿痰,常用于治疗胃气上逆之恶心呕吐,痰湿中阻之胸脘痞闷,气郁痰结咽中如有物阻之梅核气。此外,取本品和胃之功,临床常用于治疗胃不和则卧不安之症。

旋 覆 花

[出处]《神农本草经》。

[性味归经] 苦、辛、咸,微温。入肺、脾、胃、大肠经。

[功效应用]

1. 降气化痰 用于痰饮结胸,胸膈痞闷,喘逆气促,常配伍槟榔、桑白皮、葶苈子等;用于痰饮咳喘,兼有外感风寒表证,常配伍半夏、生姜等,方如金沸草散;用于痰热咳喘实证,常配伍桑白皮、大黄等,方如旋覆花汤。

2. 降逆止呕 用于脾胃虚寒或痰湿上逆,呕吐,心下痞满,噫气,常配伍代赭石、半夏等,方如旋覆代赭汤。

[用量用法] 3~10g,包煎。

[禁忌] 阴虚咳嗽及风热燥咳者均忌用。

[按语] 旋覆花,物虽花类,性属沉降,和胃降气止呕,能治噫气呕吐;化痰止咳平喘,能治痰多咳嗽。性味苦辛咸而微温,以诸寒证为宜,归入脾胃肺及大肠经,故有以上诸效。

瓜 蒌

[出处]《神农本草经》。

[性味归经] 甘、微苦,寒。入肺、胃、大肠经。

[功效应用]

1. 清肺化痰 用于痰热阻肺,咳嗽痰稠,常配伍知母、贝母、冬瓜子等。

2. 宽胸散结 用于胸痹,胸痛,常配伍薤白、白酒,方如薤白白酒汤;用于痰热结胸,胸膈痞满,常配伍半夏、黄连,方如小陷胸汤。

3. 润肠通便 用于肠燥便秘,常配伍郁李仁、火麻仁等。

4. 散结消痈 用于肺痈、乳痈、肠痈,常配伍连翘、蒲公英、金银花等。

[用量用法] 10~15g,水煎服。宣肺止咳,通阳宣痹,用其皮;润肺涤痰,润肠通便,用其仁;散结消痈,用全瓜蒌;养阴生津,用其根(天花粉)。

[禁忌] 脾虚便溏者慎用。

[按语] 瓜蒌甘寒清润,能上行下达,滑降利气,既可清肺胃之积热而消痰,又能利气开胸而散结,且能润肠、消痈。

贝 母

[出处]《滇南本草》。

[性味归经] 川贝母苦、甘,微寒;浙贝母苦,寒。入肺、心经。

［功效应用］

1. 清热化痰、润肺止咳 用于痰热郁肺，咳嗽痰黄黏稠，常配伍知母，方如二母散；用于肺虚久咳，痰少咽燥，常配伍麦冬、款冬花等，方如贝母散；用于外感风热或痰火郁结的咳嗽，常配伍知母、桑白皮、瓜蒌仁，方如二母宁嗽丸。

2. 消痈散结 用于瘰疬，常配伍玄参、牡蛎，方如消瘰丸；用于疮痈，常配伍金银花、乳香等，方如仙方活命饮；用于肺痈，常配伍芦根、鱼腥草等。

［用量用法］3~10g，水煎服；研末服，每次 1~2g。

［禁忌］反乌头。

［按语］贝母有川贝母、浙贝母之分，皆为苦寒之品，均能清肺化痰而止咳，治痰热咳嗽之证。在治疗浊毒内蕴所致消化性溃疡之疼痛、泛酸时常用。

竹 茹

［出处］《本草经集注》。

［性味归经］甘，微寒。入肺、胃、胆经。

［功效应用］

1. 清热化痰 用于肺热咳嗽，咳痰黄稠，常配伍黄芩、瓜蒌；用于痰火内扰，心烦不安，失眠，胸闷痰多，常配伍半夏、陈皮、枳实等，方如温胆汤。

2. 清胃止呕 用于痰热互结，烦闷呕逆，常配伍陈皮、半夏、黄连，方如黄连橘皮竹茹半夏汤；用于胃虚有热，气逆呕吐，不思饮食，常配伍人参、生姜、陈皮等，方如橘皮竹茹汤。对于妊娠呕吐，本品亦可应用。

［用量用法］6~10g，水煎服。祛痰生用，止呕多姜汁炒用。

［禁忌］脾胃虚寒者不宜用。

［按语］竹茹为淡竹茎秆除去外皮后刮下的中间层，能清热化痰、除烦止呕、和胃消食，主治烦渴、吐泻、腹痛。《开宝本草》云："主去痰，止呕哕，消食下酒。"竹茹与芦根同伍，相辅相成，共奏清热除烦、生津止逆之功。配合生姜则和胃、止呕效力更强，又因生姜微温，可兼制其寒凉之性，使药性平和，故妊娠呕吐亦可用之。

桔 梗

［出处］《神农本草经》。

［性味归经］苦、辛，平。入肺经。

［功效应用］

1. 宣肺祛痰 用于风热咳嗽，痰黄发热，口渴，常配伍桑叶、杏仁、菊花等，方如桑菊饮；用于风寒咳嗽，常配伍杏仁、苏叶等，方如杏苏散；用于肺气闭遏，咽痛，声音嘶哑，常配伍黄芩、贝母、射干等。

2. 排脓消痈 用于肺痈胸痛,咳吐脓血,痰黄腥臭,常配伍甘草,方如桔梗汤。

[用量用法] 3~10g,水煎服。

[禁忌] 肺虚久咳及咳血者慎用。

[按语] 桔梗辛散苦泄,善能宣通肺气、祛痰排脓。本品配甘草,可祛痰利咽;配枳壳,可利胸膈;配鱼腥草,可排脓解毒而治肺痈。

前　胡

[出处]《雷公炮炙论》。

[性味归经] 苦、辛,微寒。入肺经。

[功效应用]

1. 降气祛痰 用于肺气壅实,胸膈不利,咳逆短气。呕吐不食,常配伍杏仁、桑白皮等,方如前胡散。

2. 宣散风热 用于外感风热,咳嗽,头痛,咽痛,常配伍薄荷、桔梗、牛蒡子等。

[用量用法] 3~10g,水煎服。

[禁忌] 阴虚久咳及寒饮咳嗽者,均不宜用。

[按语]①前胡与白前都能降气化痰,但前胡尚可宣散风热,白前则专主降气。②前胡与柴胡都有发散的力量,两者配伍可用于散风解热,故前人称二胡为风药。但前胡治在肺经而主下降,柴胡治在肝胆而主上升,这是两者不同之点。

瓦　楞　子

[出处]《本草备要》。

[性味归经] 咸,平。入肺、胃、肝经。

[功效应用]

1. 消痰软坚 用于瘿瘤、瘰疬,常配伍昆布、海藻,方如含化丸。

2. 消瘀散结 用于气滞血瘀,腹中癥块,常配伍三棱、莪术、丹参等;用于妇女临经时少腹阵痛,经血不行,按之腹部硬满疼痛,常配伍香附、桃仁、当归等。

3. 制酸止痛 用于胃痛泛酸,单用或与甘草制成散剂使用。

[用量用法] 10~15g,水煎服,需久煎。化痰消瘿散结宜生用,制酸止痛宜煅用。

[按语] 瓦楞子能制酸止痛,用治胃痛嘈杂、泛吐酸水者,常配黄连、吴茱萸、乌贼骨、香附等;大便秘结者,可加生大黄;胃部喜按者,可加高良姜;久病

瘀滞者,可加延胡索、五灵脂。

杏 仁

[出处]《本草经集注》。

[性味归经]辛,微温;有小毒。入肺、大肠经。

[功效应用]

1. 止咳平喘 可用于多种咳喘证,为止咳平喘要药。治风寒咳喘,常配伍麻黄、甘草,方如三拗汤;治风热咳嗽,常配伍桑叶、菊花等,方如桑菊饮;治燥热咳嗽,常配伍桑叶、贝母、沙参等,方如桑杏汤;治肺热咳喘,常配伍石膏、麻黄、甘草,方如麻杏甘石汤。

2. 润肠通便 用于肠燥便秘,常配伍火麻仁、桃仁、郁李仁等。

[用量用法]3~10g,水煎服。

[禁忌]有小毒,勿过量,婴儿慎用。

[按语]苦杏仁与甜杏仁,两者功用不同,在临床应用上的区别为:苦杏仁性属苦泄,长于润肠通便;甜杏仁偏于滋润,多用于肺虚久咳。

葶 苈 子

[出处]《神农本草经》。

[性味归经]苦、辛,大寒。入肺、膀胱经。

[功效应用]

1. 泻肺平喘 用于痰涎壅肺,咳嗽气喘,胸满胀痛,常配伍大枣,方如葶苈大枣泻肺汤。

2. 利水消肿 用于面目水肿,胸腹积水,小便不利,属于实证者,常配伍防己、椒目、大黄,方如己椒苈黄丸;用于结胸证之胸胁积水,常配伍杏仁、大黄、芒硝,方如大陷胸丸。

[用量用法]3~10g,包煎。

[禁忌]肺虚喘促者忌用。

[按语]临床常用葶苈子与大黄等配伍,用于治疗湿热中阻之胸腹胀满;痰涎阻肺之咳喘气逆。

(五)燥湿化浊解毒法

黄 芩

[出处]《神农本草经》。

[性味归经]苦,寒。入肺、胆、脾、大肠、小肠经。

[功效应用]

1. 清热燥湿 用于湿温发热、胸闷、口渴不欲饮,以及湿热泻痢、黄疸等。对湿温发热,与滑石、白豆蔻、茯苓等配合应用;对湿热泻痢、腹痛,与白芍、葛根、甘草等同用;对于湿热蕴结所致的黄疸,可与茵陈、栀子、淡竹叶等同用。

2. 泻火解毒、止血 用于热病高热烦渴,或肺热咳嗽,或热盛迫血外溢以及热毒疮疡等。治热病高热,常与黄连、栀子等配伍;治肺热咳嗽,可与知母、桑白皮等同用;治血热妄行,可与生地、牡丹皮、侧柏叶等同用;对热毒疮疡,可与金银花、连翘等药同用。

此外,本品又有清热安胎作用,可用于胎动不安,常与白术、竹茹等配合应用。

[用量用法] 3~12g,水煎服,或作丸散。

[禁忌] 脾胃虚寒者忌用。

[按语] 临床上,黄芩与生石膏、栀子等配伍,用于治疗中焦湿热,浊毒内蕴之泻痢腹痛、里急后重、胸闷、口干;在治疗因肺热出现咽干、咽痛、口鼻干燥、咳痰时,亦常用本品;黄芩与茵陈、大黄等配伍,用于治疗湿热内蕴之黄疸,常用量为 15g。

黄　　连

[出处]《神农本草经》。

[性味归经] 苦,寒。入心、肝、胆、胃、脾、大肠经。

[功效应用]

清热燥湿,泻火解毒 用于湿热内蕴等,如肠胃湿热、呕吐、泻痢等,配伍黄芩、大黄、木香、葛根、半夏等。用于温病高热、口渴烦躁、血热妄行以及热毒疮疡等,其中治温病高热、心火亢盛,配伍栀子、连翘等;对于血热妄行,可配伍黄芩、大黄等;对热毒疮疡,可配伍赤芍、牡丹皮等。此外,黄连还可用于胃火炽盛的中消,可配天花粉、知母、生地黄等。

[用量用法] 2~10g,水煎服,外用适量。清热泻火燥湿宜生用;清胃止呕宜姜汁炙用,清肝胆火宜猪胆汁炙用,清上焦热宜酒炒用。

[禁忌] 阴虚烦躁、脾虚泄泻、产后血虚、阴虚潮热者均当慎用或忌用。

[按语] 临床上,黄连与黄芩、绞股蓝、半边莲、鸡骨草等配伍用于治疗中焦湿热,浊毒内蕴之泻痢腹痛、里急后重;肝火犯胃、肝胃不和,湿热中阻之恶心、呕吐。在治疗湿热浊毒内蕴所导致的胃脘堵闷、纳呆、舌苔黄腻等时,常将黄连与茵陈配伍,共奏清热化浊解毒之功。

黄　柏

[出处]《本草纲目》。

[性味归经] 苦,寒。入肾、膀胱经。

[功效应用]

1. 清热燥湿　用于湿热带下、热淋涩痛,常配伍芡实、车前子等;用于湿热泻痢、黄疸,配伍白头翁、黄连、秦皮等;配栀子,可用治湿热郁蒸之黄疸;用于湿热脚气、痿证,常配伍苍术、牛膝等。

2. 泻火解毒　用于湿毒肿疡、湿疹、口疮疔肿、烫伤等,随证配用,内服外敷皆可。

3. 退虚热　用于骨蒸劳热,盗汗、遗精,常配伍知母、生地黄、山药等。

[用量用法] 3~10g,水煎服或入丸、散,外用适量。黄柏生用泻实火,清热燥湿、泻火解毒之力强;炒用可缓其寒性,免伤脾胃;盐水炙炒,入肾泻相火之力增强,并清退虚热;酒炒以清上焦血热;炒炭清热泻火之力虽减,但清热止血功著。

[禁忌] 脾虚泄泻,胃弱食少,阳虚发热,阴虚小便不利,肾阳不足者忌用。

[按语] 临床常将黄柏与黄连、黄芩等配伍,用于治疗中焦湿热,浊毒内蕴之泻痢腹痛、里急后重、胸闷、口干等,常用量为15g。亦常将苍术与黄柏相伍,治疗因浊热下注而导致的白带色黄,小便色黄、有灼热感,大便质稀、黏腻不爽,便后肛门灼热感。

龙　胆

[出处]《神农本草经》。

[性味归经] 苦,寒。入肝、胆、经。

[功效应用]

清热燥湿,泻肝定惊　用于湿热黄疸,小便淋痛,阴肿阴痒,湿热带下,肝胆实火之头胀头痛,目赤肿痛,耳聋耳肿,胁痛口苦,热病惊风抽搐等。

[用量用法] 3~6g,水煎服。

[禁忌] 脾胃虚寒者忌用。

[按语] 临床常将龙胆与栀子、黄芩等配伍,用于治疗肝胆湿热之耳聋耳鸣、口苦,常用量为15g。

栀　子

[出处]《神农本草经》。

[性味归经] 苦,寒。入心、肺、三焦经。

［功效应用］

1. 泻火除烦 用于热病心烦、躁扰不宁,可与淡豆豉同用,如栀子豉汤;若配黄芩、黄连、黄柏等,可用于热病火毒炽盛,三焦俱热而见高热烦躁、神昏谵语者,如黄连解毒汤。

2. 清热利湿 本品有清利下焦肝胆湿热之功效,可用治肝胆湿热郁蒸之黄疸、小便短赤者,常配茵陈、大黄等,如茵陈蒿汤,或配黄柏,如栀子柏皮汤。

3. 凉血解毒 本品善清利下焦湿热而通淋,清热凉血以止血,故可用于血淋涩痛或热淋证,常配木通、车前子、滑石等,如八正散;用于火毒疮疡、红肿热痛者,常配金银花、连翘、蒲公英。

4. 凉血止血 焦栀子功善清热凉血,可用于血热妄行之吐血、衄血等,常配白茅根、大黄、侧柏叶等,如十灰散。

［用量用法］3~10g,外用适量。清热泻火宜生用,止血宜炒炭用。

［禁忌］脾胃虚寒,食少便溏者慎用。用时中病即止,不可久服。

［按语］本品苦寒清降,能清泻三焦火邪、泻心火而除烦,为治热病心烦、躁扰不宁之要药。临床常将栀子与淡豆豉等配伍,用于治疗热扰心神之失眠、心烦,常用量为15g。

苦 参

［出处］《神农本草经》。

［性味归经］苦,寒。入心、肝、胃、大肠、膀胱经。

［功效应用］

1. 清热燥湿 用于湿热泻痢、里急后重,配伍白头翁、黄连、黄柏,如白头翁汤;治疗湿热带下、阴痒,配伍牡丹皮、当归。

2. 祛风杀虫 用于肝热目赤肿痛,目生翳膜,可单用煎水洗眼;用于湿疹疥癣引起的皮肤瘙痒,疗效明显。煎汤外洗治疗滴虫性阴道炎。

［用量用法］3~10g,水煎服,外用适量。

［禁忌］脾胃虚寒者忌用。反藜芦。

［按语］临床常将苦参与木香等配伍,用于治疗湿热浊毒内蕴之泻痢、便血,常用量为15g。

秦 皮

［出处］《神农本草经》。

［性味归经］苦、涩,寒。入肝、胆、大肠经。

［功效应用］

1. 清热燥湿,止痢,止带 用于湿热泻痢,带下阴痒。配白头翁、黄连、黄柏,用治湿热泻痢、里急后重,如白头翁汤;治疗湿热带下,配牡丹皮、当归。

2. 清肝明目　用于肝热目赤肿痛,目生翳膜,可单用煎水洗眼;或配栀子、淡竹叶煎服,如秦皮汤。

另外,本品又可用于风湿痹证。

[用量用法] 3~10g,水煎服,外用可煎水洗眼。

[禁忌] 胃虚食少,肠中无湿热者忌用。

[按语] 常将秦皮与白头翁,黄连、黄柏等配伍,用于治疗湿热内蕴之泻痢、里急后重。常用量为 15g。

茵　　陈

[出处]《神农本草经》。

[性味归经] 苦、辛,微寒。入脾、胃、肝、胆经。

[功效应用]

1. 清热利湿,利胆退黄　用于身目发黄、小便短赤之阳黄,常与栀子、黄柏、大黄同用,如茵陈蒿汤;黄疸湿重于热,与茯苓、猪苓配伍,如茵陈五苓散。

2. 解毒疗疮　用于湿热内蕴之风疹瘙痒、湿疮,单味药煎汤外洗。

[用量用法] 6~15g,水煎服。外用适量。

[禁忌] 蓄血发黄者忌用。

[按语] 临床常将茵陈与藿香、佩兰等配伍,用于治疗脾胃肝胆湿热之口黏、胸闷、黄疸等,常用量为 15g。

虎　　杖

[出处]《名医别录》。

[性味归经] 微苦,微寒。入肝、胆、肺经。

[功效应用]

1. 活血定痛　用治血瘀经闭,风湿痹痛,跌打损伤等。

2. 利湿退黄　用治湿热黄疸及淋浊带下等。

3. 清热解毒　用治水火烫伤,疮痈肿毒,毒蛇咬伤等。

4. 化痰止咳　用治肺热咳嗽,可单服,亦可与黄芩、枇杷叶等同用。

此外,还可泄热通便,治热结便秘。

[用量用法] 10~30g,水煎或浸酒或入丸散剂。外用适量。

[禁忌] 孕妇忌服。本品副作用为恶心、呕吐、腹泻及粒细胞减少,应用时不可过量。

[按语] 临床常将虎杖与大黄等配伍,用于治疗湿热浊毒内蕴之胃脘胀满疼痛、黄疸、便秘,常用量为 15g。

垂 盆 草

[出处]《本草纲目拾遗》。

[性味归经]甘、淡、微酸,凉。入肝、胆、小肠经。

[功效应用]

清利湿热,解毒 用于湿热黄疸,常配伍郁金、茵陈、金钱草。本品有良好的清热解毒功效,对于水火烫伤,可用鲜草洗净捣汁外涂,还可消痈退肿。

[用量用法]15~30g,水煎服;鲜品250g。

[按语]临床常用垂盆草清热化浊,护肝降酶。本品对急性黄疸或无黄疸性肝炎均可使用,尤其对辨证为阳黄,浊毒内蕴者,不仅能降低血清转氨酶水平,还可使患者口苦、纳呆、乏力、小便黄赤等症状明显减轻,常配穿山甲、虎杖、红景天、田基黄、五味子、茵陈、栀子等。

鸡 骨 草

[出处]《岭南采药录》。

[性味归经]甘、微苦,凉。入肝、胃经。

[功效应用]

1. 清热利湿 用于肝胆湿热郁蒸引起的黄疸,可单味使用,或配伍茵陈、地耳草。

2. 散瘀止痛 用于乳痈,鲜叶捣烂外敷;用于胸胁不舒,胃脘胀痛,常配两面针。

[用量用法]15~30g,水煎服。

[按语]临床常将鸡骨草、垂盆草与黄芩、黄连、半边莲、半枝莲、白花蛇舌草等配伍,用于治疗湿热浊毒内蕴,肝气郁结之胃脘胀痛、胁肋不舒,常用量为15g。

(六)温阳化浊解毒法

肉 桂

[出处]《唐本草》。

[性味归经]辛、甘,大热。入肾、脾、心、肝经。

[功效应用]

1. 补火助阳 用于肾阳衰微,下元虚冷,腰膝酸痛,小便清长或尿频,常配伍附子、熟地黄、山茱萸等,方如桂附八味丸、右归丸等;用于脾肾阳虚,脘腹冷痛,消化不良,大便溏泻,常配伍附子、白术、干姜等,方如桂附理中丸;用于阳虚阴盛、上虚下寒、面赤汗出、心悸、失眠，可用本品引火归原，同时配伍山茱萸、人参、五味子、牡蛎等。

2. 散寒止痛 用于心阳不足，胸痹心痛，常配伍附子、干姜、蜀椒等，方如桂附丸；用于寒痹腰痛，常配伍独活、桑寄生、杜仲等；用于寒疝腰痛，常配伍干姜、小茴香、木香等；用于心腹冷痛，多不欲食，常配伍人参、高良姜、当归等，方如桂心散。

3. 温通经脉 用于血寒经闭，痛经，常配伍当归、川芎、延胡索等，方如少腹逐瘀汤；用于阴疽流注，色白漫肿，久溃不敛，常配伍炮姜、鹿角胶等，方如阳和汤。

此外，气衰血少之证，常以少量肉桂配入补益气血药中，温通阳气以鼓舞气血生长，方如十全大补汤、人参养荣汤。

〔用量用法〕2~5g，入汤剂应后下；研末冲服每次1~2g，或入丸散。

〔禁忌〕阴虚阳亢、出血者及孕妇均忌用。

〔按语〕临床常将肉桂与山茱萸、五味子、人参、牡蛎等配伍，用于治疗虚阳上浮汗出、心悸、失眠，常用量为3g。

吴 茱 萸

〔出处〕《神农本草经》。

〔性味归经〕辛、苦，热；有小毒。入肝、脾、胃、肾经。

〔功效应用〕

1. 散寒止痛 用于厥阴头痛，干呕、吐涎沫，苔白脉迟，常配伍生姜、人参等，方如吴茱萸汤；用于冲任虚寒，寒凝胞宫之痛经，常配伍桂枝、当归、川芎等。

2. 降逆止呕 本品辛热苦燥，对于因寒而致呕吐、吞酸者，用之颇佳。

3. 助阳止泻 用于脾肾虚寒，五更泄泻，常配伍肉豆蔻、补骨脂、五味子，方如四神丸。

〔用量用法〕1.5~5g，水煎服。外用适量。

〔禁忌〕阴虚有热者忌用。

〔按语〕此药主要治疗肝气郁滞，肝气犯胃而致的胁痛、胃痛等，常与柴胡、青皮、香附等配伍。吴茱萸与黄连同用，方为左金丸，既有降逆止呕、制酸止痛之效，又可制约其辛温燥热之性；两者配合，一温一清，辛开苦降，相辅相成。

（七）渗湿化浊解毒法

车 前 子

〔出处〕《神农本草经》。

[性味归经]甘,微寒。入肝、肾、小肠、肺经。

[功效应用]

1. 利水通淋 用于湿热下注膀胱所致小便淋沥涩痛,常与木通、滑石、瞿麦等清热利湿药合用,方如八正散;用于水肿小便不利,常与猪苓、茯苓、泽泻配伍。

2. 渗湿止泻 本品能利水湿,分清浊而止泻,即利小便而实大便。

3. 清肝明目 用于目赤涩痛,多与菊花、决明子配伍;用于肝肾阴亏,两目昏花,配熟地黄、菟丝子,方如驻景丸。

4. 清热化痰 用于肺热咳嗽痰多,常与瓜蒌、浙贝母、枇杷叶配伍。

[用量用法]10~15g,布包,入煎剂。

[禁忌]无湿热者及孕妇忌用。

[按语]车前子常与冬葵子、泽泻等配合应用,治疗肝硬化小便不利,下肢水肿,效果良好;配伍滑石、大腹皮,分清而泌浊,治疗小便不利之泄泻。

滑 石

[出处]《神农本草经》。

[性味归经]甘、淡,寒。入胃、膀胱、肺经。

[功效应用]

1. 利尿通淋 用于热结膀胱,小便不利,短赤涩痛,常配伍冬葵子、车前子等,方如滑石散;用于石淋尿血,常配伍海金沙、金钱草等,方如二金排石汤。

2. 清热解暑 用于外感暑热,心烦口渴,小便短赤,常与甘草合用,方如六一散;用于湿温病,身热不扬,午后热甚,食少苔腻,常配伍白豆蔻、薏苡仁等,方如三仁汤;用于暑湿泄泻,常与茯苓、白扁豆、炒薏苡仁等同用。

3. 祛湿敛疮 用于皮肤湿疹、湿疮,可单用,或与枯矾、黄柏等研末外敷;用于痱子,常配伍薄荷、甘草。

[用量用法]10~15g,布包入煎。外用适量。

[禁忌]脾虚、热病伤津者及孕妇忌用。

[按语]此药运用灵活,清热利尿,可荡涤蕴于中焦之浊毒,配合通腑泄浊之药,给浊毒以通路,使其从二便分消,排出体外。

通 草

[出处]《本草拾遗》。

[性味归经]甘、淡,微寒。入肺、胃经。

[功效应用]

1. 清热利尿 用于湿热内蕴,小便短赤或淋沥涩痛,但气味薄,作用缓弱,常配伍木通、滑石等;用于湿温,常配伍薏苡仁、蔻仁、竹叶等。

2. 通气下乳　用于乳汁不下,常配伍穿山甲、甘草、猪蹄,方如通乳汤。

［用量用法］煎服,3~5g。或入丸、散剂。

［禁忌］通经下乳,孕妇慎用。

［按语］常与冬葵子、滑石、金钱草、白茅根、蒲黄等同用,用于湿热浊毒内蕴之小便不利、淋沥涩痛;与穿山甲、甘草、川芎、猪蹄等同用,用于产后乳汁不畅或不下。

木　通

［出处］《药性论》。

［性味归经］苦,微寒。入心、小肠、膀胱经。

［功效应用］

1. 利尿通淋　本品能利水消肿,下利湿热,使湿热之邪下行从小便排出。用于膀胱湿热,小便短赤,淋沥涩痛,常配伍车前子、滑石等;用于水肿,常配伍猪苓、桑白皮等。

2. 清心火　本品能上清心经之火,下泄小肠之热,常用于心火上炎,口舌生疮,或心火下移小肠而致的心烦尿赤等症,多配伍生地黄、甘草、竹叶等。

3. 通经下乳　用于血瘀经闭,常配伍红花、桃仁、丹参等;用于乳汁短少或不通,常配伍王不留行、穿山甲等。

此外,本品还能利血脉、通关节,用于湿热痹痛,常配伍桑枝、薏苡仁等。

［用量用法］3~6g,水煎服。

［禁忌］无湿热者及孕妇忌用。

［按语］木通常与白茅根、滑石、车前子等同用,用于湿热浊毒内蕴之小便短赤、淋沥涩痛;与竹叶等同用,用于口舌生疮。

瞿　麦

［出处］《神农本草经》。

［性味归经］苦,寒。入心、小肠、膀胱经。

［功效应用］

1. 利尿通淋　本品苦寒泄降,能清心与小肠火,导热下行,有利尿通淋之功,为治淋常用药,尤以热淋最为适宜,常配伍萹蓄、木通、车前子,方如八正散;治小便淋沥有血,常配伍栀子、甘草等,如立效散;用于石淋,常配伍石韦、滑石、冬葵子,方如石韦散。

2. 破血通经　用于血热瘀阻之经闭或月经不调尤宜,常配伍桃仁、红花、丹参、赤芍等。

［用量用法］10~15g,水煎服或入丸散剂。

［禁忌］脾气虚者及孕妇忌用。

［按语］常配伍当归、生地黄、黄连、升麻、牛膝、儿茶,引火毒从小便排出,以治疗浊毒内蕴、胃火上炎之口舌生疮。

萹　蓄

［出处]《神农本草经》。

［性味归经］苦,微寒。入膀胱经。

［功效应用］

1. 利水通淋　用于湿热淋证。多用于热淋、石淋,常与木通、瞿麦同用。

2. 杀虫止痒　可治疗蛲虫病等寄生虫病;亦可煎汤外洗治疗皮肤疮疹、瘙痒。

［用量用法］10~30g,水煎服,鲜品加倍,外用适量。

［禁忌］无湿热者及脾虚者忌用。

［按语］木通常与通草、萹蓄、瞿麦等配合应用,治疗浊毒蕴于下焦而致的小便不利、淋沥涩痛(通利小便将浊毒排出体外)。

地　肤　子

［出处]《神农本草经》。

［性味归经］辛、苦,寒。入肾、膀胱经。

［功效应用］

利小便,清湿热　用于膀胱湿热,小便不利,淋沥涩痛,常与木通、瞿麦、冬葵子等同用;用于皮肤中湿热所致痒,与白鲜皮、蝉蜕、黄柏等同用;外阴湿痒者,可与苦参、龙胆、白矾等煎汤外洗患处。

［用量用法］10~15g,水煎服。外用适量。

［禁忌］阴虚而无湿热,尿多者及孕妇忌用。

［按语］常用地肤子治疗浊毒内蕴所致小便涩痛、阴痒带下、风疹、湿疹、皮肤瘙痒。

(八) 通腑泄浊解毒法

大　黄

［出处]《神农本草经》。

［性味归经］苦,寒。入脾、胃、大肠、心、肝经。

［功效应用］

1. 攻积导滞 用于胃肠实热积滞，腹胀腹满，大便秘结，甚至高热，神昏谵语，常配伍芒硝、枳实、厚朴，方如大承气汤；若里热实结而气血虚者，可配人参、当归等，方如黄龙汤；若热结伤阴，大肠燥结者，可配芒硝、生地黄、麦冬、玄参，方如增液承气汤；若阴寒冷积大肠，大便秘结，腹痛，手足不温，宜与附子、干姜、党参配伍，方如温脾汤；用于湿热积滞，久留肠胃，下痢脓血，泻痢不爽，常与黄连、芍药、木香、槟榔等配伍，方如芍药汤。

2. 泻火解毒 用于血热吐血、衄血，常配黄芩、黄连，方如泻心汤；用于胃火上炎，牙龈及咽喉肿痛，常配伍石膏、知母、玄参、牛膝等；用于肝火上炎，目赤肿痛，羞明多泪，常配伍菊花、栀子等；用于肠痈腹痛，常配芒硝、桃仁、牡丹皮，方如大黄牡丹皮汤；用于热毒疮痈、丹毒及烫火伤，常配野菊花、蒲公英，既可内服，又可外敷。

3. 活血化瘀 用于瘀血经闭，常配伍当归、红花等，方如无积丸；用于产后瘀阻，常配伍桃仁、䗪虫等，方如下瘀血汤；用于跌打损伤，瘀血肿痛，常配伍桃仁、当归尾、穿山甲等，方如复元活血汤。

4. 利尿退黄 用于热淋，常配伍栀子、木通、车前子等，方如八正散；用于湿热黄疸，常配伍茵陈、栀子，方如茵陈蒿汤。

［用量用法］3~12g，水煎服，入汤剂不宜久煎，可浸泡代茶饮。外用适量。泻下通便宜生用；酒炒善清上部热，且能活血；止血宜炒炭用。生用力猛，熟用力缓。

［禁忌］凡表证未罢，气虚血弱，脾胃虚寒无实热瘀滞者忌用。妇女胎前产后、月经期、哺乳期均当慎用。

［按语］大黄治疗浊毒内蕴、下结于肠所致的大便秘结，同时给邪以出路，可将体内浊毒排出体外，以达祛病除根的作用。自拟软肝降酶汤可治疗肝硬化，灵活配伍茵陈、五味子、鳖甲、山甲珠、垂盆草、大黄、柴胡、田基黄，以软肝降酶，每收良效。

芒 硝

［出处］《名医别录》。

［性味归经］咸、苦，寒。入胃、大肠经。

［功效应用］

1. 泄热通便 用于胃肠实热积滞，大便燥结，腹胀腹痛，常与大黄相须为用，方如大承气汤、调胃承气汤。

2. 清热解毒 用于咽喉肿痛，口舌生疮，常以玄明粉与朱砂、硼砂、冰片同用，方如冰硼散；用于目赤肿痛，可用玄明粉溶液点眼；用于疮痈、湿疹，可将本品溶于水,取汁涂搽患处;用于肠痈,可配大黄、大蒜捣烂外敷。

　　[用量用法] 10~15g,冲入药汁内或开水溶化后服,不入煎剂。外用适量。

　　[禁忌] 孕妇忌用。

　　[按语] 治疗湿热阻滞中焦的大便秘结,常与大黄相配伍,同时在通利大便的同时可将体内的湿热、浊毒之邪排出体外。

(九) 逐水泄浊解毒法

芫　　花

　　[出处]《神农本草经》。

　　[性味归经] 辛、苦,温;有毒。入肺、肾、大肠经。

　　[功效应用]

　　1. 泻水逐饮　用于腹水胀满,二便不通,常与甘遂、大戟、牵牛子同用,方如舟车丸;用于痰饮积聚,喘咳胸痛,心下痞硬,常配伍甘遂、大戟、大枣,方如十枣汤。

　　2. 杀虫攻毒　用醋制芫花与雄黄(10:1)为末内服,治蛔虫腹痛;以芫花为末和猪脂,外涂治斑秃、头癣;芫花配甘草同用,煎水外洗治冻疮。

　　[用量用法] 1.5~3g,水煎服,散剂每次0.6g。外用适量,研末调敷或煎汤熏洗。醋制可降低毒性。

　　[禁忌] 孕妇忌服,体质虚弱者慎用。反甘草。

　　[按语] 轻用甘遂、京大戟、芫花,治疗肝硬化引起的腹部膨胀、下肢水肿。应用时,常配伍补益药以保护正气,"中病即止",不可久服,以防攻伐太过。

(十) 透表化浊解毒法

紫　　苏

　　[出处]《雷公炮炙论》。

　　[性味归经] 辛,温。入肺、脾经。

　　[功效应用]

　　1. 发表散寒　用于风寒表证,恶寒发热,头痛鼻塞,无汗而兼有咳嗽者,常与前胡、杏仁等同用,方如杏苏散;若表寒兼有气滞,胸闷不舒,又可配香附、陈皮等,方如香苏散。

　　2. 行气宽中　用于脾胃气滞,胸闷不舒,恶心欲吐,偏热者,配以黄连;偏寒者,配以藿香;偏气滞痰结者,配以半夏、厚朴。

　　3. 安胎　妊娠恶阻,气滞而胎动不安者,常与砂仁、陈皮、木香等同用。

4. 解鱼蟹毒　用治进食鱼蟹而引起的腹痛、吐泻,可单用水煎服,或配伍生姜、白芷。

[用量用法] 3~10g,治食鱼蟹中毒可用 30~60g。茎叶分用时,苏叶用量比苏梗小。苏叶入煎剂时一般要后下,以免煎煮时间太长,香气走散,效力减弱。发散风寒宜用苏叶,理气宽中、安胎宜用苏梗,降气消痰多用苏子。

[禁忌] 气虚自汗、血热胎漏、气虚胎气不固而胎动不安者,不宜使用。

[按语] 紫苏叶理气宽中,能促进消化液分泌,增强胃肠蠕动,在脾胃病患者中应用广泛。紫苏酮作为紫苏叶中促进小肠蠕动的有效成分,可通过兴奋小肠环状肌而促进肠内容物通过小肠。

柴　胡

[出处]《神农本草经》。

[性味归经] 苦、辛,微寒。入肝、胆经。

[功效应用]

1. 和解退热　用于邪入少阳,寒热往来,胸胁苦满,常与黄芩、半夏、人参、生姜、甘草同用,方如小柴胡汤;外感发热恶寒,口苦,多与葛根、黄芩、大青叶同用;热邪客于胞宫,热入血室,发热谵语,多配伍牡丹皮、栀子、黄芩等;疟疾,寒热往来,多配伍青蒿、黄芩、厚朴、草果等。本品若用鳖虫拌炒,配伍地骨皮、胡黄连,可退虚劳肌热和小儿疳热。

2. 疏肝解郁　柴胡具有良好的疏肝解郁作用,又为疏肝诸药之向导,是治肝气郁结之要药。用于肝郁气滞,胁肋胀痛,疲乏,食少,叹息,脉弦,常与当归、芍药或郁金、香附等同用,方如逍遥散、柴胡疏肝散;用于肝郁不舒,月经不调,腹胀腹痛,经来量少,乳房胀痛,常与当归、白芍、香附、白术同用;用于肝胆湿热郁结所致发热,身目发黄,口苦,胁痛,纳差,便黄,又常配伍茵陈、栀子、大黄等。

3. 升举阳气　用于中气不足,气虚下陷,脱肛,子宫下垂,胃下垂,常配伍黄芪、党参、升麻等,方如补中益气汤。

[用量用法] 3~10g,水煎或入丸散,亦可制成注射剂用。醋炒可增强止痛作用。

[禁忌] 阴虚火旺、肝阳上亢者不宜用。

[按语] 解热生用、量宜大,升阳生用、量宜小;疏肝解郁宜醋炒,阴虚骨蒸宜鳖血炒。

荆　芥

[出处]《吴普本草》。

［性味归经］辛,微温。入肺、肝经。

［功效应用］

1. 祛风解表 用治感冒风寒,恶寒发热,无汗,头痛,身痛,常与防风相须为用,方如荆防汤;也可配辛凉解表药或清热解毒药,治疗感冒风热、发热、目赤咽痛等,方如银翘散。

2. 透疹 用治麻疹透发不畅及风疹瘙痒,常与薄荷、蝉蜕、牛蒡子等配伍。

3. 消痈 用治疮疡初起而有表证者,多与防风、金银花、连翘、赤芍等同用。

4. 止血 用治便血,多配伍地榆、槐花炭;用治鼻出血,多配伍藕节、栀子、白茅根;用治经血过多,崩漏,多配伍当归、益母草、川断炭、艾叶炭;用治产后恶血不尽,多配伍红花、川牛膝等。

5. 祛风止痉 用治产后为风邪所中,项背强直,口噤痉挛,可单用为末冲服,如华佗愈风散,也可与其他息风止痉药同用。

［用量用法］3~10g,不宜久煎。用于止血,需炒炭用。

［按语］与防风相须为用,主要治疗感冒风寒,发热恶寒、无汗、头痛、身痛等;与薄荷、蝉蜕、牛蒡子等同用,治疗麻疹,有助麻疹透发的功效。

薄 荷

［出处］《神农本草经》。

［性味归经］辛,凉。入肺、肝经。

［功效应用］

1. 疏散风热 用治感冒风热及温病初起,发热,微恶风寒,头痛身痛,常配伍金银花、连翘、桔梗等,方如银翘散。若但咳,身热不甚,口微渴者,又常与桑叶、菊花、杏仁、桔梗等同用,方如桑菊饮。

2. 清头目、利咽喉 用治风热上攻头目所致头痛目眩或目赤肿痛,羞明,多泪,常配伍桑叶、菊花、金银花、蒲公英等;用治风热犯肺,壅滞咽喉红肿疼痛,口渴,发热,常配伍桔梗、牛蒡子、马勃等。

3. 透疹止痒 用治麻疹初期,透发不畅及风疹、皮肤瘙痒等,常配伍蝉蜕、荆芥、牛蒡子、葛根等,方如加减葛根汤。

4. 疏肝解郁 用治肝气不舒,胸胁胀痛,脘闷不适,月经不调,多与柴胡、当归、芍药等同用,方如逍遥散。

5. 辟秽恶 用治夏季感受暑秽所致痧胀、腹痛、足冷,常与藿香、佩兰、连翘等同用。

［用量用法］3~10g。入煎剂当后下。其叶长于发汗,梗偏于理气。

［禁忌］表虚多汗、阴虚发热者不宜用。

［按语］与金银花、连翘、牛蒡子、荆芥等同用，治疗风热感冒，风温初起；与桔梗、生甘草、僵蚕、荆芥、防风等同用，治疗头痛目赤，咽喉肿痛；与苦参、白鲜皮、防风等同用，治疗风疹瘙痒；配合柴胡、白芍、当归等疏肝理气调经之品，治疗肝郁气滞，胸胁胀痛，月经不调等。

（十一）清热化浊解毒法

金 银 花

［出处］《新修本草》。

［性味归经］甘，寒。入肺、胃、心经。

［功效应用］

1. 清热解毒 用于疮疡初起，红肿焮痛，常配伍天花粉、白芷、穿山甲等，方如仙方活命饮；用于疔疮肿毒，疮形如粟，坚硬根深，红肿热痛，常与野菊花、紫花地丁、蒲公英等同用，方如五味消毒饮；用于肠痈腹痛，常与地榆、黄芩、当归等配伍，方如清肠饮；用于肺痈吐脓，常配鱼腥草、芦根、桃仁、桔梗等；用于肺胃实热上攻，咽喉红肿疼痛，吞咽困难，常与山豆根、射干、玄参、薄荷等同用。

2. 疏散风热 用于外感风热、温病初起，发热而微恶风寒，头痛，口渴，常配伍荆芥、连翘等，方如银翘散；如热入营血，斑疹隐隐，神烦少寐，舌绛而干，常配水牛角、生地黄、连翘、黄芩、竹叶等，且本品有透热转气之功。

3. 凉血止痢 用于热毒血痢，下痢脓血，常炒炭用或用生品煎服，也可配葛根、黄芩、黄连等。

［用量用法］10~15g，水煎服，外用适量，热毒重症可用至60g。热毒痈肿用量宜重，温病发热用量宜轻。清热解毒宜生用，凉血止痢宜炒炭用。

［禁忌］脾胃虚寒及气虚疮疡脓清者忌用。

［按语］此药自古以来就被誉为清热解毒的良药，临床应用十分广泛，常与薄荷、连翘、栀子等同用，用于治疗热毒炽盛所致身热、发疹、发斑、咽喉肿痛等。

连 翘

［出处］《神农本草经》。

［性味归经］苦，微寒。入心、肺、小肠经。

［功效应用］

1. 清热解毒 用于外感风热，温病初起，发热，口渴，咽痛，脉浮数，常与金银花、薄荷、牛蒡子等同用;用于热扰胸膈,烦躁不安,便秘,可配伍黄芩、栀子、大黄等,方如凉膈散;用于热入营血,神昏谵语,舌绛,常与水牛角、玄参及黄连、金银花等配伍,方如清营汤;如热入心包,高热神昏,可配水牛角、莲子心、竹叶卷心等,方如清宫汤;如血热发斑,豆大成片,或红或紫,常与石膏、牡丹皮、生地黄、紫草等凉血化斑药同用。

2. 消肿散结 用于热毒疮痈肿毒,红肿热痛,或疮痈已溃,常与蒲公英、紫花地丁、野菊花等配伍;用治乳痈肿痛,亦可与瓜蒌、蒲公英、白芷等配伍;若用于痰火互结之瘰疬痰核,常与昆布、土茯苓、浙贝母、夏枯草等同用。

3. 清心利尿 用于心火移于小肠所致小便赤涩淋痛,多与竹叶、木通、白茅根等同用。

[用量用法] 3~15g,水煎服。连翘心长于清心热,治邪陷心包、神昏谵语时多用。

[禁忌] 脾胃虚寒,痈肿已溃,脓稀色淡者,不宜用。

[按语] 连翘与板蓝根、射干等同用,用于风热感冒、心烦、咽喉肿痛。

板 蓝 根

[出处]《本草纲目》。

[性味归经] 苦,寒。入心、胃经。

[功效应用]

凉血解毒,清利咽喉 主要用于外感发热,温病初起,咽喉肿痛;大头瘟、痄腮、热毒斑疹、瘟疫时行热病等。常与黄芩、黄连、连翘、玄参等配伍,方如普济消毒饮。

[用量用法] 6~15g,大剂量可用至 30g。

[禁忌] 体虚而无实火热毒者忌服,脾胃虚寒者慎用。

[按语] 常与射干、连翘等同用,用于治疗流行性感冒;与半边莲、半枝莲、鸡骨草等同用,用于急慢性肝炎。

蒲 公 英

[出处]《本草图经》。

[性味归经] 苦、甘,寒。入肝、胃经。

[功效应用]

1. 清热解毒,消痈散结 用于乳痈早期,红肿坚硬,可单用鲜品煎汁内服,或捣烂外敷,也可与全瓜蒌、牛蒡子、金银花、青皮等同用,方如瓜蒌牛蒡汤;用于肺痈吐脓血,可配伍芦根、桔梗、薏苡仁等;用于肺热咳嗽,咳痰黄稠,可配伍黄芩、知母、桑白皮等;用于热毒肠痈,可配伍赤芍、金银花、大黄等,方如阑尾清化汤;用于疮痈肿毒,可配伍野菊花、紫花地丁、紫背天葵等,方如五味消毒饮;用于瘰疬痰核,可配伍玄参、夏枯草、浙贝母等;用于目赤肿痛,可配伍菊花、黄芩、决明子等。

2. 清热利湿通淋　用于湿热黄疸,可与茵陈、栀子、大黄等同用;用于热淋刺痛,常与黄柏、车前子、白茅根等配伍,有"通淋妙品"之称。

〔用量用法〕10~30g,水煎服。外用适量,鲜品捣烂敷患处。

〔禁忌〕用量过大可致缓泻。

〔按语〕常与金银花、紫花地丁、菊花同用,治疗痈疖疔疮。将鲜蒲公英捣烂敷于患处,还可治疗流行性腮腺炎、乳腺炎等。

紫 花 地 丁

〔出处〕《本草纲目》。

〔性味归经〕苦、辛,寒。入心、肝经。

〔功效应用〕

1. 泻火毒,消痈肿　用于热毒蕴结所致疔疮痈肿、乳痈、肠痈、丹毒等热毒疮疡证,可用鲜品捣汁内服,并以其渣敷患处,也可与金银花、蒲公英、野菊花等配伍,方如五味消毒饮。

2. 解蛇毒　治毒蛇咬伤,可用鲜品捣汁内服,或捣烂加入少许雄黄,拌匀,敷患处。

〔用量用法〕9~15g,水煎服。单用本品可至30~60g。鲜品适量,捣烂敷患处。

〔禁忌〕体质虚寒者忌服。

〔按语〕常与白头翁、秦皮、黄连等配伍,治疗湿热下注、浊毒中阻型肠炎、痢疾等。

半 边 莲

〔出处〕《本草纲目》。

〔性味归经〕辛,平。入心、小肠、肺经。

〔功效应用〕

清热解毒,利水消肿　主要用于治疗疮痈肿毒、蛇虫咬伤、腹胀水肿、湿疮湿疹、大腹水肿、黄疸、小便不利等。

〔用量用法〕煎服,干品10~15g,鲜品30~60g。外用适量。

〔禁忌〕虚证水肿忌用。

〔按语〕常与半枝莲、白花蛇舌草等同用,治疗慢性萎缩性胃炎伴肠化生或不典型增生,也用于消化道肿瘤如肝癌、食管癌、胃癌、肠癌等放化疗的辅助治疗,可明显减轻放化疗的副作用,还可用于各种消化道肿瘤的术后维持治疗。

白花蛇舌草

[出处]《广西中药志》。

[性味归经]微苦、甘,寒。入胃、大肠、小肠经。

[功效应用]

清热解毒,利湿通淋 主要用于痈肿疮毒,咽喉肿痛,毒蛇咬伤,热淋涩痛等。

[用量用法]煎服,15~60g。外用适量。

[禁忌]阴疽及脾胃虚寒者忌用。

[按语]常与半枝莲、半边莲、鸡骨草、板蓝根、苦参、黄药子等同用,治疗慢性萎缩性胃炎伴肠化生和不典型增生,以及多种消化道肿瘤。

山 慈 菇

[出处]《本草拾遗》。

[性味归经]甘、微辛,凉。入肝、脾经。

[功效应用]

清热解毒,消痈散结 主要用于痈疽疔毒、瘰疬痰核、癥瘕痞块等。

[用量用法]煎服,3~9g。外用适量。

[禁忌]正虚体弱者慎用。

[按语]治疗浊毒内蕴、瘀血阻络之肝硬化,取其清热解毒、散结消肿之功,常配穿山甲、土鳖虫、鳖甲等。本品有毒,故不宜常用、多用,体虚者慎用。

[现代研究]

1. 化学成分 杜鹃兰根茎含黏液质、葡配甘露聚糖及甘露糖等。

2. 药理作用 ①抗痛风作用:所含秋水仙碱是针对痛风性关节炎有效的抗炎剂,对痛风急性发作有特别显著的治疗效果;②抗炎作用:减轻组织炎症反应,减轻组织水肿及减少炎症介质对组织的损伤刺激;③抗肿瘤作用:其衍生物秋水仙酰胺对多种动物移植性肿瘤都有抑制作用。

3. 临床研究 与雄黄、朱砂、麝香等解毒疗疮药合用,可治疗痈疽发背、疔疮肿毒、瘰疬痰核,内服外用均可。近年来,本品广泛用于癥瘕痞块和多种肿瘤,如以本品配伍土鳖虫、穿山甲等,治疗肝硬化。

白 头 翁

[出处]《神农本草经》。

[性味归经]苦,寒。入大肠、胃经。

［功效应用］

清热解毒,凉血止痢 用于热毒血痢,发热腹痛,痢下赤白,里急后重,常配伍黄连、黄柏、秦皮,方如白头翁汤;用于血虚下痢或产后下痢,常与阿胶、甘草同用,方如白头翁加甘草阿胶汤;用于阿米巴痢疾,大便有脓血,腹痛,肛门重坠,可单用30g水煎服,病重者另用30~50g煎水保留灌肠。

［用量用法］10~15g,水煎服,单味内服,可用30g浓煎服。

［禁忌］虚寒泻痢者忌服。

［按语］白头翁治疗浊毒内蕴的热痢、血痢、疮痈肿毒,疗效良好。

马 齿 苋

［出处］《本草经集注》。

［性味归经］酸,寒。入肝、大肠经。

［功效应用］

1. 凉血止痢 用于湿热下痢及下痢脓血,里急后重,可单用煎服,或配黄芩、黄连、赤芍、车前子等;如小儿血痢,妇人产后血痢,赤多白少,口渴多饮,可用鲜马齿苋捣汁,加热煎开对入蜂窝和服。本品煎服或捣汁服,预防痢疾也有一定效果。

2. 解毒消痈 用于痈肿疮毒、湿疹、丹毒、毒蛇咬伤,可单用本品煎汤内服、外洗,或用鲜品捣敷,也可配伍其他解毒药。

3. 止血 用于崩漏下血,可单用鲜品捣汁服;用于便血、痔疮出血,则配伍凤尾草、地榆等。将马齿苋制成注射液肌内注射,用于产后出血、剖宫产、刮宫等子宫出血或功能性出血,有明显的收缩子宫止血作用。

［用量用法］10~15g,鲜品可用30~60g,可捣汁内服或煎服。外用适量,捣烂外敷。

［禁忌］脾虚泄泻者不宜用。

［按语］治疗浊毒内蕴、湿热下注的下痢、疮疡等,疗效良好。

败 酱 草

［出处］《神农本草经》。

［性味归经］苦、辛,微寒。入胃、大肠、肝经。

［功效应用］

1. 清热解毒,消肿排脓 用于肠痈腹痛,恶心呕吐,若脓未成,可配伍金银花、连翘、牡丹皮、大黄等,方如红藤煎;若脓已成,可配伍薏苡仁、附子,方如薏苡附子败酱散。用于肺痈,吐腥臭脓血痰,咳嗽,胸痛,可配伍鱼腥草、芦根、黄芩、桃仁等。用于乳痈,则宜与瓜蒌、贝母、天花粉、连翘等同用;治热毒疮痈,常与金银花、连翘等配伍,并可以鲜品捣烂敷患处。

2. 祛瘀止痛 用于血中结热,气血瘀滞,胸腹疼痛,常配牡丹皮、赤芍、延胡索、川芎等;用于产后瘀血滞留腹中,痛如锥刺,常与川牛膝、川芎、红花、当归等同用。

〔用量用法〕6~15g,水煎服,外用适量。

〔禁忌〕本品若大量应用,可引起头昏恶心和暂时的白细胞减少等反应,故需注意其用量,一般不宜超过30g。凡脾功能亢进及白细胞减少者禁用。

〔按语〕本品治疗浊毒内蕴、湿热瘀阻的肠痈、肺痈、疮毒等,疗效良好。脾胃虚弱,食少泄泻者忌服。

(十二)凉血化浊解毒法

玄 参

〔出处〕《神农本草经》。

〔性味归经〕苦、甘、咸,微寒。入肺、胃、肾经。

〔功效应用〕

1. 滋阴降火 用于温热病热入营分,身热,口干,舌绛,常配伍生地黄、麦冬、黄连、金银花等,方如清营汤;用于温热病邪陷心包,神昏谵语,常配伍水牛角、麦冬、连翘心等,方如清宫汤;用于胃阴不足,虚火上炎,咽喉白腐嫩痛,烦热口渴,常配伍生地黄、麦冬、牡丹皮,方如养阴清肺汤;用于肺阴不足,或肺阴耗伤,虚热燥咳,痰少,或肺痨咳嗽,骨蒸潮热,五心烦热,盗汗,常配伍沙参、百合、地骨皮、知母等。

2. 凉血化斑 用于温病血热发斑发疹,疹色紫暗,口干,舌绛,常配伍石膏、水牛角、知母等,方如化斑汤;也可与升麻、甘草同用,即玄参升麻汤。

3. 解毒散结 用于脱疽,常配伍金银花、甘草、当归,即四妙勇安汤;用于瘰疬痰核,可重用玄参,并配牡蛎、贝母,方如玄参牡贝汤;用于热毒疮疡,多与金银花、连翘、紫花地丁等同用。

〔用量用法〕10~15g,煎服。

〔禁忌〕脾胃虚寒,胸闷少食者,不宜用。反藜芦。

〔按语〕玄参清热凉血、泻火解毒、滋阴,治疗浊毒内蕴、瘀血阻络型慢性萎缩性胃炎,疗效良好。

紫 草

〔出处〕《神农本草经》。

〔性味归经〕甘、咸,寒。入心、肝经。

[功效应用]

1. 凉血活血，透发疹毒 用于血热毒盛所致痘疹不透，欲出不畅，或斑疹紫黑，身热烦渴，常配伍蝉蜕、赤芍等，方如紫草快斑汤；如痘疹兼有咽喉肿痛，吞咽困难，又可与牛蒡子、山豆根、连翘等配伍，方如紫草消毒饮。

2. 解毒敛疮 用于热毒疮疖，红肿热痛，常配伍紫花地丁、蒲公英、红花等；用于疮疡肿毒，溃久不敛，可与当归、血竭、白芷等制膏外用，方如生肌玉红膏；用于烫火伤、湿疹、耳道发炎，可用紫草与香油（1：2）、凡士林、羊毛脂等，制成紫草膏外用。

[用量用法] 3~10g，水煎服，外用适量。

[禁忌] 脾胃虚寒，大便溏泻者忌用。

[按语] 紫草清热、凉血、活血，治疗浊毒内蕴、瘀血阻络的胃痛、积聚、胁痛等。

（十三）活血化浊解毒法

益 母 草

[出处]《本草图经》。

[性味归经] 辛、苦，微寒。入心包、肝、膀胱经。

[功效应用]

1. 活血祛瘀 用于血脉阻滞之月经不调，经行腹痛，闭经，产后瘀阻，恶露不尽，常配伍当归、赤芍、木香，方如益母丸；用于跌打损伤，瘀血肿痛，常配伍当归、川芎等。

2. 利水消肿 用于水肿，小便不利，常配伍白茅根、桑白皮等。

[用量用法] 10~15g，大剂量可用至 30g，水煎服。外用适量。

[按语] 在治疗浊毒内蕴，脾胃实热，大肠固结时常用。

泽 兰

[出处]《神农本草经》。

[性味归经] 苦、辛，微温。入肝、脾经。

[功效应用]

1. 活血祛瘀 用于血滞经闭，痛经，跌打损伤，瘀血肿痛，常配伍桃仁、红花、川芎等；用于疮痈初起，常配伍金银花、连翘、赤芍等。

2. 利水消肿 用于水肿，小便不利，尤多用于产后水肿，常配伍防己、茯苓、益母草等。

[用量用法] 10~15g，水煎服。

[按语] 泽兰芳香醒脾,可以行气,疏利悦肝,可以行血,流行营卫,畅达肤窍,为悦肝醒脾上剂,可广泛用于肝气犯胃之消化病。

(十四) 散结化浊解毒法

莪 术

[出处]《雷公炮炙论》。

[性味归经] 辛、苦,温。入肝、脾经。

[功效应用]

1. 破血行气 用于气滞血瘀之闭经、癥瘕积聚、胁下痞块、产后瘀阻腹痛等,常与三棱相须为用。

2. 消积止痛 用于痰积痰滞,脘腹胀痛,常配伍青皮、半夏、麦芽,方如三棱煎;用于积滞内停,生湿蕴热,大便秘结或泻痢后重,常配伍木香、槟榔、大黄等,方如木香槟榔丸。

[用量用法] 3~10g,水煎服。醋炙后止痛作用加强。

[禁忌] 月经过多者及孕妇忌用。

[按语] 治疗萎缩性胃炎癌前病变浊毒内蕴者,可攻坚散结。

海 藻

[出处]《神农本草经》。

[性味归经] 咸,寒。入肝、胃、肾经。

[功效应用]

1. 化痰软坚散结 用于瘿瘤,常配伍昆布、青皮等,方如海藻玉壶汤;用于瘰疬,常配伍夏枯草、连翘等,方如内消瘰疬丸;用于睾丸肿痛、疝气,常配伍昆布、牡蛎等,方如济生橘核丸。

2. 利水消肿 用于水肿胀满或脚气水肿,常配伍茯苓、大腹皮等。

[用量用法] 10~15g,水煎服。

[禁忌] 反甘草。

[按语] 海藻消痰软坚,为治疗瘿瘤的要药,常配昆布等。此外,由于它具有良好的消痰软坚作用,又多用于治疗痰核瘰疬等。

昆 布

[出处]《名医别录》。

[性味归经] 咸,寒。入肝、胃、肾经。

[功效应用]

1. 消痰散结 用于瘿瘤、瘰疬、痰核,常配伍海藻、海蛤壳等,方如昆布丸。

2. 利水消肿 用于水肿胀满,脚气水肿,常配伍防己、木通、茯苓等。

[用量用法] 10~15g,水煎服。

[禁忌] 脾虚便溏者不宜用。

[按语] 本品含有多种有机物和碘、钾、钙、铁等元素,还含蛋白质、脂肪酸、糖类、多种维生素和烟酸等,可防治地方性甲状腺肿,显著降低胆固醇水平。常食海带能增加碘的摄入、大量增加钙的吸收,这是其具有防癌作用的因素之一。

鳖 甲

[出处]《神农本草经》。

[性味归经] 咸,微寒。入肝、肾经。

[功效应用]

1. 滋阴潜阳 用于阴虚劳热,骨蒸盗汗,常配伍青蒿、地骨皮、柴胡等;用于热病后期,夜热早凉,热退无汗,体弱消瘦,常配伍青蒿、知母、生地黄、牡丹皮,方如青蒿鳖甲汤;用于久病阴血内耗,手足蠕动,常配伍龟甲、生地黄、白芍等,方三甲复脉汤。

2. 软坚散结 用于疟疾日久,形成疟母,常配伍柴胡、黄芩、牡丹皮等,方如鳖甲煎丸;用于经闭、癥瘕,常配伍大黄、桃仁、干漆等,方如鳖甲煎丸。

[用量用法] 10~30g,宜先煎。滋阴潜阳宜生用,软坚散结宜醋炙用。

[禁忌] 阳虚无热,胃热呕哕,脾虚泄泻者,均不宜用。

[按语] 鳖甲散上清液对小鼠淋巴细胞白血病(L1210)、HL-60 和胃癌 803 细胞生长均有抑制作用,故临床上对胃癌前疾病可辨证应用。

僵 蚕

[出处]《神农本草经》。

[性味归经] 咸、辛,平。入肝、肺、胃经。

[功效应用]

1. 息风止痉 用于痰热壅盛及肝风内动所致急惊风,常配伍牛黄、全蝎等,方如千金散;用于脾虚久泻之慢惊风,常配伍天麻、党参、白术等,方如醒脾散;用于中风口眼㖞斜,常配伍白附子、全蝎,方如牵正散;用于癫痫,常配伍蜈蚣、蝉蜕、全蝎等。

2. 疏散风热 用于肝经风热,头痛,目赤,常配伍桑叶、木贼等,方如白僵蚕散;用于风热咽痛,吞咽困难,常配伍桔梗、薄荷等,方如六味汤。

3. 化痰散结　用于瘰疬痰核,常配伍浙贝母、夏枯草、海藻等。

［用量用法］3~10g,水煎服。研末吞服,每次 1~1.5g。散风宜生用,其余宜炒制用。

［按语］僵蚕可败毒抗癌、祛风解痉、散结消肿。

牡　蛎

［出处］《神农本草经》。

［性味归经］咸、涩,微寒。入肝、肾经。

［功效应用］

1. 镇静安神　用于神志不安,胆怯惊恐,心悸怔忡,失眠多梦,常与龙骨相须为用。

2. 益阴潜阳　用于阴虚阳亢,烦躁不安,头晕目眩,耳鸣,心悸失眠,常配伍龙骨、龟甲、牛膝等,方如镇肝熄风汤;用于热病伤阴,虚风内动,四肢抽搐,常配伍龟甲、阿胶、天麻等,方如大定风珠。

3. 收敛固涩　用于自汗、盗汗,常配伍麻黄根、浮小麦、黄芪等,方如牡蛎散;用于遗精、滑精,常配伍莲须、芡实等,方如金锁固精丸;用于崩漏、带下,常配伍阿胶、续断等,方如牡蛎丸。

4. 软坚散结　用于瘰疬痰核,常配伍玄参、贝母,方如清瘰丸。

［用量用法］15~30g,先煎。制酸、收敛固涩煅用,其余生用。

［按语］煅牡蛎为制酸药,有和胃镇痛作用,治胃酸过多,与乌贼骨、浙贝母共为细末,内服取效。对孕妇及小儿钙质缺乏与肺结核等有效。急慢性皮肤病患者忌食;脾胃虚寒,慢性腹泻便溏者,不宜多吃。

夏　枯　草

［出处］《神农本草经》。

［性味归经］苦、辛,寒。入肝、胆经。

［功效应用］

1. 清肝火　用于肝火上炎,头痛,眩晕,两眼红肿,怕光多泪,常与栀子、菊花、桑叶等同用;用于肝虚目珠疼痛,夜间尤甚,不红不肿,多与当归、白芍配伍,方如夏枯草散。

2. 清热散结　用于肝郁化火,痰火互结所致瘰疬痰核,多与玄参、浙贝母、昆布等同用,方如夏枯草膏。

［用量用法］10~15g,单用可至 30g。水煎或熬膏服。

［按语］夏枯草清肝、散结、利尿,煎剂对痢疾杆菌、伤寒杆菌、霍乱弧菌、

大肠埃希菌、变形杆菌、铜绿假单胞菌和葡萄球菌、链球菌有抑制作用,抗菌谱亦较广,可应用于胃肠道炎症。

金 钱 草

[出处]《本草纲目拾遗》。

[性味归经]甘、咸,微寒。入肝、胆、肾、膀胱经。

[功效应用]

1. 利水通淋 用于热淋、石淋、砂淋,尤为石淋所常用,可配伍海金沙、鸡内金、滑石等,方如二金排石汤。

2. 除湿退黄 用于湿热黄疸,常配伍茵陈、栀子、虎杖、黄柏等。

3. 清热解毒 用于疮疡肿毒,毒蛇咬伤,可用鲜草捣汁内服,以渣外敷。

[用量用法]30~60g,鲜品加倍,水煎服。外用适量。

[按语]治疗萎缩性胃炎癌前病变常用。金钱草除擅治肝胆及泌尿系结石外,尚有解毒散瘀、消肿止痛之功。

枳 实

[出处]《神农本草经》。

[性味归经]苦、辛、酸,微寒。入脾、胃、大肠经。

[功效应用]

1. 破气消积 用于食积不化,脘痞腹胀,偏于虚者,可与白术同用,方如枳术丸,偏于实者,常配伍山楂、神曲、麦芽等;用于胃肠实热积滞,热结便秘、腹痛胀满,可与大黄、厚朴同用,方如大承气汤;用于湿热痢疾,常配伍黄连、大黄、茯苓等,方如枳实导滞丸。

2. 化痰除痞 用于痰热结胸,咳痰黄稠,胸脘痞闷作痛,常配黄连、半夏、瓜蒌,方如小陷胸加枳实汤;用于痰浊内阻之胸痹轻证,可配橘皮、生姜,方如橘枳姜汤;用于胸痹兼心下痞满,气从胁下上逆,常配伍瓜蒌、薤白、桂枝,方如枳实薤白桂枝汤。

[用量用法]3~10g,大量可用到30g,水煎服。炒制后作用较缓。

[禁忌]脾胃虚弱者及孕妇慎用。

[按语]与大黄、芒硝、厚朴等同用,治疗胃肠积滞,热结便秘,腹满胀痛。与黄连、瓜蒌、半夏同用,治疗痰热结胸。与川芎等配伍,可治疗气血阻滞之胸胁疼痛等。

（十五）以毒攻毒法

露 蜂 房

［出处］《本草纲目》。

［性味归经］甘,平;有毒。入胃经。

［功效应用］

1. 攻毒疗疮 用于热毒痈疽疮疡,尚未化脓者,可与乳香、没药、蒲公英等配伍;用于风疹瘙痒及瘾疹,可煎汤外洗。

2. 祛风止痛 用于风寒湿痹,常配伍防风、蜈蚣、白花蛇舌草等;用于风火虫牙疼痛,可配伍细辛、川椒煎水含漱。

［用量用法］外用适量,研末调敷或煎水冲洗。内服煎汤 6~12g,研末1.5~3g。

［禁忌］气血虚弱者不宜用。

［按语］《本草纲目》云:"露蜂房,阳明药也。外科、齿科及他病用之者,亦皆取其以毒攻毒,兼杀虫之功焉耳。"适用于浊毒内蕴中焦,风火上攻之牙痛,疗效显著。

蜈 蚣

［出处］《神农本草经》。

［性味归经］辛,温;有毒。入肝经。

［功效应用］

1. 息风止痉 用于惊风抽搐,常与全蝎相须为用,方如止痉散;用于小儿急惊风及破伤风,常配伍全蝎、僵蚕、钩藤等,方如撮风散;用于中风口眼㖞斜,常配伍防风、僵蚕等。

2. 祛风通络 用于顽固性偏头痛,风湿顽痹,常配伍全蝎、天麻、川芎等。

3. 攻毒散结 用于疮痈肿毒,常配伍雄黄;用于瘰疬痰核,常配伍全蝎、胡桃仁、鹿角粉。

［用量用法］1~3g,水煎服;研末吞服,每次 0.6~1g。外用适量。

［禁忌］孕妇忌用。

［按语］蜈蚣善于搜剔入络之邪,使邪去正气来复。虽然具有毒性,然临床适量巧妙应用,配伍土鳖虫、水蛭、斑蝥、全蝎等虫类药,以毒攻毒,治疗癌前期病变每每收到意想不到的效果。正如《素问·至真要大论》所述:"有毒无毒,所治为主。"

第四章　运用经方，自拟验方

一、化浊解毒之方剂

（一）甘露消毒丹

［来源］《医效秘传》。

［组成］滑石 450g，茵陈 330g，黄芩 300g，石菖蒲 180g，川贝母 150g，木通 150g，藿香 120g，射干 120g，连翘 120g，薄荷 120g，白豆蔻 120g。

［用法］生研细末，每服 9g，开水调服；或以神曲糊丸如弹子大（9g 重），开水化服。

［功用］化浊解毒，清热利湿。

［主治］湿温时疫，邪在气分证。发热困倦，胸闷腹胀，肢酸咽肿，颐肿口渴，小便短赤，大便不调，舌苔淡白或厚腻或干黄。或吐泻、淋浊、黄疸等。

［方义］方中重用滑石、茵陈、黄芩为君。滑石性寒滑利，既清热解暑，又渗利湿热，使湿热浊毒从小便而出；茵陈善清肝胆脾胃之浊毒，亦能利浊毒下行退黄；黄芩清热解毒，燥湿化浊；三药相配，清热化浊两擅长。臣以木通助清热利湿，贝母、射干散结消肿而利咽，连翘、薄荷疏泄上焦而清热解毒。佐以石菖蒲、白豆蔻、藿香芳香化浊，醒脾和中。诸药合用，使湿去而热清，浊化而毒解，气机调畅，诸证得解。

［临证加减］咽喉肿痛甚时，加山豆根、板蓝根、夏枯草，以增解毒利咽之功；黄疸明显时，加栀子、大黄，以加强利胆退黄之功。

［注意事项］若湿重于热，或湿已化热，热灼津伤者，本方不宜。

（二）藿香正气散

［来源］《太平惠民和剂局方》。

［组成］大腹皮 30g，白芷 30g，紫苏 30g，茯苓 30g，半夏曲 60g，白术 60g，陈皮 60g，厚朴 60g，桔梗 60g，藿香 90g，炙甘草 75g，生姜 5 片，大枣 1 枚。

［用法］上为细末，每服 6g；亦可作汤剂，水煎服。

［功用］解表化浊，理气和中。

［主治］外感风寒，内伤浊邪证。头痛，恶寒，发热，胸脘满闷，脘腹疼痛，霍乱，呕恶泻痢，舌苔白腻。

［方义］方中藿香辛温，其气芳香，外散在表之风寒，内化脾胃之浊滞，辟秽和中，升清降浊，用量独重为君药。紫苏、白芷辛香发散，外解风寒，兼化湿浊；半夏曲、厚朴燥湿化浊和胃，降逆止呕。此二组药助藿香解表化浊，为臣药。桔梗宣利肺气，陈皮理气和中，大腹皮行气消胀，此三味舒畅三焦气机，以助解表化浊；白术、茯苓健脾运湿，和中止泻，共为佐药。生姜、大枣、炙甘草健脾和胃，调和诸药，并为使药。诸药相合，共奏解表化浊、理气和中之功，使风寒得解，湿浊得化，气机调畅，清升浊降，诸症自消。

［临证加减］若里湿重，舌苔厚腻，苍术改为白术；内湿化热，舌苔兼黄者，加黄连、栀子；兼饮食停滞，吞酸吐腐，去甘草、大枣，加神曲、莱菔子；气滞脘腹胀痛较甚者，加延胡索、沉香。

［注意事项］湿热霍乱，伤食吐泻者均不宜服此方。

（三）藿朴夏苓汤

［来源］《感证辑要》引《医原》。

［组成］藿香 6g，厚朴 3g，姜半夏 4.5g，茯苓 9g，杏仁 9g，生薏苡仁 12g，白豆蔻 1.8g，猪苓 4.5g，淡豆豉 9g，泽泻 4.5g，通草 3g。

［用法］水煎温服。

［功用］理气化浊，疏表和中。

［主治］湿温初起。恶寒无汗，身热不扬，肢体困倦，肌肉烦疼，面色垢腻，口不渴或渴不欲饮，胸脘痞闷，大便溏而不爽，舌苔白滑或腻，脉濡缓或沉细似伏。

［方义］方中淡豆豉、藿香芳化宣透以疏表浊，使阳不内郁；藿香、白豆蔻、厚朴芳香化浊；厚朴、半夏燥湿运脾，使脾能运化水湿，不为湿邪所困。再用杏仁开泄肺气于上，使肺气宣降，则水道自调；茯苓、猪苓、泽泻、薏苡仁淡渗利浊于下，使水道畅通，则浊有去路。全方用药照顾到了上、中、下三焦，以燥湿芳香化浊为主，开宣肺气、淡渗利浊为辅，与三仁汤结构略同，而利湿作用过之。

［临证加减］内湿化热，舌苔兼黄者，加黄连、栀子；兼饮食停滞，吞酸吐腐，加神曲、莱菔子，以消食化滞。

［注意事项］热重于湿者不宜用。

（四）黄连解毒汤

［来源］《肘后备急方》。

［组成］黄连 15g，黄芩 12g，黄柏 12g，栀子 10g。

［现代用法］汤剂，水煎温服。

［功用］泻火解毒。

［主治］一切实热火毒，三焦热盛之证。大热干呕，口燥咽干，错语，烦热不眠；或热病吐血、衄血；或热甚发斑，身热下痢，湿热黄疸；外科痈疽疔毒，小便赤黄，舌红苔黄，脉数有力。

［方义］方中黄连泻心胃之火，为君药；黄芩清肺火，泻上焦之火，为臣药；黄柏泻下焦之火，为佐药；栀子通泻三焦之火，导热下行，从膀胱而出，为使药。四药合用，泻火解毒之效甚著，三焦之火邪去而毒热解。

［临证加减］咽喉肿痛，口鼻出血，加北山豆根、生地黄、牡丹皮，凉血解毒；黄疸明显时，加茵陈、龙胆，化浊解毒退黄；口舌糜烂、心烦不寐，加连翘、牡丹皮，清心凉血。

［注意事项］黄连解毒汤为大苦大寒之剂，久服易伤中土，非壮实体质内有实热者不宜使用。

（五）龙胆泻肝汤

［来源］《医方集解》。

［组成］龙胆 12g，黄芩 12g，栀子 12g，泽泻 9g，木通 9g，车前子 9g，当归 15g，生地黄 15g，柴胡 12g，生甘草 6g。

［现代用法］汤剂，水煎温服。

［功用］泻肝胆实火，清下焦浊毒。

［主治］肝胆实火上扰，症见头痛目赤，胁痛口苦，耳聋、耳肿；或浊毒下注，症见阴肿，阴痒，筋痿阴汗，小便淋浊，妇女湿热带下等。

［方义］方中龙胆善泻肝胆之实火，亦清下焦之湿热，为君药。黄芩、栀子化浊解毒，引热下行；车前子、木通、泽泻化浊解毒，使浊毒从小便而解，均为臣药。肝为藏血之脏，体阴而用阳，肝经有热则易耗伤阴血，加之苦寒燥热，再耗其阴，故佐以生地黄、当归养血益阴；柴胡条达肝气，入肝胆经，亦为佐药。甘草调和诸药，为使药。诸药合用，泻中有补，共奏泻肝胆实火、清肝经浊毒之功。

［临证加减］胸胁胀满，口苦，加茵陈、枳实，行气利胆；黄疸明显，加茵陈、秦艽，化浊退黄；阴肿阴痒，加苍术、地肤子，化浊祛风。

［注意事项］本方药物多具苦寒之性，内服易伤脾胃，故中病即止，不宜过剂。

（六）清胃散

［来源］《脾胃论》。

[组成] 黄连15g,生地黄20g,当归15g,牡丹皮15g,升麻9g。

[用法] 上药为细末,都作一服,水一盏半,煎至七分,去滓,放冷服之(现代用法:汤剂,水煎温服)。

[功用] 清胃凉血解毒。

[主治] 胃有积热上冲。牙痛牵引头痛,面颊发热,牙齿喜冷恶热,或牙宣出血,或牙龈红肿溃烂,或唇舌腮颊肿痛,口气热臭,口干舌燥,舌红苔黄,脉弦大滑数。

[方义] 方中黄连大苦大寒,直泻胃中火毒,为君药。升麻散火解毒,与黄连配伍,升清与降浊并用,宣达郁遏之伏火,有"火郁发之"之意,为臣药。胃热则阴血亦必受损,故以生地黄凉血滋阴,牡丹皮凉血解毒,当归养血和血,为佐药。升麻兼以引经,为使。诸药合用,共奏清胃凉血解毒之功。

[临证加减] 兼便秘难下,加大黄,以导热下行;口干欲饮,去当归,加芦根、石膏,清热生津;口疮日久难愈,加连翘、竹叶、儿茶,清心凉血。

[注意事项] 风寒牙痛及虚火上炎所致的牙龈肿痛,不宜。

(七)泻黄散

[来源]《小儿药证直诀》。

[组成] 藿香叶15g,栀子15g,防风15g,石膏20g,甘草15g。

[用法] 上药锉,同蜜、酒微炒香,为细末。每服一至二钱(3~6g),水一盏,煎至五分,温服清汁,无时。(现代用法:汤剂,水煎温服)。

[功用] 清胃热,泄郁毒。

[主治] 脾胃伏火证。口疮口臭,烦渴易饥,口燥唇干,舌红脉数,以及脾热弄舌等。

[方义] 方中石膏辛甘大寒,泻脾胃之毒;栀子苦寒,泻心脾之火,共为君药。防风得石膏、栀子之助,升散脾中伏火,属"火郁发之"之法,为臣药。藿香叶芳香发散,理气调中,亦助防风升散脾胃伏火,为佐药。甘草泻火和中,为使药。原方用蜜、酒调服,乃泻脾而不伤脾之意。

[临证加减] 烦躁不宁者,加灯心草、赤茯苓,清心降火;小便短赤,加滑石、车前子,清热利水,亦能引火下行。

[注意事项] 阴虚有热者,不宜;小儿先天不足,大脑发育不全而弄舌者,不宜。

(八)玉女煎

[来源]《景岳全书》。

[组成] 石膏15g,熟地黄15g,麦门冬15g,知母15g,牛膝15g。

〔用法〕上药用水一盏半,煎七分,温服或冷服(现代用法:汤剂,水煎温服)。

〔功用〕清胃热,滋肾阴。

〔主治〕胃热阴虚证。烦热干渴,头痛,牙痛,齿松牙衄,舌红苔黄而干,脉浮洪而大、重按无力。亦治消渴、消谷善饥等。

〔方义〕方中石膏辛甘大寒,清胃火余热而不损阴,为君药。熟地黄滋阴降火,清热解毒,为臣药。君臣相伍,清火滋水,虚实兼顾。知母滋清兼备,助石膏清泻胃热,又助熟地黄滋养肾阴;麦门冬甘润,助熟地黄滋肾阴,而润胃燥,共为佐药。牛膝导热引血下行,且补肝肾,以降上炎之火,而止上溢之血,为使药。诸药合用,共奏清胃滋肾之功。

〔临证加减〕热伤血络,齿衄出血,去熟地黄,加生地黄、牡丹皮,清热凉血;火毒盛者,可加栀子,清泻三焦火盛。

〔注意事项〕脾虚便溏者,不宜。

(九)白头翁汤

〔来源〕《伤寒论》。

〔组成〕白头翁 15g,黄柏 12g,黄连 12g,秦皮 12g。

〔用法〕上药四味,以水七升,煮取二升,去渣,温服一升,不愈再服一升(现代用法:汤剂,水煎温服)。

〔功用〕清热解毒,凉血止痢。

〔主治〕热痢。症见腹痛下痢,泻下脓血,里急后重,肛门灼热,渴欲饮水,舌红苔黄,脉弦数。

〔方义〕方中白头翁苦寒,归胃、大肠经,专入血分,清热解毒,凉血止痢,为君药。黄连苦寒,泻火解毒,厚肠止痢;黄柏清下焦湿热,两者助白头翁清热解毒止痢,共为臣药。秦皮苦寒而性涩,清热解毒而兼以收涩止痢,为佐使药。四药合用,共奏清热解毒、凉血止痢之功。

〔临证加减〕里急后重甚者,加木香、槟榔、乌药,调气止痢;脓血多者,加赤芍、牡丹皮、地榆,凉血和血;完谷不化,夹有食滞者,加焦三仙、枳实,消食导滞。

〔注意事项〕素体脾胃虚弱者,不宜。

(十)普济消毒饮

〔来源〕《东垣试效方》。

〔组成〕黄芩 15g,黄连 15g,陈皮 9g,甘草 6g,玄参 12g,柴胡 12g,桔梗 12g,连翘 12g,板蓝根 12g,马勃 12g,牛蒡子 12g,薄荷 9g,僵蚕 12g,升麻 15g。

[用法] 水煎温服。

[功用] 解毒清热,疏风散邪。

[主治] 大头瘟。风热疫毒之邪,发于头面,恶寒发热,头面红肿灼痛,目不能开,咽喉不利,舌燥口渴,舌红苔黄,脉数有力。

[方义] 方中重用黄连、黄芩,清热泻毒,祛上焦心肺热毒,为君药。牛蒡子、连翘、薄荷、僵蚕辛凉疏散头面风毒,为臣药。玄参、马勃、板蓝根清热解毒;配甘草、桔梗以清解咽喉热毒;陈皮理气化痰,以散邪热郁结,共为佐药。升麻、柴胡升阳散火,发散郁热,寓"火郁发之"之意,并引诸药上达头面,共为使药。诸药合用,清热解毒、疏散风热之力强。

[临证加减] 若大便秘结者,可加大黄、芒硝,泄热通便;腮腺炎并发睾丸炎者,可加川楝子、龙胆,清泻肝经;高热不退、里热甚者,重用黄连、黄芩,并加用生石膏,清热泻火。

[注意事项] 本方药物多苦寒辛散,素体阴虚以及脾虚便溏者,不宜。

(十一) 凉膈散

[来源]《太平惠民和剂局方》。

[组成] 大黄 6g,芒硝 3g,甘草 6g,栀子 15g,薄荷叶 15g,黄芩 12g,连翘 15g。

[用法] 上研为粗末。每二钱,水一盏,入竹叶七片,蜜少许,煎至七分,去滓,食后温服。小儿可服半钱,更随岁数加减服之,得利下住服。(现代用法:汤剂,水煎温服)

[功用] 清上泄下,泻毒通便。

[主治] 上中二焦邪热炽盛证。面赤唇焦,胸膈烦热,口舌生疮,咽喉肿痛。或咽痛吐衄,大便秘结,小便短赤,或大便不畅,舌红苔黄,脉滑数。

[方义] 方中重用连翘清心肺,解热毒,为君药。黄芩清心胸郁热;栀子通泻三焦之毒,引火下行,为臣药。薄荷叶、竹叶清泻肺胃心胸之毒,大黄、芒硝泄毒通便,引邪于出路,共为佐药。白蜜、甘草并用,既能缓大黄、芒硝峻泻之力,又可调和脾胃,以防苦寒败胃,为使药。诸药合用,共奏泻毒通便、清上泻下之功。

[临证加减] 上焦热重伤津,心烦口渴者,加生石膏、天花粉,生津止渴;口舌生疮,经久不愈者,加玄参、金银花、青黛,清热泻火;热血上行,吐衄不止,加白茅根,凉血止血。

[注意事项] 本方药物多苦寒辛散,表里无实热者,不宜。

(十二) 左金丸

[来源]《丹溪心法》。

[组成] 黄连 18g,吴茱萸 3g。

[用法] 为末,水泛为丸,每服 2~3g,温开水送服。(现代用法:汤剂,水煎温服)

[功用] 清肝泻毒,和胃降逆。

[主治] 肝火犯胃证。胁肋胀痛,呕吐吞酸,嘈杂嗳气,口苦咽干,舌红苔黄,脉弦数。

[方义] 方中重用黄连为君,泻心火以平肝木,使肝火得清,自不横逆犯胃;黄连亦善清泻胃热,胃火降则其气自和。肝胃同治,标本兼顾。配以辛热之吴茱萸,疏肝解郁,降逆止呕,以使肝气条达,并制黄连之寒,以免折伤中阳,使泻火而无凉遏之弊。两者合用,一寒一热,辛开苦降,以共收清泻肝火、降逆止呕之效。

[临证加减] 脘腹胀满者,加枳实、厚朴,以行气和胃;胃脘隐痛绵绵者,加延胡索、蒲公英,以活血止痛;肝气郁滞者,加柴胡、郁金、合欢皮,以疏肝理气。

[注意事项] 用药时黄连与吴茱萸的用量比例宜为 6∶1。本方药物多苦寒辛散,素体阴虚以及脾胃虚寒者,不宜。

(十三) 旋覆代赭汤

[来源]《伤寒论》。

[组成] 旋覆花 15g,代赭石 15g,人参 6g,甘草 6g,半夏 9g,生姜 9g,大枣 12 枚。

[用法] 汤剂,水煎温服

[功用] 和胃降逆,下气化痰。

[主治] 胃气虚弱,痰浊内阻证。心下痞硬,噫气不除。或气逆不降,反胃呃逆,吐涎沫,舌淡苔白滑,脉弱而虚。

[方义] 方中旋覆花性味咸温,下气消痰,降逆止呃,为君药。代赭石重镇降逆,助君药下气化痰止呕,配合半夏、生姜散水气,化痰结,共为臣药。人参、甘草、大枣,甘温益气而补虚,为佐药。甘草调和诸药,兼作使药。诸药合用,共奏和胃降逆、下气化痰之功。

[临证加减] 胃灼热吐酸者,加生石膏、煅瓦楞子,清胃制酸;胃热呕恶频频者,加苏叶、黄连,和胃止呕;痰多苔腻者,加陈皮、茯苓,理气化痰。

[注意事项] 胃虚有热者,不宜。

二、清热化浊之方剂

(一) 三仁汤

[来源]《温病条辨》。

[组成] 杏仁 15g，滑石 18g，白通草 6g，白豆蔻 6g，竹叶 6g，厚朴 6g，生薏苡仁 18g，半夏 10g。

[用法] 水煎温服。

[功用] 宣畅气机，清热化浊。

[主治] 湿重于热之湿温病。头痛恶寒，头重身痛，面色淡黄，胸闷不饥，午后身热，舌白不渴，脉弦细而濡等。

[方义] 方用"三仁"为君，其中杏仁苦辛，善入肺经，通宣上焦肺气，使气化则浊化；白豆蔻芳香苦辛，行气化浊，宣畅中焦；薏苡仁甘淡，渗湿健脾，疏导下焦。如此杏仁宣上，白豆蔻畅中，薏苡仁渗下，三焦并调。臣以半夏、厚朴辛开苦降，行气化浊，散满除痞，助薏苡仁引湿热下行。诸药合用，宣上、畅中、渗下，气机调畅，使湿热从下焦分散。全方化浊于宣畅气机之中，清热于淡渗利浊之间。

[临证加减] 湿温初起，卫分证明显者，可酌加藿香、佩兰；湿伏膜原，寒热往来者，酌加青蒿、草果；若夹秽浊，恶心呕吐者，加佩兰、石菖蒲；热重见苔黄腻者，可加黄芩。

[注意事项] 热重于湿者不宜用。

(二) 连朴饮

[来源]《霍乱论》。

[组成] 厚朴 6g，黄连 3g，石菖蒲 3g，制半夏 3g，淡豆豉 9g，栀子 9g，芦根 60g。

[用法] 水煎温服。

[功用] 清热化浊，理气和中。

[主治] 湿热霍乱。上吐下泻，胸脘痞闷，心烦躁扰，小便短赤，舌苔黄腻，脉滑等。

[方义] 方中黄连清热燥湿，厚肠止泻；厚朴行气化浊，消痞除闷。两者合用，苦降辛开，使气化浊行，浊去热清，升降复常，共为君药。芦根清热除烦止呕，半夏燥湿和胃而降逆，石菖蒲芳香辟秽以化浊，共为臣药，且半夏配石菖蒲有化浊和中、降逆止呕之功。栀子、淡豆豉宣泄胸脘郁热，栀子并能清利三焦，

助黄连苦降泻热,为佐药。诸药合而成方,共奏清热化湿、开郁化浊、升降气机之功。

[临证加减]腹泻偏重者,可加薏苡仁、茯苓、泽泻,以利湿止泻;湿热损伤肠道气血,下痢后重者,加木香、白芍,以调和气血。

[注意事项]寒湿霍乱者,忌用本方。

(三)蒿芩清胆汤

[来源]《重订通俗伤寒论》。

[组成]青蒿6g,竹茹9g,半夏5g,茯苓9g,黄芩9g,枳壳5g,陈皮5g,滑石6g,甘草1g,青黛3g。

[用法]水煎温服。

[功用]清胆利浊,和胃化痰。

[主治]少阳湿热,痰浊内阻证。寒热如疟,寒轻热重,口苦膈闷,吐酸苦水,或呕吐黄涎而黏,甚或干呕呃逆,胸胁胀满,舌红苔白或黄腻、间现杂色,脉滑数。

[方义]方中青蒿清暑热以透邪,黄芩化湿热以利胆,共为君药;竹茹、陈皮、半夏、枳壳理气降逆、和胃化痰,均为臣药;茯苓、碧玉散淡渗利浊,并导胆热下行,为佐、使药。诸药相合,共奏清胆热、化痰浊、畅气机之功。

[临证加减]胆热犯胃,呕吐重者,与左金丸合用,以增清胆和胃之功;湿热发黄,加茵陈、栀子,以增强利湿退黄之功;经络瘀滞重,胁痛明显者,加川楝子、延胡索,以理气止痛。

[注意事项]本方纯属祛邪之剂,体虚者禁用。

(四)萆薢分清饮

[来源]《医学心悟》。

[组成]萆薢9g,黄柏3g,石菖蒲3g,茯苓6g,白术6g,莲子心4g,丹参9g,车前子9g。

[用法]水煎温服。

[功用]清热利浊,分清别浊。

[主治]下焦湿热之膏淋。小便混浊,乳白或如米泔水,尿道热涩疼痛,尿时阻塞不畅,口干,舌红苔黄腻,脉濡数。

[方义]方中萆薢利浊通淋,分清别浊,为君药。黄柏清热燥湿,车前子利水通淋、清利膀胱湿热,石菖蒲化浊通窍、定心志以止小便频数,共为臣药。佐以茯苓、白术健脾祛湿,使脾旺能运化水湿;另配莲子心、丹参清心火,以阻心热下移于小肠,以及小肠之热上扰于心。

[临证加减] 少腹胀，尿涩不畅者，加乌药、青皮；小便夹血者，加小蓟、白茅根；脾肾两虚，中气下陷，肾失固摄者，以补中益气汤合七味都气丸益气升陷，滋肾固脱。

[注意事项] 下焦虚寒之白浊，不宜。

（五）芍药汤

[来源]《素问病机气宜保命集》。

[组成] 芍药30g，当归15g，黄连15g，槟榔6g，木香6g，炙甘草6g，大黄9g，黄芩15g，肉桂5g。

[用法] 水煎温服。

[功用] 清热化浊，调气和血。

[主治] 湿热痢疾。腹痛，便脓血，赤白相间，里急后重，肛门灼热，小便短赤，舌苔黄腻，脉弦数。

[方义] 方中重用芍药养血和营、缓急止痛，为君药。黄芩、黄连性味苦寒，入大肠经，功擅清热燥湿、化浊解毒，以除致病之因；当归养血活血，与芍药相配体现了"行血则便脓自愈"之义，且可兼顾浊毒熏灼肠络，伤耗阴血之虑；木香、槟榔行气导滞，"调气则后重自除"；上药相配，调和气血，共为臣药。大黄苦寒沉降，其泻下通腑作用可通导湿热积滞从大便而去，体现"通因通用"之法。方以少量肉桂，其辛热温通之性，既可助归、芍行血和营，又可防呕逆拒药，属佐助兼反佐之用。炙甘草和中调药，与芍药相配，又能缓急止痛，亦为佐使。诸药合用，湿去热清，浊化毒解，气血调和，故下痢可愈。

[临证加减] 下痢如血者，渐加大黄用量；便血颜色紫暗者，加黄柏；苔黄而干，热甚伤津者，可去肉桂，加乌梅，避温就凉；苔腻脉滑，兼有食积，加山楂、神曲，以消导；热毒重者，加白头翁、金银花，增强解毒之力；痢下赤多白少，或纯下血痢，加牡丹皮、地榆，凉血止血。

[注意事项] 痢疾初起有表证，虚寒性下痢者，均禁用此方。

（六）半夏泻心汤

[来源]《伤寒论》。

[组成] 半夏12g，黄芩6g，干姜9g，人参9g，炙甘草9g，黄连3g，大枣4枚。

[用法] 水煎温服。

[功用] 寒热平调，消痞散结。

[主治] 寒热错杂之痞证。心下痞，但满而不痛，或呕吐，肠鸣下利，舌苔腻而微黄。

[方义] 方中半夏苦辛温燥，善散结消痞，和胃降逆，为君药。干姜辛热，

温中散寒,助半夏温胃消痞以和阴;黄连、黄芩苦寒清热,清泻里热以和阳,均为臣药。人参、大枣、炙甘草健脾益气,补虚和中,兼能生津,共为佐药。炙甘草又能调和诸药,兼为使药。七味相合,使寒热得除,气机得畅,升降复常,痞、呕、利等症自愈。

[临证加减] 气机结滞者,加枳实、升麻,以开结散滞;食积者,加神曲、焦槟榔,以消食化积。

[注意事项] 食积和痰浊内结之痞满者,不宜使用此方。

三、渗湿利浊之方剂

(一) 五苓散

[来源]《伤寒论》。

[组成] 猪苓 12g,泽泻 20g,白术 12g,茯苓 12g,桂枝 8g。

[用法] 作散剂,每服 6~10g,或作汤剂水煎服。

[功用] 渗湿利浊,温阳化气。

[主治] ①伤寒太阳膀胱蓄水证。小便不利,头痛发热,烦渴欲饮,或水入即吐,苔白,脉浮。②水湿内停的水肿,泄泻,小便不利,以及霍乱、头痛、发热、身疼痛,热多欲饮水者。③痰饮,脐下动悸,吐涎沫而头眩或短气而咳者。

[方义] 方中重用泽泻,甘咸入肾、膀胱经,通利水道兼能清热,为君药。猪苓、茯苓淡渗利浊,合而为臣。白术健脾燥湿,既能化水为津,又可输津四布。桂枝温通阳气,既能内助膀胱气化,协渗利药以布津行水,又可外散太阳经未散之邪。五药相配,使水行气化,表解脾健,则蓄水、痰饮所致诸证自除。

[临证加减] 若水肿兼有表证者,可与越婢汤合用;水湿壅盛者,可与五皮散合用;泄泻偏于热者,须去桂枝,加车前子、木通,以利水清热。

[注意事项] 入汤剂不宜久煎,且本方渗湿作用强,不宜常服。

(二) 五皮散

[来源]《华氏中藏经》。

[组成] 生姜皮 9g,桑白皮 9g,陈皮 9g,大腹皮 9g,茯苓皮 9g。

[用法] 水煎温服。

[功用] 行气化浊,利水消肿。

[主治] 水停气滞之皮水证。一身悉肿,肢体沉重,心腹胀满,上气喘急,小便不利,苔白腻,脉沉缓,以及妊娠水肿等。

[方义] 方用茯苓皮从上导下,甘淡渗湿利浊消肿,兼以健脾,为君药。陈

皮辛苦温,行肺脾之气;大腹皮行脾胃之气,疏小肠以复其泌清浊之功能,行气宽中除满,渗利湿浊,两者相协使气行则水行,共为臣药。生姜皮辛散肌肤之水湿,桑白皮泻肺降气,肺气清肃则水自下趋,两者为佐药。五药相合,共奏利水消肿、理气化浊之功。

[临证加减] 脾虚见倦怠食少者,加黄芪、白术,以益气健脾;水饮聚集见肿著者,加猪苓、泽泻,以增强利水消肿之力;肺失宣降,上气喘急者,加麻黄、葶苈子,以宣降肺气。

[注意事项] 本方为渗利之剂,不可常服。

(三)茵陈蒿汤

[来源]《伤寒论》。

[组成] 茵陈 18g,栀子 9g,大黄 9g。

[用法] 水煎温服。

[功用] 清热,利浊,退黄。

[主治] 湿热黄疸。一身面目俱黄,黄色鲜明如橘子色,腹微满,口渴胸闷,烦躁不安,或有头汗出,别处无汗,小便黄赤短涩,大便不畅(或秘),舌苔黄腻,脉滑数。

[方义] 方中茵陈苦平微寒,最善清利湿热,化浊解毒,利胆退黄,且其芳香舒脾而能透表畅气,是治黄疸之要药,为本方君药;栀子清泄三焦浊毒,并可退黄,为臣药;佐以大黄降瘀泄热,通利二便,以开浊毒下行之道。方中茵陈配栀子,能直导肝胆浊毒从小便而出;茵陈配大黄,使瘀热从大便而解。全方三药合用,使浊毒前后分消,黄疸自愈。

[临证加减] 湿重于热而尿少便溏者,加茯苓、泽泻,以淡渗利湿;热重于湿而舌红者,加龙胆、蒲公英,而清泻肝胆;胁下或脘腹胀满疼痛者,加柴胡、郁金、枳实,以疏肝畅脾。

[注意事项] 本方苦寒较甚,阴黄证患者不宜使用。

(四)八正散

[来源]《太平惠民和剂局方》。

[组成] 车前子、瞿麦、萹蓄、滑石、栀子、炙甘草、木通、大黄各 500g。

[用法] 作散剂,每服 6~9g,灯心草煎汤送服;亦可作汤剂,加灯心草,水煎服。

[功用] 清热泻火,利浊通淋。

[主治] 湿热淋证。尿频尿急,溺时涩痛,淋沥不畅,尿色浑赤,甚则癃闭不通,小腹急满,口燥咽干,舌苔黄腻,脉滑数。

［方义］方中瞿麦、萹蓄善清利膀胱湿热，有利小便、去淋浊、通癃闭之专长，共为君药。木通清心利小肠，车前子利浊通淋，滑石清利三焦并通淋利窍，共为臣药。君臣相配，清热利浊，利尿通淋之力增。栀子清泄三焦浊毒，大黄清热泻火，导热下行，两者相合使湿热从二便而解，共为佐药。灯心草清心除烦，炙甘草缓急止痛、调和药性，为佐使药。诸药合用，共奏清热泻火、利浊通淋之效。

［临证加减］血淋者，可加生地黄、小蓟、白茅根，以凉血止血；石淋者，可加金钱草、海金沙、石韦，以化石通淋；膏淋者，宜加萆薢、石菖蒲，以分清化浊。

［注意事项］肾虚劳淋者，本方不宜使用；孕妇及虚寒病者忌用。

四、通腑泄浊之方剂

（一）大承气汤

［来源］《伤寒论》。

［组成］大黄 12g，厚朴 15g，枳实 12g，芒硝 9g。

［用法］水煎服，大黄后下，芒硝溶服。

［功用］峻下热结，通腑泄浊。

［主治］①阳明腑实证。大便不通，频转矢气，脘腹痞满，腹痛拒按，按之硬，甚或潮热谵语，手足漐然汗出。舌苔黄燥起刺，或焦黑燥裂，脉沉实。②热结旁流。下利清水，色纯青，脐腹疼痛，按之坚硬有块，口舌干燥，脉滑实。③里热实证之热厥、痉病或发狂等。

［方义］方中大黄泄热泄浊而通便，荡涤肠胃，为君药。芒硝助大黄泄热通便，并能软坚润燥，为臣药。两者相须为用，峻下热结之力甚强。积滞内阻，则腑气不通，故以厚朴、枳实行气散结，消痞除满，并助硝、黄推荡积滞以加速热结之排泄，共为佐使。四药相合，共奏峻下热结之效。

［临证加减］痞满较重者可重用厚朴，痞满较轻者可减厚朴用量。

［注意事项］凡气阴亏虚、表证不解、燥结不甚者，以及年老、体弱、孕妇等，均不宜用。

（二）枳实导滞丸

［来源］《内外伤辨惑论》。

［组成］大黄 30g，神曲 15g，枳实 15g，黄芩 9g，黄连 9g，白术 9g，茯苓 9g，泽泻 6g。

［用法］共为末，水泛为丸，每服 6~9g，食后温开水送服。

[功用] 消滞利浊,泄热通便。

[主治] 湿热积滞证。脘腹痞闷,腹痛,大便窘迫,小便黄赤涩少,或大便不通,舌苔黄腻,脉沉有力。

[方义] 方中重用大黄为君,攻积泄热。枳实为臣药,行气消积。君臣相合,攻下破气,排除积滞,则腹部胀痛立减,即所谓"通则不痛"。黄连、黄芩燥湿清热,泽泻、茯苓利浊下行,四药清利浊毒,在大黄、枳实的配合之下使肠中垢腻浊邪得以排出,刺激因素得以消除,所以泻痢得之可止,便秘得之可通;神曲消食健脾,白术补脾固胃,以防黄芩、黄连、大黄苦寒伤胃,共为佐药。诸药相伍,使积滞去,湿热清,气机畅。

[临证加减] 胀满较重,里急后重者,可加木香、槟榔等,以理气导滞;若热毒泻痢者,宜加金银花、白头翁,以清热解毒止痢;若兼呕吐者,宜加竹茹,以清胃止呕。

[注意事项] 泻痢而无积滞者,或兼脾胃虚弱者,不可妄投;孕妇慎用。

(三)宣清导浊汤

[来源]《温病条辨》。

[组成] 猪苓 15g,茯苓 15g,寒水石 18g,晚蚕沙 12g,皂荚子 9g。

[用法] 水煎温服。

[功用] 宣泄湿浊,通利二便。

[主治] 湿温久羁,三焦弥漫,神志轻度昏迷,少腹硬满,大便不通,小便赤少,舌苔浊腻,脉象实者。

[方义] 此湿久郁结于下焦气分,闭塞不通之象,故用能升、能降、苦泄滞、淡渗湿之猪苓,合甘少淡多之茯苓,以渗湿利气;寒水石色白性寒,由肺直达肛门,宣湿清热,盖膀胱主气化,肺开气化之源,肺藏魄,肛门曰魄门,肺与大肠相表里之义也;晚蚕沙化浊中清气,既能下走少腹之浊部,又能化浊湿而使之归清,以己之正,正人之不正也,用晚者,本年再生之蚕,取其生化最速也;皂荚辛咸性燥,入肺与大肠,金能退暑,燥能除湿,辛能通上下关窍,子更直达下焦,通大便之虚闭,合之前药,俾郁结之湿邪,由大便而一齐解散矣。二苓、寒石化无形之气;蚕沙、皂子逐有形之湿也。

[注意事项] 证属寒湿者不宜用。

(四)木香槟榔丸

[来源]《医方集解》。

[组成] 木香 50g,槟榔 50g,枳壳 50g,陈皮 50g,青皮 50g,香附 150g,三棱 50g,莪术 50g,黄连 50g,黄柏 150g,大黄 150g,牵牛子 200g,芒硝 100g。

［用法］共为末,水泛为丸,每服 6~9g,食后温开水送服。

［功用］行气泄浊,攻积泄热。

［主治］湿热积滞证。脘腹痞满胀痛,大便秘结,或赤白痢疾,里急后重,舌苔黄腻,脉实有力。

［方义］方中木香、槟榔行气化滞泄浊,消脘腹胀满,且能除里急后重,共为君药。以牵牛子、大黄攻积泄浊、泄热通便;以陈皮、青皮行气化积,助木香、槟榔之力,共为臣药。香附、莪术疏肝解郁,破血中之气;枳壳下气宽肠;黄连、黄柏清热燥湿化浊,且又止痢,皆为佐药。全方行气药与攻下药配伍,共奏行气泄浊、攻积泄热之效。

［临证加减］食积不化,嗳腐厌食者,加山楂、麦芽、鸡内金,以消食和胃;气滞腹胀,疼痛明显者,可加厚朴、砂仁,以行气消胀。

［注意事项］老人、体弱者慎用。

五、透表化浊之方剂

达原饮

［来源］《温疫论》。

［组成］槟榔 6g,厚朴 3g,草果 15g,知母 3g,芍药 3g,黄芩 3g,甘草 1.5g。

［用法］水煎温服。

［功用］开达膜原,辟秽化浊。

［主治］温疫或疟疾,邪伏膜原证。憎寒壮热,或一日 3 次,或一日 1 次,发无定时,胸闷呕恶,头痛烦躁,舌边深红,舌苔垢腻,或苔白厚如积粉,脉弦数。

［方义］方用槟榔辛散湿邪,化痰破结,使邪速溃,为君药。厚朴芳香化浊,理气祛湿;草果辛香化浊,辟秽止呕,宣透伏邪,共为臣药。以上三药气味辛烈,可直达膜原,逐邪外出。凡温热疫毒之邪,最易化火伤阴,故用芍药、知母清热滋阴,并可防诸辛燥药之耗散阴津;黄芩苦寒,清热燥湿,共为佐药。配以甘草生用为使者,既能清热解毒,又可调和诸药。全方合用,共奏开达膜原、辟秽化浊、清热解毒之功,可使秽浊得化,热毒得清,阴津得复,则邪气溃散,速离膜原。

［临证加减］若热重者,可加金银花、连翘,以清热解毒;若湿浊明显、胸闷者,可去知母、芍药,加苍术,以燥湿化浊。若胁痛耳聋,寒热往来,呕而口苦者,可加柴胡。

［注意事项］瘟疫与温病属于热盛伤阴者,当忌用。

六、祛痰化浊之方剂

（一）二陈汤

［来源］《太平惠民和剂局方》。

［组成］半夏 15g，橘红 15g，茯苓 9g，炙甘草 4.5g，生姜 3g，乌梅 1 个。

［用法］水煎，温服。

［功用］燥湿化痰，理气化浊。

［主治］湿痰证。咳嗽痰多，色白易咳，恶心呕吐，胸膈痞闷，肢体困重，或头眩心悸，舌苔白滑或腻，脉滑。

［方义］方中半夏为君，取其辛苦温燥之性，既可燥湿化痰，又可降逆和胃而止呕，使胃气降则生痰无源。橘红为臣，理气燥湿，和胃化痰。佐以茯苓利浊健脾，使脾健则湿除，湿去则痰消；生姜降逆和胃，温化痰饮，用少许酸味收敛之乌梅以防祛痰理气药温燥辛散而伤阴。使以炙甘草，调和诸药。

［临证加减］治湿痰，可加苍术、厚朴，以增燥湿化痰之力；治热痰，可加胆南星、瓜蒌，以清热化痰；治寒痰，可加干姜、细辛，以温化寒痰；治风痰眩晕，可加天麻、僵蚕，以化痰息风；治食痰，可加莱菔子、麦芽，以消食化痰；治郁痰，可加香附、青皮、郁金，以解郁化痰；治痰流经络之瘰疬、痰核，可加海藻、昆布、牡蛎，以软坚化痰。

［注意事项］阴虚痰热者，不宜用此方。

（二）温胆汤

［来源］《三因极一病证方论》。

［组成］半夏 9g，竹茹 9g，枳实 9g，陈皮 12g，炙甘草 5g，茯苓 5g，生姜 3g，大枣 1 枚。

［用法］水煎温服。

［功用］理气化痰，化浊利胆。

［主治］胆郁痰扰证。胆怯易惊，头眩心悸，心烦不眠，夜多异梦，或呕恶呃逆，眩晕，癫痫，苔白腻，脉弦滑。

［方义］方中半夏为君，燥湿化痰浊，和胃降逆，使气降则痰降。竹茹为臣，清热化痰，除烦止呕。枳实苦辛微寒，降气化痰，开结除痞；陈皮理气和胃，燥湿化痰，使气顺则痰消；茯苓健脾除湿，使湿去则痰消，此 3 味共为佐药。生姜和胃化痰，大枣调和诸药，炙甘草益气和中，兼调和药性，此 3 味共为佐使。

［临证加减］若心热烦甚者，加黄连、栀子、淡豆豉，以清热除烦；失眠者，

加琥珀粉、远志,以宁心安神;惊悸者,加珍珠母、生牡蛎、生龙齿,以重镇定惊;呕吐呃逆者,酌加苏叶、枇杷叶、旋覆花,以降逆止呕;眩晕者,可加天麻、钩藤,以平肝息风;癫痫抽搐者,可加胆南星、钩藤、全蝎,以息风止痉。

[注意事项] 本方常用于神经症、急性胃炎、慢性胃炎、消化性溃疡、慢性支气管炎、梅尼埃病、围绝经期综合征、癫痫等属胆郁痰扰者。

(三) 小陷胸汤

[来源]《伤寒论》。

[组成] 黄连 6g,半夏 12g,瓜蒌 30g。

[用法] 水煎,温服。

[功用] 祛痰化浊,宽胸散结。

[主治] 小结胸病。痰热互结,胸脘痞闷,按之则痛,或咳痰黄稠,舌苔黄腻,脉滑数者。

[方义] 方中瓜蒌为甘寒滑润之品,清热涤痰化浊,宽胸散结,可开痰火下行之路而畅气机,为君药。黄连清热泻火解毒,助瓜蒌泻毒降浊;半夏化痰降逆,开结散痞,两者合用,辛开苦降,善治痰热内阻,共为臣药。三药相合,涤痰化浊泄热,开降气机,使郁结得开,痰浊火下行,结胸自除。

[临证加减] 痰结气滞见胸脘痞闷较甚者,可加枳实、厚朴;痰热偏甚见咳吐黄痰者,加贝母、知母;痰热扰心见心烦较甚者,可加竹叶、栀子。

[注意事项] 湿痰、寒痰,以及中虚痞满者,本方不宜。

七、温阳化浊之方剂

(一) 苓桂术甘汤

[来源]《金匮要略》。

[组成] 茯苓 12g,桂枝 9g,白术 6g,炙甘草 6g。

[用法] 水煎温服。

[功用] 温阳化浊,健脾利湿。

[主治] 中阳不足之痰饮。胸胁支满,目眩心悸,短气而咳,舌苔白滑,脉弦滑或沉紧。

[方义] 方中重用茯苓为君药,能健脾化浊,祛痰化饮,使浊邪从小便而出。以桂枝为臣药,温阳化气,布化津液,且能平冲降逆,并助茯苓气化以行浊。佐以白术健脾燥湿,使中焦健运,则水浊自除。佐使以炙甘草,健脾补中,调和诸药。四药合用,共奏健脾利湿、温阳化浊之功,使中阳得健,浊饮得化,津液

得布,诸症自愈。

[临证加减] 咳嗽痰多者,加半夏、陈皮,以燥湿化痰;心下痞或腹中有水声者,可加枳实、生姜,以消痰散水。

[注意事项] 本方药性偏温,痰饮兼内热者,不宜使用。

(二)实脾散

[来源]《重订严氏济生方》。

[组成] 厚朴 30g,白术 30g,木瓜 30g,木香 30g,草果 30g,大腹子 30g,附子 30g,茯苓 30g,干姜 30g,炙甘草 15g,生姜 5 片,大枣 1 枚。

[用法] 水煎,温服。

[功用] 温阳健脾,行气利浊。

[主治] 脾肾阳虚,水气内停之阴水。身半以下肿甚,手足不温,口中不渴,胸腹胀满,大便溏薄,舌苔白腻,脉沉弦而迟者。

[方义] 方中以附子、干姜为君,其中附子温脾肾,助气化,行阴水之停滞;干姜温脾阳,助运化,散寒水之互凝;两者合用,温养脾肾,扶阳抑阴。茯苓、白术健脾燥湿,淡渗利浊,使浊邪从小便而利,共为臣药。木瓜芳香醒脾,化湿利浊,以兴脾主运化之功;厚朴、木香、大腹子、草果下气导滞,化湿行浊,使气行则浊邪得化,共为佐药。使以炙甘草、生姜、大枣,调和诸药,益脾和中。群药相伍,共奏温暖脾肾、行气利浊之效。

[临证加减] 若气短乏力,倦惰懒言者,可加黄芪,补气以助行水;小便不利,水肿甚者,可加猪苓、泽泻,以增利水消肿之功;大便秘结者,可加牵牛子,以通利二便。

[注意事项] 阳水者忌用。

(三)真武汤

[来源]《伤寒论》。

[组成] 茯苓 9g,芍药 9g,白术 6g,生姜 9g,附子 9g。

[用法] 水煎温服。

[功用] 温阳化浊。

[主治] ①脾肾阳虚,水气内停证。小便不利,四肢沉重疼痛,腹痛下利,或肢体水肿,苔白不渴,脉沉。②太阳病发汗过多,阳虚水泛证。汗出不解,仍发热,心下悸,头眩,身𥆧动,振振欲擗地。

[方义] 君以附子大辛大热,使肾阳得复、气化得行。水为阴邪,"阴得阳助则化",此即"壮元阳以消阴翳"。茯苓甘淡平,入脾肾诸经,健脾强运,可淡渗浊邪,使阴邪从小便而行;生姜辛而微温,走而不守,宣肺温胃,助附子行散

溢于肌表之浊，共为臣药。白术甘苦而温，燥湿健脾，颇合"脾喜燥恶湿"之性，附子振肾阳于先，姜、术复脾阳于后；芍药一则柔肝以止腹痛，二则敛阴护液缓急，以治身𥆧动，防姜、术、附等温燥之品伤阴之弊，三则《神农本草经》载芍药"利小便"，共为佐药。生姜、白术、茯苓三药培土制水，附子温壮肾阳，"釜底加薪"使散者散，利者利，健者健，已停浊邪得以排出。

〔临证加减〕若咳者，加干姜、细辛、五味子，以温肺化饮；腹泻较重者，可去芍药之寒，加干姜、益智仁，以温中止泻；呕者，可加吴茱萸、半夏，以温胃止呕。

〔注意事项〕湿热内停所致小便不利、水肿者忌用。

八、自 拟 方

（一）疏肝理气方

〔组成〕香附 15g，紫苏 15g，青皮 15g，柴胡 15g，甘草 6g。

〔用法〕水煎温服。

〔功用〕化浊解毒，疏肝理气。

〔主治〕浊毒内蕴，肝胃不和证。脘腹胀满，胸脘痞闷，不思饮食，疼痛，嗳气，或有恶寒发热，舌暗红，苔薄黄，脉弦细滑。

〔方义〕方用香附理气畅中，养血和血；紫苏辛温解表，温中行气；青皮疏肝破气，消积化滞；柴胡始载于《神农本草经》，列为上品，疏肝解郁，升举阳气。甘草调和诸药，兼以补中。五味相合，使气机得畅，疏肝安中，痛、胀、嗳自愈。

〔临证加减〕内湿化热，舌苔兼黄者，加黄连、栀子；腹泻偏重，可加薏苡仁、茯苓、泽泻，以利湿止泻。

（二）益气养阴方

〔组成〕龙胆 15g，五味子 15g，贯众 15g，桑椹 15g，蚤休 12g。

〔功用〕清热排毒，益气养阴。

〔主治〕无症状性转氨酶水平升高。患者无不适症状，仅见肝功能检查示转氨酶水平升高。

〔方义〕李佃贵认为，无症状性转氨酶水平升高多为浊毒内蕴所致。龙胆可"疗咽喉痛，风热盗汗。……相火寄在肝胆，有泻无补，故龙胆之益肝胆之气，正以其能泻肝胆之邪热也"（《本草纲目》），性味甘、寒，功专清热燥湿，泻肝胆实火作用甚强；贯众苦，微寒，有小毒，归肝、脾经，可清热解毒，凉血止血；两者合用，清热利湿以排毒，并泻肝火，为君药。患者久病易伤阴。五味子温，酸、甘，归肺、心、肾经,可益气生津、补肾宁心,而《神农本草经疏》认为桑椹甘寒益血而除热,为凉血补血益阴之药,两者养阴生津、滋养肝脏,且蚤休亦可清热解毒助君药之力,共为臣药。

[临证加减]湿热重者,加用茵陈、金银花、连翘、蒲公英;阴虚重者,加用沙参、麦冬、生地黄、枸杞。

(三)理气和胃方

[组成]百合 15g,乌药 9g,茯苓 15g,白术 9g,当归 12g,川芎 9g,白芍 30g,豆蔻 15g,鸡内金 15g,三七粉 2g(冲)。

[用法]水煎温服。

[功用]化浊解毒,理气和胃。

[主治]浊毒内蕴,脾胃不和证。食欲减退与食后腹胀同时并见,脘腹胀痛甚或腹泻,嗳气、恶心、呕吐等,舌暗红苔黄腻、黄厚腻,脉沉弦细。

[方义]中医学应用百合治疗疾病已有 2 000 多年的历史。百合最早记载于《神农本草经》,性味甘、微寒,归肺、心经,具有润肺止咳、清心安神之功。乌药辛,温,归肺、脾、肾、膀胱经,有行气止痛、温中散寒之功。两者合用,首见于"百合乌药散",有健脾和胃、行气止痛之功。白术、茯苓是名方"四君子汤"的臣、佐之药,是治疗脾虚湿盛的常用药对。白术甘温补土,燥湿和中;茯苓甘淡渗利,健脾渗湿。白术以健脾为主,燥湿为辅;茯苓以渗湿为主,健脾为辅。两者合用,一健一渗,一补一利,使水湿得利,脾胃得补。当归、川芎、白芍养肝血,柔肝体,恢复肝正常的顺达之性,肝畅则胃安。豆蔻辛,温,归脾、胃经,可散寒燥湿,化浊消痞,行气温中,开胃消食。鸡内金甘,平,归脾、胃、小肠、膀胱经,健脾消食化积。三七粉止血、散瘀、定痛。

[临证加减]胃脘胀满者,加厚朴、枳实,理气消痞;胃脘灼热吐酸,加生石膏、瓦楞子、海螵蛸,清胃制酸。

(四)理气活血方

[组成]蒲黄 9g,五灵脂 15g,砂仁 9g,延胡索 15g,白芷 15g,蒲公英 15g。

[用法]水煎温服。

[功用]化浊解毒,理气活血。

[主治]浊毒内蕴,气滞血瘀证。各种因气滞血瘀引起的胃痛、头痛、胁痛。舌质紫暗苔黄腻、黄厚腻,或见瘀斑、瘀点,脉沉弦涩。

[方义]方中蒲黄、五灵脂行血散瘀止痛;砂仁行气化浊,和胃安中;延胡索理气安中,兼以止痛;白芷专入阳明经,辛香发散,外解风寒,兼化湿浊止痛;蒲公英清胃止痛。全方合用,共奏化浊解毒、理气活血之功,使浊毒轻,血瘀散,

气滞消。

［临证加减］兼饮食停滞，吞酸吐腐，加神曲、莱菔子，以消食化滞；兼气机结滞甚者，加枳实、厚朴、广木香，开结散滞。

（五）清胃制酸方

［组成］生石膏30g，瓦楞子15g，海螵蛸15g，浙贝母12g，牡蛎20g，黄芩9g，黄连9g，栀子9g。

［功用］化浊解毒，清胃制酸。

［主治］浊毒内蕴所致的胃灼热、反酸、胃热嘈杂等，舌红苔黄厚腻或黄腻，脉弦滑。

［方义］方中生石膏性大寒，清热泻火，泄肝胃之郁热，为君药；瓦楞子、海螵蛸可制酸止痛，共为臣药；牡蛎味咸、涩，性微寒，归肝、肾经，质重镇降，可散可收，浙贝母开郁散结，黄芩、黄连、栀子清上焦、中焦之郁热，共为佐药。

［临证加减］脘痛腹胀者，加枳实、厚朴；疼痛较剧者，加延胡索、白芷；大便秘结者，加柏子仁、瓜蒌、火麻仁，润肠通便。

（六）和胃降逆方

［组成］厚朴15g，枳实15g，半夏9g，姜黄9g，绞股蓝9g。

［用法］水煎温服。

［功用］化浊解毒，和胃降逆。

［主治］浊毒内蕴，胃气上逆证。恶心、呕吐，胸脘痞闷，便秘，舌暗红，苔黄腻，或黄厚腻，脉弦细滑或弦细。

［方义］方用厚朴、枳实行气散结，消痞除满，以除积滞内阻，畅通腑气不通；半夏味辛，性温，有毒，归脾、胃、肺经，燥湿化浊，和中健胃，降逆止呕；姜黄性温，味苦、辛，归脾、肝经，具有破血行气、通经止痛之功；绞股蓝味苦、微甘，性寒，具有益气健脾、清热解毒之功，有"不老长寿药草""天堂草""小人参"之称。

［临证加减］胃脘疼痛者，加延胡索、白芷、三七粉，活血化瘀；大便偏干，可加大黄、芦荟，泄浊解毒。

（七）防癌抗癌方

［组成］白花蛇舌草15g，半枝莲15g，半边莲15g，茵陈15g，板蓝根15g，鸡骨草15g，苦参12g，黄芩12g，黄连12g，绞股蓝12g，黄药子12g。

［功用］化浊解毒，防癌抗癌。

［主治］癌前期病变或癌症浊毒内蕴型。浊毒内蕴日久所致的癌前期病

变、癌变,口苦、口干、不欲饮食,恶心,水肿,舌红或暗红,苔黄厚腻,脉弦滑。

[方义]方中白花蛇舌草可清热解毒、利湿;半枝莲可清热解毒,散瘀止血,利尿消肿;两者合用可加强清热利湿解毒之功,且现代药理研究显示均有抗癌之功效。茵陈苦辛微寒,板蓝根苦寒,鸡骨草甘苦凉,苦参苦寒,黄芩苦寒,黄连苦寒,六药合用,清热利湿之功尤著。癌症患者多有湿热瘀阻,故予绞股蓝、黄药子散结消肿,为佐。

[临证加减]痛剧者,加延胡索、白芷、蒲黄、五灵脂;臌胀者,加茯苓、泽泻、车前子;有出血倾向者,加大蓟、小蓟、白茅根、棕榈炭等。

(八) 散结止痛方

[组成]鳖甲 15g,山甲珠 15g,冬葵子 15g,田基黄 12g,红景天 12g,急性子 12g,大黄 6g。

[功用]清热活血,散结止痛。

[主治]浊毒内蕴之臌胀。腹部胀满,胀而不坚,胁下胀满或疼痛。纳少,嗳气,食后胀甚,小便短少。舌红苔黄腻,脉弦滑。

[方义]方中鳖甲咸,微寒,归肝、肾经,山甲珠咸,微寒,归肝、胃经,两者共奏软坚散结止痛之效,同为君药。冬葵子甘、寒,可清湿热,消肿止痛,为臣药。急性子苦辛、温,助君药软坚散结,另有活血之功效,田基黄助冬葵子清热消肿止痛,共为佐药。大黄清湿热,祛瘀解毒。患者多久病伤气,故予红景天益气活血。

[临证加减]兼气滞者,加柴胡、枳壳、香附、紫苏;血瘀重者,加桃仁、红花、当归、泽兰。

下　篇

第五章 慢性胃炎治验

一、概　　述

1. 慢性胃炎的概念　　慢性胃炎系指不同病因引起的各种慢性胃黏膜炎性病变，是一种常见病，发病率在各种胃病中居首位。临床常见慢性浅表性胃炎和慢性萎缩性胃炎。后者黏膜肠上皮化生，常累及贲门，伴有 G 细胞丧失和胃泌素分泌减少，也可累及胃体，伴有泌酸腺的丧失，导致胃酸、胃蛋白酶和内源性因子的减少。

慢性胃炎在中医学中无系统论述。根据其临床症状表现，该病可归入"胃脘痛""痞满""嘈杂""反酸"等范畴。有关本病的记载，始见于《内经》。《素问·六元正纪大论》曰："木郁之发……民病胃脘当心而痛，上支两胁，膈咽不通，食饮不下。"隋代巢元方《诸病源候论·诸痞候》提出"八痞"之名，说明引起痞的原因非止一端，究其病机却不外乎营卫不和、阴阳隔绝、血气窒塞不得宣通。金元时期李杲的《兰室秘藏》立"胃脘痛"专病、专方，对治疗慢性胃炎起到了指导作用。清代叶桂《临证指南医案·胃脘痛》，对本病的辨证治疗有许多独到之处，提出"胃痛久而屡发必有凝痰""久痛入络"。

2. 慢性胃炎的病因病机　　慢性胃炎的病因病机错综复杂，病程较长，发病认识主要与饮食不节、进食粗糙或刺激性食物、嗜好烟酒、情志不遂、素体虚弱、劳倦内伤、用药不当、久病体虚等因素有关。其病在胃，与肝脾有关，病机为虚实夹杂。

（1）病因：本病病位在胃，细究之应在胃膜（胃络），而与肝之疏泄、脾之升清、胃之降浊均有密切关系。胃主受纳，为水谷之海，以通为用，以降为顺；脾主运化，以升为常。两者共为后天之本，气血生化之源。肝属木，为刚脏，喜条达，主疏泄。胃之功用依赖于脾之运化、肝之疏泄，若情志不调、脾胃虚弱，或感受邪气，均可导致本病的发生。

1）脾胃虚弱：劳倦伤脾，素体虚弱，久病损伤脾胃，或者先天肾阳不足，胃失于温煦，或年高体衰，脾虚胃缓，均可引起脾胃虚弱或虚寒，使脾失运化，胃失温养,升降失常,出现胃痛、胀满等,久之形成慢性胃炎。

2)饮食因素:暴饮暴食,饥饿失常;过食生冷,寒积胃脘;恣食肥甘、辛辣,过饮烈酒,致饮食停滞,损伤脾胃。寒凝阻络则气滞血瘀,湿热中阻则脾胃受困,日久损伤脾胃,形成胃炎。《兰室秘藏·中满腹胀门》云:"或多食寒凉,及脾胃久虚之人,胃中寒则胀满,或脏寒生满病","亦有膏粱之人,湿热郁于内而成胀满者"。

3)情志因素:肝主疏泄,性喜条达。忧思恼怒,情志不畅,肝郁气滞,疏泄失职,横逆犯胃,郁滞不行,不通则痛。故《沈氏尊生书》谓:"胃痛,邪干胃脘病也。……惟肝气相乘为尤甚,以木性暴,且正克也。"肝气久郁,化而为火,五脏之火又以肝火最为横暴,火性炎上,迫灼肝胃之痛往往经久不愈。忧思伤脾,脾气郁结,运化失常,水谷不化,也可见胃脘胀满之症。

(2)病机:脾主运化、主升清,胃主受纳、腐熟水谷,主通降,以降为和。脾胃同属中焦,通过经脉相互络属构成表里关系。两者一纳一化,一升一降,脾为胃行其津液,共同完成饮食物的消化吸收及其精微的输布,从而滋养全身,因此称脾胃为"后天之本"。脾主升,胃主降,两者相反相成。脾气升,则水谷之精微得以输布;胃气降,则水谷及其糟粕才得以下行。《临证指南医案》曰:"脾宜升则健,胃宜降则和。"胃属燥土,脾属湿土,胃喜润恶燥,脾喜燥恶湿,燥湿相济,阴阳结合,才能完成饮食物的运化。《临证指南医案》曰:"太阴湿土得阳始运,阳明阳土得阴自安。"脾运化失职,清气不升,即可影响胃的受纳与和降;反之,如饮食失节,食滞胃脘,胃失和降,亦可影响脾的升清与运化。脾失健运,水谷精微输布异常,湿聚成浊,郁而成毒,浊毒由内而生。

1)胃气壅滞:腑气以通为用,胃气主降。脾胃功能受损,胃气不降,阻滞于中焦,则胃脘胀满疼痛,气或聚或散,故胀痛走窜不定;胃气失降而上逆,则嗳气、欲吐;胃肠气滞则肠鸣、矢气频作,矢气或嗳气之后,阻塞之气机暂得通畅,故胀痛减轻;若气急阻塞严重,上不得嗳气,下不得矢气,气聚不散,则脘腹胀痛加剧;胃肠之气不降则大便秘结;苔黄,脉弦,为浊气内停、气机阻滞之象。

2)湿浊中阻:脾喜燥恶湿。湿浊中阻,湿困脾阳,运化失职,水湿内停,脾气郁滞,则脘腹痞胀或痛,食少;脾失健运,湿滞气机,则口中黏腻无味;水湿下渗则见大便稀溏,湿性重浊,也可见大便黏腻不爽;湿性重浊,泛溢肌肤,则见头身困重、肢体肿胀等。舌红,苔腻,脉濡或滑,同为湿浊中阻之象。

3)浊犯肝胃:情志不遂,肝失疏泄,肝气横逆犯胃,胃气郁滞,则胃脘、胸胁胀满疼痛,走窜不定;胃气上逆而见呃逆、嗳气;肝失条达,情志失调,则见精神抑郁、善太息;木郁作酸,肝气犯胃,则吞酸嘈杂;胃不主受纳,则不思饮食;肝气郁滞,则可见大便不爽;舌红,苔薄黄,脉弦滑,为肝气郁滞、肝气犯胃之象。

4）浊毒内蕴：胃病日久，湿浊之气留滞于中焦，郁久化热，则见胃脘胀满、胀痛灼热；湿热浊毒之气耗伤气阴，则见口干口苦；浊气犯胃，胃失和降，胃气上逆，则见恶心呕吐；胃气受浊毒影响，不主受纳，则见纳呆；中焦气机阻滞，浊毒内蕴，阳气不能输布于体表四肢，则见怕冷；浊毒之气内蕴于中焦脏腑，气机不通，可见大便不爽或便溏；舌红或紫红，苔黄腻，脉滑或滑数，为浊毒内蕴、湿热中阻之象。

5）浊毒壅盛：湿浊之气郁滞于中焦，日久郁而化热，蕴热为毒，灼伤真阴，阴液不能上蒸于口，故见口干口苦；中焦气机郁滞，故见脐腹胀满疼痛；浊毒壅盛，上扰清窍，故见心烦躁扰、头晕胀痛、寐差；浊毒壅盛，中焦气机不通，湿浊之气壅滞，故见大便秘结不通、小便短赤或黄；舌紫红，苔黄厚腻，脉滑数或弦滑数，均为湿热中阻、浊毒壅盛之象。

6）瘀血内结：胃病日久常见瘀血内结之象。瘀血阻滞，则可见胃脘部刺痛，痛有定处，以夜间为甚；血瘀日久伤阴，阴伤则燥，胸满口燥，面色暗滞也较为常见；舌质紫或紫暗，或有瘀点、瘀斑，脉弦涩，均为瘀血内结之象。

7）毒热伤阴：胃病日久，毒热盛，耗伤阴液，常出现阴伤之象。胃阴不足，虚热内生，热郁于胃，气失和降，则见胃脘胀满、灼痛，嘈杂不舒，痞满不适；胃失阴滋，纳化迟滞，则饥不欲食或食少；胃阴亏耗，阴津不能上滋则口燥咽干，不能下润则大便秘结、小便短少；舌红少津，苔少或花剥，脉弦细或细数，是毒热内结、耗伤胃阴之象。

8）脾胃虚弱：素体虚弱或浊毒日久伤脾，导致脾胃功能虚弱者在临床上也较为常见。脾胃功能虚弱，脾失健运，胃失和降，脾胃气机壅滞于中焦，则见胃脘部胀满或隐痛，胃部喜按喜暖；脾胃虚弱，其受纳腐熟水谷及运化功能失司，则见食少；气血生化乏源，机体失于濡养，则见气短、懒言、口淡、乏力、大便稀溏等；舌质淡、边有齿痕，脉细弱，均为浊毒伤脾、脾胃虚弱之象。

3. 治疗大法　经过多年临床观察，从发病机制上提出"浊毒理论"，其次从理论上阐明了胃癌前病变的病因病机，并以此为理论依据，制定了以"化浊解毒"为主治疗胃癌前病变的一整套严谨的治则、治法，为中医药治疗胃癌前病变提供了一条思路和方法。

（1）胃气壅滞型

主要证候：脘腹痞胀疼痛，痛而欲吐，或腹胀痛剧，肠鸣走窜不定，矢气频作，矢气后胀痛减轻，或胀痛剧而无肠鸣矢气，大便秘结，舌红，苔厚，脉弦。

病机：浊蕴胃肠，气机阻滞。

治则：理气和胃，降逆消痞。

方药：木香9g，枳实15g，厚朴15g，槟榔15g，炒莱菔子20g。

加减运用：胃气上逆，食入则吐，加生大黄、甘草；胃脘疼痛，加延胡索、白芷;嗳气,加石菖蒲、郁金、紫苏叶、黄连;食积滞气,嗳腐吞酸,加鸡内金、焦三仙、茵陈;呃逆,加丁香、柿蒂。

（2）湿浊中阻型

主要证候:胃脘堵闷,肢体困重,纳呆,口中黏腻无味,大便溏或不爽,舌红,苔腻,脉濡或滑。

病机:湿浊内生,阻滞气机。

治则:除湿化浊,和胃消痞。

方药:石菖蒲15g,郁金12g,茯苓15g,白术9g,茵陈15g,砂仁15g,紫豆蔻15g,苍术15g。

加减运用:胸骨后隐痛,痰多,恶心,加半夏、旋覆花、代赭石;胃灼热反酸,加乌贼骨、瓦楞粉、煅龙骨、煅牡蛎;呕吐,加半夏、降香。

（3）浊犯肝胃型

主要证候:胃脘胀满或胀痛,胁肋胀满,嗳气,泛酸,善太息,遇烦恼郁怒则症状加重,精神抑郁,寐差,大便不爽,舌红,苔薄黄,脉弦滑。

病机:肝气不疏,肝胃不和。

治则:疏肝理气,和胃消痞。

方药:柴胡15g,香附12g,青皮9g,荔枝核15g,佛手15g,绿萼梅15g,八月札15g,香橼15g。

加减运用:腹胀满,加焦槟榔、炒莱菔子、大腹皮;浊阻气机,脘痞苔腻,加茯苓、泽泻、石菖蒲;气郁化火,胃中灼热,加黄芩、黄连、生石膏;寐差,加合欢皮、夜交藤。

（4）浊毒内蕴型

主要证候:胃脘胀满,胀痛灼热,口干口苦,恶心呕吐,纳呆,怕冷,小便黄,大便不爽或便溏,舌红或紫红,苔黄腻,脉滑或滑数。

病机:湿热中阻,浊毒内蕴。

治则:化浊解毒,和胃消痞。

方药:黄芩12g,黄连12g,黄柏12g,蒲公英12g,生石膏30g,茵陈15g,藿香15g,佩兰12g。

加减运用:伴恶心,加紫苏叶;大便不干、不溏,排便不爽,便次频数者,加葛根、白芍、地榆、秦皮、白头翁;伴肠化生,加半枝莲、半边莲、绞股蓝、薏苡仁、白英;伴不典型增生,加三棱、莪术;伴幽门螺杆菌（Hp）感染,加虎杖、连翘;心下痞,加瓜蒌、半夏;胃黏膜充血水肿,常加川芎、延胡索、三七。

（5）浊毒壅盛型

主要证候:口干口苦,脐腹胀满疼痛,心烦躁扰,头晕胀痛,寐差,大便秘结不通,小便短赤或黄,舌紫红,苔黄厚腻,脉滑数或弦滑数。

病机:湿热中阻,浊毒壅盛。

治则:泄浊攻毒。

方药:半边莲 15g,半枝莲 15g,白花蛇舌草 15g,苦参 9g,板蓝根 15g,鸡骨草 12g。

加减运用:口苦,纳呆,加龙胆;心烦,加栀子、淡豆豉;便秘,加芦荟、番泻叶。对毒重浊轻者应以解毒为主,但对热毒治疗又常据毒之轻重而用药。毒轻,用绞股蓝、黄芩、黄连、黄柏、蒲公英、连翘;毒中,用半边莲、半枝莲、白花蛇舌草;毒重,用白英、黄药子。伴肠化生,加薏苡仁、白英;伴不典型增生,加水红花子、穿山甲、全蝎、蜈蚣、水蛭。

（6）瘀血内结型

主要证候:胃脘胀满,刺痛,痛有定处,夜间加重,胸满口燥,面色暗滞,舌质紫或紫暗,或有瘀点、瘀斑,脉弦涩。

病机:浊毒中阻,瘀血内结。

治则:理气活血,化瘀消痞。

方药:当归 15g,川芎 12g,延胡索 15g,三七 2g,蒲黄 15g,五灵脂 15g,姜黄 9g,白芷 15g,丹参 15g,鸡血藤 15g。

加减运用:伴胃脘胀满气滞,加柴胡、香附、木香;心血暗耗,虚火内浮所致眠差,加酸枣仁;伴异型增生,加三棱、莪术。

（7）毒热伤阴型

主要证候:胃脘胀满,灼痛,胃中嘈杂,饥不思食或食少,口干,五心烦热,大便干结,舌红少津,苔少或花剥,脉弦细或细。

病机:毒热内结,耗伤胃阴。

治则:滋养胃阴,和胃消痞。

方药:百合 15g,乌药 12g,沙参 15g,麦冬 15g,五味子 15g,山茱萸 15g,乌梅 15g,玄参 15g,玉竹 15g,黄精 15g。

加减运用:伴胃中烧灼,加生石膏、黄连;胃痛兼背痛,加威灵仙;伴胃酸缺乏,加石斛;伴口干,加天花粉;伴咽堵,加射干、桔梗、板蓝根。

（8）脾胃虚弱型

主要证候:胃脘胀满或隐痛,胃部喜按喜暖,食少,气短,懒言,呕吐清水,口淡,乏力,大便稀溏,舌质淡、边有齿痕,脉细弱。

病机:浊毒伤脾,脾胃虚弱。

治则:补气健脾,和胃消痞。

方药:党参 15g,茯苓 15g,白术 9g,陈皮 15g,白扁豆 15g,山药 15g。

加减运用:脾阳不振,手足不温,加炙附子、炮姜;气虚失运,满闷较重,加木香、枳实、厚朴;气血两亏,心悸气短,神疲乏力,面色无华,加太子参、五味子;脾胃虚寒,加高良姜、荜茇。

二、典型病例

医案一

周某,女,56 岁,已婚。初诊:2015 年 7 月 20 日。

主诉:间断胃脘胀满 2 年余,加重伴烧心 3 个月。

现病史:患者于 2 年前无明显诱因出现胃脘胀满,未予重视。后病情时有反复,于 2015 年 6 月在保定市第一医院查电子胃镜示慢性非萎缩性胃炎、胃体息肉。曾自服奥美拉唑等药物,有时症状可缓解,但不明显。患者为求系统治疗,故来我院门诊就诊。现主症:胃脘胀满,自觉有气上顶,烧心,无反酸,无嗳气,口干,无口苦,纳差,寐欠安,入睡困难,小便可,大便干,2 日 1 行。舌红苔少,脉弦细数。

既往史:既往体健,否认肝炎、结核、伤寒等传染病史。否认手术、外伤、输血史。预防接种史不详。

查体:T 36.6 ℃,R 16 次 /min,P 75 次 /min,BP 121/82mmHg。发育正常,营养中等,自动体位,全身皮肤无黄染及出血点,浅表淋巴结无肿大,巩膜无黄染,咽部无充血,双侧扁桃体不大,气管居中,甲状腺不大,心肺无异常,腹部触诊欠柔软,叩诊鼓音,剑突下压痛(+),未触及包块,肝脾未触及,脊柱、四肢及神经系统未见异常。

实验室检查:2015 年 6 月在保定市第一医院查电子胃镜示慢性非萎缩性胃炎、胃体息肉。血常规无明显异常;便常规无明显异常。

中医诊断:胃痞(肝胃不和,湿热中阻)。

西医诊断:①慢性非萎缩性胃炎;②胃体息肉。

治法:化浊解毒,疏肝和胃。

方药:当归 12g,川芎 12g,白芍 30g,茯苓 15g,白术 10g,百合 15g,茵陈 9g,黄连 9g,香附 15g,紫苏 15g,半夏 9g,三七粉 2g$^{(冲服)}$,石菖蒲 10g,远志 12g,厚朴 12g,炒莱菔子 15g,豆蔻 15g,乌药 9g,柴胡 15g,合欢皮 15g。10 剂,水煎服,每日 1 剂,文火煎煮 2 次,每次 40 分钟,共取汁 400ml,早、晚饭前半小时温服。

二诊:2015 年 7 月 30 日。胃脘胀满及烧灼感减轻,寐安,他症同前。舌红苔少,脉弦细数。调方如下:

茵陈 15g,黄连 12g,厚朴 12g,生石膏 15g,枳实 15g,香附 9g,苏梗 12g,三七粉 2g$^{(冲服)}$,瓜蒌 15g,百合 15g,茯苓 15g,炒莱菔子 15g,白术 9g,当归 12g,川芎 9g,白芍 30g,豆蔻 15g,半夏 9g,鸡内金 15g,乌药 9g。10 剂,水煎服,每

日 1 剂,文火煎煮 2 次,每次 40 分钟,共取汁 400ml,早、晚饭前半小时温服。

三诊:2015 年 8 月 10 日。胃脘胀满及烧灼感减轻,寐欠安,眼部干涩有血丝,汗多,大便 1 日 1 行,质干。他症同前。舌红苔少,脉弦细数。调方如下:

百合 15g,当归 12g,川芎 9g,荔枝核 9g,茵陈 15g,黄连 12g,砂仁 15g,合欢皮 15g,瓜蒌 12g,乌药 9g,香附 15g,炒莱菔子 15g,紫苏 15g,青皮 15g,柴胡 15g,生甘草 6g,厚朴 15g,枳实 15g,半夏 9g,绞股蓝 9g,野菊花 12g,合欢花 15g。14 剂,水煎服,每日 1 剂,文火煎煮 2 次,每次 40 分钟,共取汁 400ml,早、晚饭前半小时温服。

四诊:2015 年 8 月 24 日。胃脘胀满及烧灼感减轻,无反酸,无嗳气,无口干口苦,眼部干涩好转,纳差,寐安,小便可,大便可,1 日 1 行,舌红,苔薄白,脉弦细数。调方如下:

百合 15g,当归 12g,川芎 9g,绞股蓝 9g,茵陈 15g,黄连 12g,砂仁 15g,生石膏 15g,瓜蒌 12g,乌药 9g,半夏 9g,炒莱菔子 15g,紫苏 15g,柴胡 15g,生甘草 6g,合欢花 15g,厚朴 15g,枳实 15g,野菊花 15g。10 剂,水煎服,每日 1 剂,文火煎煮 2 次,每次 40 分钟,共取汁 400ml,早、晚饭前半小时温服。

按语:慢性胃炎是由各种病因引起的胃黏膜慢性炎症,多与幽门螺杆菌感染、饮食和环境因素、自身免疫等有关。中医根据本病的症状将其归入"痞满""胃脘痛"等范畴,认为其病机多为表邪入里、食滞中阻、痰湿阻滞、七情失和、脾胃虚弱等。本患者肝郁气滞,木乘脾土,气机逆乱,升降失职,湿热自生,故胃脘胀满、烧心纳差;脾胃失运,不能升清以上荣,故口干;津液被耗,肠失濡润,故便干;胃不和则寐不安,故入睡困难、易醒;舌红苔少,脉弦细数,俱为湿热中阻、肝胃不和所致。故采用疏肝和胃、化浊解毒治法,经系统治疗,患者病情明显减轻。

医案二

邹某,女,53 岁,已婚。初诊:2015 年 7 月 23 日。

主诉:间断烧心、反酸 4 年余。

现病史:患者于 4 年前无明显诱因出现烧心、反酸,未予重视。后病情时有反复,自诉于 2014 年 12 月 11 日在河北省沧州中西医结合医院查电子胃镜示慢性非萎缩性胃炎;病理报告示胃窦黏膜固有层中见有少量中性粒细胞浸润;^{14}C 呼气试验报告 Hp(+);肝胆胰脾彩超未见明显异常。现主症:烧心、反酸、嗳气,无腹胀,无口干口苦,纳差,便秘,4~5 日 1 行,便干,小便可,寐欠安。舌淡紫,苔白,脉弦数。

既往史:既往无肝炎、结核、伤寒等传染病史。高血压 1 级。否认手术、外伤、输血史。预防接种史不详。

查体:T 36.2℃,R 17 次/min,P 83 次/min,BP 131/79mmHg。发育正常,营养中等,自动体位,全身皮肤无黄染及出血点,浅表淋巴结无肿大,巩膜无黄染,咽部无充血,双侧扁桃体不大,气管居中,甲状腺不大,心肺无异常,腹部触诊欠柔软,叩诊鼓音,无压痛,未触及包块,肝脾未触及,剑突下无压痛,脊柱、四肢及神经系统未见异常。

实验室检查:2014 年 12 月 11 日在河北省沧州中西医结合医院查电子胃镜示慢性非萎缩性胃炎;病理报告示胃窦黏膜固有层中见有少量中性粒细胞浸润;^{14}C 呼气试验报告 Hp(+);血常规未见明显异常;便常规未见明显异常。

中医诊断:胃脘痛(胃气上逆,湿热中阻)。

西医诊断:慢性非萎缩性胃炎。

治法:清热解毒,养肝降逆。

方药:茵陈 12g,生地黄 15g,牡丹皮 12g,浙贝母 12g,当归 12g,川芎 9g,白芍 15g,海螵蛸 15g,厚朴 15g,枳实 15g,茯苓 12g,元明粉 10g,砂仁 12g,儿茶 10g,牡蛎 20g,瓦楞子 15g,黄芩 9g,黄连 9g,栀子 9g,生石膏 30g。7 剂,水煎服,每日 1 剂,文火煎煮 2 次,每次 40 分钟,共取汁 400ml,早、晚饭前半小时温服。

二诊:2015 年 7 月 30 日。反酸减轻,胃脘部仍有烧灼感,他症同前。舌淡紫,苔白,脉弦数。调方如下:

茵陈 12g,生地黄 15g,牡丹皮 12g,浙贝母 12g,当归 12g,川芎 9g,白芍 15g,海螵蛸 15g,厚朴 15g,枳实 15g,茯苓 12g,元明粉 10g,砂仁 12g,香附 15g,牡蛎 20g,瓦楞子 15g,黄芩 9g,黄连 9g,栀子 9g,延胡索 15g。14 剂,水煎服,每日 1 剂,文火煎煮 2 次,每次 40 分钟,共取汁 400ml,早、晚饭前半小时温服。

三诊:2015 年 8 月 13 日。烧心及反酸减轻,打嗝后缓解,无腹胀,无口干口苦,纳差,便秘、3~4 日 1 行,便干,小便短赤,失眠,晨起手掌僵硬。舌红,苔白,脉弦数。调方如下:

儿茶 10g,生地黄 15g,牡丹皮 12g,生石膏 15g,当归 12g,川芎 9g,白芍 15g,海螵蛸 15g,砂仁 12g,茯苓 15g,白术 12g,瓦楞子 15g,厚朴 15g,枳实 12g,元明粉 10g,半枝莲 15g,茵陈 15g,苦参 12g,板蓝根 15g,半边莲 15g,黄芩 12g,黄连 9g,鸡骨草 15g,绞股蓝 12g,白花蛇舌草 15g,三七粉 2g$^{(冲服)}$。14 剂,水煎服,每日 1 剂,文火煎煮 2 次,每次 40 分钟,共取汁 400ml,早、晚饭前半小时温服。

四诊:2015 年 8 月 27 日。烧心及反酸减轻,偶有嗳气,无腹胀,无口干口苦,纳可,便秘减轻,1~2 日 1 行,便干,小便可,寐欠安,耳鸣,膝部酸软。舌红,苔薄白,脉弦数。调方如下:

藿香 12g,厚朴 15g,枳实 12g,半夏 10g,杜仲 15g,钩藤 12g,黄柏 12g,益母草 12g,百合 15g,乌药 9g,茯苓 15g,白术 9g,当归 12g,川芎 9g,白芍 30g,豆蔻 15g,鸡内金 15g,茵陈 15g,黄连 12g,板蓝根 15g,儿茶 12g,三七粉 2g$^{(冲服)}$。

14剂,水煎服,每日1剂,文火煎煮2次,每次40分钟,共取汁400ml,早、晚饭前半小时温服。

按语:慢性胃炎是由各种病因引起的胃黏膜慢性炎症,多与幽门螺杆菌感染、饮食和环境因素、自身免疫等有关。中医根据本病的症状将其归入"痞满""胃脘痛"等范畴,认为其病机多为表邪入里、食滞中阻、痰湿阻滞、七情失和、脾胃虚弱等。本患者中医诊断为"胃脘痛",属于"反酸"。本患者肝郁气滞,木乘脾土,气机逆乱,升降失职,故烧心、反酸、嗳气;脾失健运,故纳差、便秘;脾主统血,心神失养,故寐欠安;脾不散布清阳以实四肢,肝血不濡养筋脉,故晨起手掌僵硬。舌淡紫、苔白、脉弦数,俱为湿热困脾、肝胃不和所致。故采用清热解毒、养肝降逆治法,然则"急则治其标",故首诊采用清胃制酸法以缓解症状。经综合治疗,患者病情好转。

医案三

路某,男,72岁,已婚。初诊:2015年8月3日。

主诉:胃脘坠胀3年余,加重伴嗳气2个月。

现病史:患者于3年前无明显诱因出现胃脘坠胀,未予重视。后病情时有反复,自诉于2014年12月11日在河北省人民医院做电子胃镜示慢性非萎缩性胃炎;病理报告示胃窦黏膜固有层中见有少量中性粒细胞浸润;^{14}C呼气试验报告Hp(+)。现主症:胃脘坠胀,痛感不明显,与进食无明显相关,无腹胀,偶有烧心、反酸、嗳气,无口干口苦,纳差,大便可,1日1行,肛门下坠感,小便可,寐欠安。平素乏力。舌红,苔薄白、有齿痕,脉弦滑。

既往史:既往无肝炎、结核、伤寒等传染病史。高血压1级,肺心病,前列腺增生,甲状腺多发结节。否认手术、外伤、输血史。预防接种史不详。

查体:T 36.5℃,R 16次/min,P 73次/min,BP 131/84mmHg。发育正常,营养中等,自动体位,全身皮肤无黄染及出血点,浅表淋巴结无肿大,巩膜无黄染,咽部无充血,双侧扁桃体不大,气管居中,甲状腺结节,心肺无异常,腹平软,剑突下轻压痛,未触及包块,肝脾未触及,脊柱、四肢及神经系统未见异常。

实验室检查:2014年12月11日在河北省人民医院做电子胃镜示慢性非萎缩性胃炎;病理报告示胃窦黏膜固有层中见有少量中性粒细胞浸润;^{14}C呼气试验报告Hp(+);2015年3月2日在河北医科大学第一医院查肝胆胰脾彩超示中度脂肪肝;查甲状腺彩超示甲状腺多发结节;生化全项示三酰甘油升高,低密度脂蛋白升高,高密度脂蛋白降低,血清丙氨酸氨基转移酶升高,尿酸升高。

中医诊断:胃痞(湿热中阻,肝郁气滞)。

西医诊断:①慢性非萎缩性胃炎;②中度脂肪肝;③甲状腺多发结节;④肺

源性心脏病;⑤前列腺增生。

治法:清热解毒,疏肝和胃。

方药:藿香 15g、木香 9g、砂仁 15g、茵陈 15g、紫豆蔻 15g、柴胡 15g、鸡内金 15g、苦丁茶 15g、百合 15g、乌药 12g、当归 12g、红景天 15g、川芎 12g、白芍30g、茯苓 15g、板蓝根 15g、苏梗 15g、青皮 15g、香附 15g、生甘草 6g、姜黄 9g、厚朴 9g、枳实 15g、黄芩 12g、黄连 12g、半枝莲 15g、三七粉 2g^(冲服)、黄柏 15g、白术12g、瓜蒌 15g、半夏 9g、白花蛇舌草 15g、炒莱菔子 15g。14 剂,水煎服,每日 1 剂,文火煎煮 2 次,每次 40 分钟,共取汁 400ml,早、晚饭前半小时温服。

同时配服金明和胃胶囊,一次 3 粒,一日 3 次;胃舒宁胶囊,一次 3 粒,一日 3 次;黛力新,一次 1 片,一日 2 次,早晨、中午服用。

二诊:2015 年 8 月 17 日。服药后自觉好转,胃有坠感,肠鸣,头重脚轻,纳可,寐可,大便 1 日 2~3 行,肛门无坠感。舌红,苔薄黄,脉弦滑。调方如下:

苍术 12g、莪术 15g、藿香 15g、苦丁茶 15g、砂仁 15g、茵陈 15g、柴胡 15g、红景天 15g、半夏 9g、百合 15g、乌药 12g、炒莱菔子 15g、当归 12g、川芎 12g、白芍30g、板蓝根 15g、白术 12g、苏梗 15g、青皮 15g、生甘草 6g、香附 15g、姜黄 9g、厚朴 9g、半枝莲 15g、黄芩 12g、黄连 12g、黄柏 15g、白花蛇舌草 15g、枳实 12g、茯苓 15g、瓜蒌 15g、木香 9g。14 剂,水煎服,每日 1 剂,文火煎煮 2 次,每次 40 分钟,共取汁 400ml,早、晚饭前半小时温服。

同时配服金明和胃胶囊,一次 3 粒,一日 3 次;胃舒宁胶囊,一次 3 粒,一日 3 次;黛力新,一次 1 片,一日 2 次,早晨、中午服用。

三诊:2015 年 8 月 31 日。胃脘坠痛,无胀满,嗳气,无烧心反酸,纳差,寐安,肛门无下坠感,大便可,1 日 1~2 行,不成形,舌淡红,苔薄黄,脉弦滑。调方如下:

苍术 12g、莪术 15g、藿香 15g、蒲公英 15g、滑石 12g、茵陈 15g、柴胡 15g、五灵脂 15g、半夏 9g、百合 15g、乌药 12g、炒莱菔子 15g、当归 12g、川芎 12g、白芍 30g、板蓝根 15g、白术 12g、苏梗 15g、青皮 15g、生甘草 6g、香附 15g、姜黄 9g、厚朴 9g、焦麦芽 10g、枳实 12g、茯苓 15g、瓜蒌 15g、焦山楂 10g、蒲黄 12g、白芷 15g、延胡索 15g、木香 9g、焦神曲 10g。14 剂,水煎服,每日 1 剂,文火煎煮 2 次,每次 40 分钟,共取汁 400ml,早、晚饭前半小时温服。

按语:慢性胃炎是由各种病因引起的胃黏膜慢性炎症,多与幽门螺杆菌感染、饮食和环境因素、自身免疫等有关。中医根据本病的症状将其归入"痞满""胃脘痛"等范畴,认为其病机多为表邪入里、食滞中阻、痰湿阻滞、七情失和、脾胃虚弱等。本患者湿热中阻,肝郁气滞,横逆犯脾,气机逆乱,升降失职,脾胃失健,水津不布,气机不利,水湿痰饮不化,日久蕴热成毒,气郁湿滞,脾胃受内外之邪,故而发病。根据临床表现及病情变化,辨证论治,随证加减。在治疗过程中,以"浊毒"理论为依据,先后运用了清热解毒、养肝和胃、活血止痛、疏肝理气等治法,使病邪得去,脾胃自安。

医案四

王某,女,71岁,已婚。初诊:2015年7月9日。

主诉:间断胃脘胀痛4个月余,加重1个月。

现病史:患者于4个月前无明显诱因出现胃脘胀痛,未予系统治疗。后病情时有反复,于2015年5月3日在沧州市中心医院查电子胃镜示慢性浅表性胃炎伴糜烂、十二指肠球炎;病理结果示慢性浅表性胃炎伴糜烂。曾自服奥美拉唑肠溶胶囊、胃康灵胶囊,无明显缓解。患者为求系统治疗来我院门诊就医。现主症:胃脘胀痛,针刺感,饭后加重,无恶心呕吐,自觉后背沉重,口苦,纳差,寐可,小便可,大便1日1行,便干。舌红,苔黄、中后部黄腻,脉弦细滑。

既往史:既往体健,否认肝炎、结核、伤寒等传染病史。否认手术、外伤、输血史。无高血压及冠心病。预防接种史不详。

查体:T 36.4℃,R 17次/min,P 74次/min,BP 112/75mmHg。发育正常,营养中等,自动体位,全身皮肤无黄染及出血点,浅表淋巴结无肿大,巩膜无黄染,咽部无充血,双侧扁桃体不大,气管居中,甲状腺不大,心肺无异常,腹平软,无压痛,未触及包块,肝脾未触及,剑突下无压痛,脊柱、四肢及神经系统未见异常。

实验室检查:于2015年5月3日在沧州市中心医院查电子胃镜,镜下胃底黏膜可见散在充血糜烂面及中等量黏液潴留;胃窦黏膜红白相间,以红为主,散在多个丘疹样隆起,顶端糜烂;十二指肠球部前壁黏膜可见散在充血面及中等量胆汁潴留;幽门黏膜色泽欠光滑,黏膜糜烂,血管透见。诊断为慢性浅表性胃炎伴糜烂、十二指肠球炎。病理结果示幽门前区黏膜中度慢性炎症,黏膜糜烂,间质肌组织增生,诊断为慢性浅表性胃炎伴糜烂。

中医诊断:胃脘痛(湿热中阻,肝郁气滞)。

西医诊断:①慢性胃炎伴糜烂;②十二指肠球炎。

治法:清热燥湿,疏肝行气。

方药:生石膏30g,海螵蛸15g,乌贼骨9g,瓦楞子15g,半枝莲15g,半边莲15g,板蓝根15g,鸡骨草15g,苦参12g,黄芩12g,黄连12g,白花蛇舌草15g,半夏12g,儿茶10g,生地黄15g,绞股蓝12g,牡丹皮12g,茵陈15g,砂仁10g,炒莱菔子15g,厚朴12g,枳实15g,鸡内金15g,乌药9g。14剂,水煎服,每日1剂,文火煎煮2次,每次40分钟,共取汁400ml,早、晚饭前半小时温服。

二诊:2015年7月23日。胃脘胀痛,针刺感,饭后加重,无恶心呕吐,后背沉重感减轻,口苦减轻,下午身热,纳差,寐可,小便可,大便1日1行,便干。

舌红,苔黄、中后部黄腻,脉弦细滑。调方如下:

生石膏 30g,海螵蛸 15g,乌贼骨 9g,瓦楞子 15g,半枝莲 15g,半边莲 15g,板蓝根 15g,鸡骨草 15g,苦参 12g,黄芩 12g,黄连 12g,白花蛇舌草 15g,茵陈 15g,绞股蓝 12g,儿茶 10g,牡丹皮 12g,百合 15g,乌药 9g,砂仁 9g,鸡内金 15g,厚朴 15g,枳实 15g,半夏 9g,木香 12g,全蝎 9g,炒莱菔子 15g,三七粉 2g^(冲服)。21 剂,水煎服,每日 1 剂,文火煎煮 2 次,每次 40 分钟,共取汁 400ml,早、晚饭前半小时温服。

三诊:2015 年 8 月 13 日。胃脘胀痛减轻,针刺感,饭后加重,无恶心呕吐,后背沉重感减轻,无口苦,下午身热,纳差,寐可,小便可,大便 1 日 1 行,便可。舌红,苔薄黄,脉弦滑。调方如下:

白术 9g,生石膏 30g,海螵蛸 15g,瓦楞子 15g,厚朴 15g,枳实 15g,半夏 9g,绞股蓝 9g,百合 15g,乌药 9g,茯苓 15g,炒莱菔子 15g,当归 12g,川芎 9g,白芍 30g,豆蔻 15g,鸡内金 15g,茵陈 15g,半枝莲 15g,半边莲 15g,黄连 12g,藿香 15g,瓜蒌 15g,三七粉 2g^(冲服),半夏 9g,全蝎 9g,生地黄 12g。21 剂,水煎服,每日 1 剂,文火煎煮 2 次,每次 40 分钟,共取汁 400ml,早、晚饭前半小时温服。

四诊:2015 年 9 月 3 日。胃脘隐痛,饭后加重,无恶心呕吐,后背无沉重感,无口苦,纳寐可,小便可,大便 1 日 1 行,便可。舌红,苔薄黄,脉弦滑。调方如下:

白术 9g,牡蛎 20g,半夏 9g,生石膏 30g,枳实 15g,生地黄 12g,绞股蓝 9g,百合 15g,乌药 9g,茯苓 15g,炒莱菔子 15g,当归 12g,川芎 9g,白芍 30g,豆蔻 15g,鸡内金 15g,茵陈 15g,黄连 12g,藿香 15g,瓜蒌 15g,全蝎 9g,三七粉 2g^(冲服)。21 剂,水煎服,每日 1 剂,文火煎煮 2 次,每次 40 分钟,共取汁 400ml,早、晚饭前半小时温服。

按语:慢性胃炎是由各种病因引起的胃黏膜慢性炎症,多与幽门螺杆菌感染、饮食和环境因素、自身免疫等有关。中医根据本病的症状将其归入"痞满""胃脘痛"等范畴,认为其病机多为表邪入里、食滞中阻、痰湿阻滞、七情失和、脾胃虚弱等。本患者湿热中阻,肝郁气滞,横逆犯脾,气机逆乱,升降失职,脾胃失健,水津不布,气机不利,水湿痰饮不化,日久蕴热成毒,气郁湿滞,脾胃受内外之邪,故而发病。根据临床表现及病情变化,辨证论治,随证加减。在治疗过程中,以"浊毒"理论为依据,先后运用了清热燥湿、疏肝行气、解毒化浊等治法,采用白花蛇舌草、半枝莲、半边莲等药物"解毒抗炎"。本病根据中医辨证,抓住主要病机,使毒除浊化,脾胃复健。

医案五

张某,女,58 岁,已婚。初诊:2015 年 8 月 10 日。

主诉:间断胃脘不适伴烧心、反酸 10 年余,加重 3 个月。

现病史:患者于 10 年前感冒后出现胃脘不适,烧心、反酸。2003 年感冒后引发胃部不适在邯郸市人民医院住院,各项检查无明显异常,症状好转后出院。又于 2005 年感冒后引发胃脘不适再次于邯郸市人民医院住院,胃镜显示浅表性胃炎,未做病理。平素冬季易感冒,感冒后均引起胃部不适。为求系统治疗于 2015 年 8 月 10 日来我院门诊就诊。现主症:自觉烧心,反酸,舌头灼热感,时有嗳气,无腹胀,大便 4~5 日 1 行,质干,小便可。舌红,苔薄黄,脉弦滑。

既往史:既往体健,否认肝炎、结核、伤寒等传染病史。否认手术、外伤、输血史。预防接种史不详。

查体:T 36.2℃,R 17 次 /min,P 56 次 /min,BP 110/85mmHg。发育正常,营养中等,自动体位,全身皮肤无黄染及出血点,浅表淋巴结无肿大,巩膜无黄染,咽部无充血,双侧扁桃体不大,气管居中,甲状腺不大,心肺无异常,腹平软,剑突下轻压痛,无反跳痛及肌紧张,未触及包块,肝脾未触及,轻压痛,脊柱、四肢及神经系统未见异常。

实验室检查:2005 年邯郸市人民医院电子胃镜示浅表性胃炎。病理未做。

中医诊断:胃脘痛(浊毒内蕴,湿热阻滞)。

西医诊断:非萎缩性胃炎。

治法:化浊解毒,清胃制酸。

方药:生石膏 30g,瓦楞子 15g,海螵蛸 15g,浙贝母 12g,牡蛎 20g,黄芩 9g,黄连 9g,栀子 9g,茵陈 12g,儿茶 2g,生地黄 12g,牡丹皮 9g,砂仁 15g,当归 12g,川芎 9g,白芍 30g,茯苓 15g,白术 15g,川朴 15g,枳实 15g,元明粉 3g。21 剂,每日 1 剂。上药文火煎煮 2 次,每次 40 分钟,共取汁 400ml,早、晚饭前半小时温服。

二诊:2015 年 9 月 7 日。患者偶有烧心,无反酸、嗳气,口干口苦,纳可,寐欠安,入睡困难、易醒。舌红,苔薄黄,脉弦滑。调方如下:

白花蛇舌草 15g,半枝莲 15g,半边莲 15g,茵陈 15g,砂仁 15g,板蓝根 15g,苦参 12g,黄连 12g,绞股蓝 12g,黄芩 12g,生石膏 30g,鸡骨草 15g,牡丹皮 12g,儿茶 2g,当归 15g,川芎 9g,白芍 30g,云茯苓 15g,白术 15g,川朴 15g,枳实 15g,元明粉 3g,海螵蛸 15g,瓦楞子 15g,生地黄 15g。14 剂,煎服法同前。

按语:现代医学已明确 Hp 感染为慢性胃炎的最主要病因,有人将其称为 Hp 相关性胃炎。但其他物理性、化学性及生物性有害因素长期反复作用于易感人体也可引起本病。目前认为,慢性胃炎是由多种因素作用造成的。中医学根据本病的症状将其归入"吐酸""嘈杂""胃脘痛"等范畴,认为其病机多为外邪犯胃、饮食内伤、情志失调、湿浊中阻、脾胃虚弱等。本病患者脾胃运化失司,湿邪内生,日久蕴热,浊毒内蕴,影响气机升降,脾失升清,胃失降浊,故而发病。"脾主升清,胃主降浊",湿为浊毒之源,脾胃运化失司,湿邪内生,湿凝成浊,日久蕴热,热极成毒,浊毒内蕴,影响气机升降,故反酸、嗳气;气机不畅,郁而化热,故烧心;舌红苔黄,脉弦滑,均为湿热内蕴之象。根据患者症状表现及病情变化,辨证论治,随证加减,以"浊毒"理论为指导,运用健脾渗湿、化浊解毒、清胃制酸之法,标本兼治。方中生石膏性大寒,清热泻火,泄肝胃之郁热;瓦楞子、海螵蛸可制酸止痛;牡蛎味咸、涩,质重镇降,可散可收;黄芩、黄连、栀子共清上焦、中焦之郁热;生地黄、当归、川芎、白芍乃四物汤养血和血以固本;白术、茯苓乃四君子汤之意,健脾祛湿;川朴、枳实、砂仁、元明粉理气通便,故一诊而症状基本消失。二诊以白花蛇舌草、半枝莲、半边莲防癌解毒,以防慢性胃炎进一步发展,以健脾固本培元为主进一步进行调理。

医案六

贾某,男,33岁,已婚。初诊:2014年12月29日。

主诉:间断胃脘胀闷年余,加重伴肠鸣月余。

现病史:患者于1年前无明显诱因出现胃脘胀闷,近1个月肠鸣,下午尤甚,无口干口苦,无反酸烧心,纳可,寐安,小便黄,大便1日1行,不成形,舌暗红,苔薄白,脉弦细滑。2014年12月29日住于河北省中医院,住院期间查电子胃镜示慢性非萎缩性胃炎伴糜烂。病理诊断为胃窦黏膜轻度慢性炎症,间质水肿,个别腺体肠上皮化生;Hp(-);肝胆胰脾彩超示胆囊多发息肉样变,脾门处低回声团,考虑副脾。双肾输尿管彩超示双肾小结石。生化全项示二氧化碳结合力28.1U/L,γ-谷氨酰转肽酶66.1mmol/L,碱性磷酸酶38.2U/L,胃泌素167.43ng/L。于2014年1月18日在住院期间查结肠镜示慢性直肠炎,建议治疗后复查肠镜。为求系统治疗,故来我院就诊。现主症:胃脘胀闷伴肠鸣,下午尤甚,无口干口苦,无反酸烧心,纳可,寐安,小便黄,大便1日1行,不成形,舌暗红,苔薄白,脉弦细滑。

既往史:既往无肝炎及结核病史;既往无高血压、冠心病病史;无过敏史,预防接种史不详。

家族史:祖父患有胃癌。

查体:T 36.1℃,R 20次/min,P 78次/min,BP 116/59mmHg。发育正常,营养中等,体重65kg,全身皮肤黏膜未见黄染及出血点,浅表淋巴结无肿大,咽部无充血,双扁桃体不大,甲状腺不大,心肺无异常,腹平软,未触及包块,肝脾未触及,剑突下无压痛,脊柱、四肢及神经系统未见异常。

实验室检查:2014年12月29日住院期间查电子胃镜示慢性非萎缩性胃炎伴糜烂;病理诊断为胃窦黏膜轻度慢性炎症,间质水肿,个别腺体肠上皮化生;Hp(-);肝胆胰脾彩超示胆囊多发息肉样变,脾门处低回声团,考虑副脾;双肾输尿管彩超示双肾小结石;生化全项示二氧化碳结合力 28.1U/L,γ- 谷氨酰转肽酶 66.1mmol/L,碱性磷酸酶 38.2U/L,胃泌素 167.43ng/L。

中医诊断:胃痞(湿热中阻困脾)。

西医诊断:①慢性萎缩性胃炎伴糜烂、腺体肠化生;②胆囊多发息肉样变;③慢性直肠炎;④双肾小结石。

治法:清热解毒,健脾利湿,行气活血。

方药:香附 15g,苏梗 15g,青皮 15g,柴胡 15g,甘草 8g,百合 12g,乌药 12g,当归 9g,白芍 30g,川芎 9g,白术 6g,茯苓 15g,鸡内金 15g,紫豆蔻 12g,三七粉 2g,太子参 10g,黄芪 12g,山药 15g,扁豆 15g,砂仁 12g,生薏苡仁 15g,升麻 12g,黄连 12g,白花蛇舌草 15g,半边莲 15g。上药文火煎煮 2 次,每次 40 分钟,共取汁 400ml,早、晚饭前半小时温服,每日 1 剂。

按语:湿邪阻遏气机,气机不畅,故见胃脘胀闷;湿邪困脾,脾胃虚弱,故见大便溏薄;湿邪易生热邪,故小便黄;舌暗红,苔薄白,脉弦细滑,均是湿热困脾之象。根据临床表现、病情变化,辨证论治,随证加减,在治疗过程中,以"浊毒"理论为依据,治以清热解毒,健脾利湿,行气活血。采用白花蛇舌草、半边莲等"解毒抗炎""以毒攻毒",治疗重点放在抗肠化生和防止其进一步发展,以防癌变。现代药理学认为,白花蛇舌草、半边莲等能提高机体非特异性免疫力,并且大多具有抗肠化生、抗异型增生、抗肿瘤作用,对防治慢性萎缩性胃炎癌变具有重大意义。经系统治疗,毒除浊化,气行血畅,胃气和调,脾运复健,肝疏如常,使人体紊乱的内环境归于平衡。

医案七

张某,男,69 岁,已婚。初诊:2006 年 9 月 7 日。

主诉:间断胃脘疼痛伴反酸年余,加重 3 个月。

现病史:患者 1 年前受凉后出现胃脘疼痛,间断口服香砂养胃丸等药物治疗,症状时轻时重。3 个月前因饮食不适出现胃脘疼痛加重伴反酸,于河北医科大学第二医院查电子胃镜示慢性萎缩性胃炎。病理诊断为胃窦黏膜慢性炎症,伴腺体不典型增生及肠上皮化生各Ⅱ级。西医嘱定期复查胃镜,密切观察病情,未予药物治疗。患者为求系统诊治来我院门诊就医。现主症:胃脘疼痛,反酸,晨起口干明显,纳可寐安,大便不成形,1 日 1 行。舌红,苔薄黄腻,脉弦缓。

既往史:既往体健,否认肝炎、结核、伤寒等传染病史。否认手术、外伤、输血史。预防接种史不详。

查体:T 36.4℃,R 18 次 /min,P 52 次 /min,BP 115/85mmHg。发育正常,

营养中等,自动体位,全身皮肤无黄染及出血点,浅表淋巴结无肿大,巩膜无黄染,咽部无充血,双侧扁桃体不大,气管居中,甲状腺不大,心肺无异常,腹平软,剑突下轻压痛,无反跳痛及肌紧张,未触及包块,肝脾未触及,轻压痛,脊柱、四肢及神经系统未见异常。

实验室检查:2006 年 9 月 5 日河北医科大学第二医院电子胃镜示慢性萎缩性胃炎;病理诊断为胃窦黏膜慢性炎症,伴腺体不典型增生及肠上皮化生各Ⅱ级。镜检见胃窦黏膜呈颗粒样,粗糙不平,充血水肿明显,以幽门口周围最突出,大弯可见灰白色区域,未见溃疡及新生物,蠕动正常。

中医诊断:胃脘痛(浊毒中阻,络瘀阴伤)。

西医诊断:慢性萎缩性胃炎。

治法:化浊解毒,滋阴化瘀通络。

方药:白花蛇舌草 15g,半枝莲 15g,半边莲 15g,全蝎 6g,王不留行 15g,延胡索 15g,白芷 12g,云苓 15g,白芍 20g,鸡内金 15g,当归 12g,瓜蒌 15g,三七粉 2g(冲服)。水煎服,每日 1 剂,文火煎煮 2 次,每次 40 分钟,共取汁 400ml,早、晚饭前半小时温服。同时配服茵连和胃颗粒,一次 1 袋,一日 3 次。

二诊:2006 年 9 月 25 日。胃脘部疼痛感减轻,反酸,晨起口干明显,纳可寐安,大便不成形,1 日 1 行。舌红,苔薄黄腻,脉弦缓。调方如下:

白花蛇舌草 15g,半枝莲 15g,蜈蚣 2 条,白英 9g,全蝎 9g,三棱 12g,生薏苡仁 20g,黄连 9g,黄芩 12g,栀子 9g,瓜蒌皮 15g,丹参 15g,当归 12g,蒲黄 9g,五灵脂 12g,三七粉 2g(冲服)。水煎服,每日 1 剂,文火煎煮 2 次,每次 40 分钟,共取汁 400ml,早、晚饭前半小时温服。同时配服茵连和胃颗粒,一次 1 袋,一日 3 次。

三诊:2006 年 10 月 23 日。药后胃脘部疼痛感减轻,出现胃部饱胀感,反酸不明显,晨起口干,纳可寐差,大便不成形,1 日 1 行。舌红,苔薄黄腻,脉弦缓。调方如下:

白花蛇舌草 15g,全蝎 9g,香附 15g,紫苏 15g,川朴 12g,枳实 15g,瓜蒌 15g,清半夏 15g,黄连 15g,丹参 20g,焦槟榔 15g,炒莱菔子 15g,鸡内金 15g,三七粉 2g(冲服)。水煎服,每日 1 剂,文火煎煮 2 次,每次 40 分钟,共取汁 400ml,早、晚饭前半小时温服。同时配服茵连和胃颗粒,一次 1 袋,一日 3 次。

四诊:2006 年 11 月 27 日。1 周前下午突然汗出、胃脘胀满,现已好转,晨起口干好转,纳可,寐欠安,大便不成形,1 日 1 行,尿细。舌红,苔薄黄腻,脉弦缓。调方如下:

白花蛇舌草 15g,半边莲 15g,半枝莲 15g,鳖甲 15g,全蝎 9g,生薏苡仁 15g,泽泻 15g,丹参 20g,枳实 15g,广木香 9g,菟丝子 15g,补骨脂 15g,炒莱菔子 15g,三七粉 2g(冲服)。水煎服,每日 1 剂,文火煎煮 2 次,每次 40 分钟,共取汁400ml，早、晚饭前半小时温服。同时配服茵连和胃颗粒，一次1袋，一日3次。

五诊：2006年12月11日。昨日因进食不当，餐后2小时开始呕吐，腹泻，发热。今日症状好转，T 36.8℃，P 62次/min，既往52次/min。舌红，苔薄黄腻，脉弦缓。调方如下：

丹参20g，三棱15g，蜈蚣2条，皂角刺6g，王不留行15g，菟丝子15g，补骨脂15g，半枝莲15g，白花蛇舌草15g，生薏苡仁15g，广木香9g，焦槟榔15g，炒莱菔子15g，全蝎9g，三七粉2g^{（冲服）}。水煎服，每日1剂，文火煎煮2次，每次40分钟，共取汁400ml，早、晚饭前半小时温服。同时配服茵连和胃颗粒，一次1袋，一日3次。

六诊：2006年12月25日。2006年12月20日河北医科大学第四医院电子胃镜诊断为贲门炎、慢性胃炎。病理诊断为（胃窦）黏膜慢性炎症，灶性腺上皮化生，轻度不典型增生；（贲门）黏膜慢性炎症伴肠上皮化生。贲门明显松弛，齿线下约1cm小弯后壁黏膜充血肿胀明显，表面黏膜粗糙，范围不清；胃窦黏膜粗糙，散在出血斑，胃窦近胃角水平后壁见0.4cm扁平结节样隆起，予以咬除。药后患者胃脘仍有堵闷，较以前有明显好转，胃脘偶有胀满，晨起口干好转，纳可，寐欠安，大便不成形，1日1行，尿细。舌红，苔薄黄腻，脉弦缓。调方如下：

蜈蚣2条，半枝莲15g，半边莲15g，白花蛇舌草15g，生薏苡仁15g，全蝎9g，三棱15g，莪术9g，皂角刺6g，丹参20g，补骨脂15g，菟丝子15g，淫羊藿12g，八月札12g，三七粉2g^{（冲服）}。水煎服，每日1剂，文火煎煮2次，每次40分钟，共取汁400ml，早、晚饭前半小时温服。同时配服茵连和胃颗粒，一次1袋，一日3次。患者病情平稳，之后以此为基础方进行加减治疗。

2007年4月27日于北京协和医院查电子胃镜，诊断为慢性萎缩性胃炎伴胃窦糜烂。病理诊断：①（胃窦、胃角）胃黏膜显重度急性及慢性炎症，固有腺体萎缩，伴有中度肠化生；②（贲门）胃黏膜显急性及慢性炎症，伴有轻度肠化生。此结果与第一次河北医科大学第二医院电子胃镜结果相比，有明显好转。

七诊：2007年5月14日。身上出现对称性发痒，以两肩、双侧上臂及双侧下腹部明显。胃部无明显不适，口干鼻干，二便调，舌红，苔薄黄，脉弦缓。调方如下：

苦参12g，白鲜皮15g，五加皮15g，蛇床子12g，地肤子15g，全蝎9g，蜈蚣2条，当归12g，赤芍15g，三棱12g，丹参20g，白花蛇舌草15g，生薏苡仁12g，皂角刺6g，三七粉2g^{（冲服）}。水煎服，每日1剂，文火煎煮2次，每次40分钟，共取汁400ml，早、晚饭前半小时温服。同时配服茵连和胃颗粒，一次1袋，一日3次。

之后以此方为基础进行加减,3 个月后身痒消失,胃部偶有胀满,稍有口干,余无明显不适。

八诊:2007 年 10 月 15 日。偶有胃脘部胀满,余无明显不适,二便调。舌红,苔薄黄,脉弦细缓。调方如下:

黄芩 15g,黄连 15g,黄柏 12g,生薏苡仁 20g,白英 9g,八月札 12g,全蝎 9g,红景天 12g,赤芍 15g,徐长卿 15g,半枝莲 15g,白花蛇舌草 15g,当归 12g,三棱 12g,丹参 20g,三七粉 2g^(冲服)。水煎服,每日 1 剂,文火煎煮 2 次,每次 40 分钟,共取汁 400ml,早、晚饭前半小时温服。同时配服茵连和胃颗粒,一次 1 袋,一日 3 次。之后以此为基础方进行加减治疗。

2008 年 3 月 24 日于北京协和医院查电子胃镜,诊断为慢性浅表 - 萎缩性胃炎伴糜烂。活检胃窦部 3 块,病理诊断为胃窦黏膜显急性及慢性炎伴中度肠化生。对西医无法治疗的异型增生及肠化生(癌前病变),经过中医治疗,病情逐渐逆转,患者较为满意,现在仍然坚持服用中药,控制病情发展。

按语:慢性萎缩性胃炎伴见异型增生和肠化生,在临床上被称为"癌前病变",多表现为胃脘疼痛、脘腹胀闷、嗳气、嘈杂、反酸等。脾主升清,胃主降浊。多种因素造成胃纳失职,脾运失常,升降失常,清气不升,浊气内阻,导致多种病证发生。本病病程较长,久虚不复。李佃贵认为,该病证的基本病理改变一是"虚",一是"浊"。"虚"以脾胃气虚、脾胃阳虚、胃阴虚为主要临床表现,所以助运是恢复脾胃功能的基本治法之一,若脾胃气虚则健脾益气助运,脾胃阳虚治以温运,胃阴虚应滋阴助运;"浊"是病变过程中的主要病理产物之一,治疗中化浊、消浊、降浊,随症加减,临床多有效验。

医案八

刘某,女,29 岁,已婚。初诊:2016 年 2 月 18 日。

主诉:间断胃脘胀痛 10 余年,伴加重月余。

现病史:患者于 10 年前无明显诱因出现胃脘胀痛,未予重视。后病情时有反复,于 2016 年 2 月 18 日在河北省中医院查电子胃镜示胃多发息肉(已钳除),慢性非萎缩性胃炎伴糜烂。病理报告示胃体考虑胃底腺息肉;幽门黏膜中度慢性炎症,腺体轻度肠上皮化生;Hp(-)。为求系统治疗,故来我院就诊。现主症:胃脘胀痛,以胀为主,纳可,寐可,大便 1 日 1 行,质可,舌暗红,苔中根部稍腻,脉弦细。

既往史:既往无肝炎及结核病史。既往无高血压、糖尿病、冠心病病史,预防接种史不详。过敏史不详。

家族史:祖父患有胃癌。

查体:T 36.1℃,R 17 次 /min,P 68 次 /min,BP 107/64mmHg。发育正常,营

养中等,体重54kg,全身皮肤黏膜未见黄染及出血点,浅表淋巴结无肿大,咽部无充血,双扁桃体不大,甲状腺不大,心肺无异常,腹平软,未触及包块,肝脾未触及,无剑突下压痛,脊柱、四肢及神经系统未见异常。

实验室检查:2016年2月18日在河北省中医院查电子胃镜示胃多发息肉(已钳除);慢性非萎缩性胃炎伴糜烂,胃底黏膜花斑状,表面光滑,黏液湖量中等,混浊;胃体黏膜花斑状,皱襞排列规则,前壁可见2个小隆起,大小均0.1~0.2cm,表面光滑,质软,用一次性活检钳钳除;胃窦黏膜色泽红白相间,以红为主,可见散在隆起糜烂,未透见黏膜下血管;幽门变形,开放可,前壁可见斑片状糜烂,质软。病理报告示胃体考虑胃底腺息肉;幽门黏膜中度慢性炎症,腺体轻度肠上皮化生;Hp(−)。

中医诊断:胃脘痛(气滞湿阻,胃络血瘀)。

西医诊断:①慢性萎缩性胃炎,腺体轻度肠上皮化生;②胃多发息肉(已钳除)。

治法:行气利湿,活血化瘀。

方药:蒲黄9g,五灵脂15g,延胡索15g,白芷15g,蒲公英15g,砂仁9g,姜黄9g,清半夏12g,枳实12g,厚朴15g,绞股蓝9g,香附12g,紫苏12g,当归12g,白芍30g,百合15g,乌药12g,广木香9g,香橼12g,佛手12g,甘松6g,炒莱菔子15g。上药文火煎煮2次,每次40分钟,共取汁400ml,早、晚饭前半小时温服,每日1剂,并口服胃舒宁、胃康胶囊,以和胃消胀。

二诊:2016年3月3日。患者胃胀减轻,饭后明显,偶胃痛,肠鸣减少,纳可,寐可,大便1日2~3行,不成形。舌暗红,苔薄黄,脉弦细滑。调方如下:

百合12g,乌药12g,当归9g,白芍30g,川芎9g,白术6g,茯苓15g,鸡内金15g,紫豆蔻12g,三七粉2g,茵陈15g,黄连12g,白花蛇舌草15g,紫苏12g,半枝莲15g,半边莲15g,全蝎6g,广木香9g,延胡索12g,白芷12g,砂仁12g,香橼12g,厚朴12g,枳实12g,香附12g,佛手12g,甘松6g,炒莱菔子15g。上药文火煎煮2次,每次40分钟,共取汁400ml,早、晚饭前半小时温服,每日1剂,并继服胃舒宁、胃康胶囊,以和胃消胀。

按语:慢性胃炎是由各种病因引起的胃黏膜慢性炎症,多与幽门螺杆菌感染、饮食和环境因素、自身免疫等有关。中医学根据本病的症状将其归入"痞满""胃脘痛"等范畴,认为其病机多为表邪入里、食滞中阻、痰湿阻滞、七情失和、脾胃虚弱等。本患者肝郁气滞,横逆犯脾胃,气机逆乱,升降失职,脾胃失健,水津不布,气机不利,水湿痰饮食积不化,日久蕴热成毒,气滞络阻,血不养经,胃失滋养,故而发病。肝郁气滞,横逆犯脾胃,气机逆乱,升降失职,故见胃脘胀满;气滞湿阻,胃络血瘀,不通则痛,故见胃脘痛;气郁化热,湿热内蕴,故见苔中根部稍腻;舌暗红,苔中根部稍腻,脉弦细,均是气滞湿热中阻、胃络血瘀之象。根据临床表现、病情变化,辨证论治,随证加减,在治疗过程中,以"浊毒"理论为依据,治以行气利湿,活血化瘀。

医案九

申某,女,51 岁,已婚。初诊:2015 年 11 月 16 日。

主诉:间断食后上腹部胀满 6 年,加重月余。体重下降 3.5~4kg。

现病史:患者 6 年前无明显诱因出现食后上腹部胀满,伴胃脘烧灼感,早饱感,无嗳气、反酸,无恶心、呕吐,易生气。纳欠佳,寐差,大便 3~5 日 1 行、成形,有排便不尽感,小便可。舌质红,苔黄腻。于当地多家医院就诊,未见好转,现口服莫沙必利、左匹克隆、劳拉西泮未见明显好转。为求系统诊治,遂来我院就诊。现主症:食后上腹部胀满,伴胃脘烧灼感,早饱感,无嗳气、反酸,无恶心、呕吐,易生气。纳欠佳,寐差,大便 3~5 日 1 行、成形,有排便不尽感,小便可。舌质红,苔黄腻,脉弦细数。

既往史:既往体健,否认肝炎、结核、伤寒等传染病史。否认手术、外伤、输血史。预防接种史不详。

家族史:母亲曾患乳腺癌。

查体:发育正常,营养欠佳。全身黏膜未见黄染及出血点,浅表淋巴结未触及肿大。咽无充血,双扁桃体不大。心肺检查未见异常。腹平软,未见剑突下压痛,无肌紧张及反跳痛,肝脾未触及,墨菲征(−),肠鸣音正常存在。脊柱、四肢及神经系统检查未见异常。

实验室检查:2015 年 10 月 29 日在河北北方学院附属第一医院做胃镜检查,诊断为萎缩性胃窦炎伴糜烂、胃多发息肉、食管静脉瘤。病理显示胃黏膜轻度慢性炎症,伴轻度肠上皮化生。于 2015 年 10 月 9 日在阳原县人民医院检查肝胆胰脾彩超,诊断为胆囊壁粗糙、胆囊息肉样病变;于 2015 年在河北省中医院检查胸部前后位 X 线片,报告显示左上肺陈旧性病变、左侧胸膜轻度肥厚粘连。

中医诊断:胃痞(浊毒内蕴,气滞血瘀)。

西医诊断:①慢性萎缩性胃炎伴糜烂;②胃多发息肉;③食管静脉瘤。

治法:化浊解毒,行气活血。

方药:半枝莲 15g,半边莲 15g,茵陈 15g,白花蛇舌草 15g,苦参 6g,板蓝根 15g,鸡骨草 10g,绞股蓝 6g,黄芩 12g,黄连 12g,厚朴 15g,枳实 15g,香附 15g,紫苏 15g,砂仁 15g,儿茶 9g,海螵蛸 20g,鸡内金 15g,合欢皮 15g,炒莱菔子 15g,延胡索 15g,全蝎 9g。每日 1 剂,文火煎煮 2 次,每次 40 分钟,共取汁 400ml,早、晚饭前半小时温服。

二诊:2015 年 12 月 17 日。患者大便已解、1~2 日 1 行、质不成形,胃脘堵闷胀满减轻,烧心减轻,情志不畅,偶胃痛,烘热汗出,头皮发烫,口干,纳可,寐欠安,多梦,小便调,舌暗红,苔薄黄腻,脉弦细。调方如下:

香附15g,苏梗15g,青皮15g,柴胡15g,甘草6g,白花蛇舌草15g,半枝莲15g,半边莲15g,茵陈15g,黄芩10g,黄连3g,苦参6g,板蓝根15g,鸡骨草10g,绞股蓝6g,藿香9g,砂仁12g,紫豆蔻6g,瓜蒌9g,广木香9g,炒莱菔子15g,鸡内金6g,三七粉3g（冲服）。煎服法同前。

三诊:2015年12月31日。服药后胃脘胀痛减轻,饭前尤甚,烘热汗出,纳增,寐可,大便质可,1日1行,小便调,舌质红,苔薄黄腻,脉弦细。调方如下:

黄芩12g,黄连12g,半枝莲15g,半边莲15g,白花蛇舌草15g,姜黄9g,清半夏12g,枳实12g,川朴15g,鸡骨草10g,绞股蓝6g,茵陈15g,苦参6g,板蓝根15g,香附12g,苏梗9g,陈皮9g,合欢皮12g,藿香9g,砂仁9g,瓜蒌12g,紫豆蔻9g,木香12g,炒莱菔子12g,鸡内金9g,三七粉3g（冲服）。煎服法同前。

四诊:2016年3月3日。近日患者饭后胃脘疼痛,汗出减少,纳可,寐安,大便质可、1~2日1行,舌红,苔薄黄腻,脉弦细。调方如下:

姜黄9g,清半夏12g,枳实12g,川朴15g,绞股蓝9g,百合12g,乌药12g,当归9g,白芍30g,川芎9g,白术6g,云苓15g,鸡内金15g,紫豆蔻12g,三七粉2g（冲服）,延胡索15g,白芷9g,瓜蒌30g,五灵脂9g,茵陈15g,黄连12g,香附12g,苏梗12g,陈皮12g,合欢皮12g,藿香9g,砂仁9g,木香6g,炒莱菔子9g。煎服法同前。

按语:本例患者浊毒内蕴,气滞血瘀。李佃贵根据多年的临床经验及对浊毒的潜心研究,采用化浊解毒法取得了满意的效果。方中用白花蛇舌草、半枝莲、半边莲、茵陈等化浊解毒。

医案十

张某,男,37岁,已婚。初诊:2015年1月4日。

主诉:间断脘腹疼痛6个月余,加重伴嗳气月余。

现病史:患者于6个月前无明显诱因出现脘腹疼痛,偶有气窜感,嗳气,烧心反酸,纳可,食欲可,寐一般,大便1~2日1行、偏干。舌暗红,苔黄腻,脉弦滑。未予重视,后病情加重,于2014年10月22日住于河北省中医院,查电子胃镜示贲门炎、慢性非萎缩性胃炎。病理结果示胃窦黏膜轻度肠上皮化生。肝胆胰脾彩超示肝胆胰脾未见明显占位性病变。于2014年12月1日在河北省中医院查结肠镜示结肠黑变病。现主症:脘腹疼痛,偶有气窜感,嗳气,烧心反酸,纳可,食欲可,寐一般,大便1~2日1行、偏干。舌暗红,苔黄腻,脉弦滑。

既往史:既往无肝炎、结核、高血压、冠心病病史;过敏史不详;预防接种史不详;无家族史。

查体:T 36.6℃,R 20 次 /min,P 85 次 /min,BP 114/76mmHg。发育正常,营养中等,全身皮肤黏膜未见黄染及出血点,浅表淋巴结无肿大,咽部无充血,双扁桃体不大,甲状腺不大,心肺无异常,腹平软、未触及包块,肝脾未触及,剑突下压痛,脊柱、四肢及神经系统未见异常。

实验室检查:2014 年 10 月 22 日于河北省中医院查电子胃镜示贲门炎,贲门黏膜充血;慢性非萎缩性胃炎,胃底黏膜花斑状黏液湖量中等,混浊;胃体黏膜充血,散在陈旧性出血点。病理结果示胃底黏膜轻度肠上皮化生;肝胆胰脾彩超示肝胆胰脾未见明显占位性病变。于 2014 年 12 月 1 日在河北省中医院查结肠镜示结肠黑变病。

中医诊断:胃痞(肝郁气滞,湿热中阻)。

西医诊断:①慢性萎缩性胃炎(轻度肠上皮化生);②贲门炎。

治法:疏肝行气,清热利湿。

方药:石膏 30g,黄芩 9g,黄连 12g,栀子 9g,瓦楞子 15g,海螵蛸 15g,浙贝母 12g,牡蛎 20g,藿香 9g,茵陈 9g,儿茶 9g,青黛 9g,生地黄 9g,牡丹皮 9g,半夏 9g,枳实 12g,厚朴 9g,绞股蓝 9g,代赭石 9g,丁香 9g,炒莱菔子 12g。上药文火煎煮 2 次,每次 40 分钟,共取汁 400ml,早、晚饭前半小时温服,每日 1 剂。同时合用阿拉坦五味丸清利湿热,健胃愈疡胶囊和胃止痛,金明和胃胶囊通便解毒。

二诊:2015 年 2 月 1 日。患者脘腹疼痛,气窜感减轻,嗳气,反酸烧心减轻,纳可,寐可,大便 1 日 1 行、先干后成形。舌暗红,苔黄腻,脉弦滑。调方如下:

石膏 30g,黄芩 9g,黄连 12g,栀子 9g,瓦楞子 15g,海螵蛸 15g,浙贝母 12g,牡蛎 20g,姜黄 9g,清半夏 12g,枳实 12g,川朴 15g,绞股蓝 9g,旋覆花 9g,代赭石 12g,炒莱菔子 15g,黄柏 9g,藿香 9g,茵陈 9g,青黛 9g,生地黄 9g,儿茶 9g,牡丹皮 9g。煎服法同前。

三诊:2015 年 2 月 15 日。患者偶有胃脘绞痛,下腹胀痛,纳可,寐可,大便 1 日 1 行、质偏干,舌暗红,苔薄黄腻,左脉弦滑。调方如下:

姜黄 9g,清半夏 12g,枳实 12g,川朴 15g,绞股蓝 9g,炒莱菔子 15g,生地黄 9g,牡丹皮 9g,石膏 30g,黄芩 9g,黄连 12g,栀子 9g,瓦楞子 15g,海螵蛸 15g,浙贝母 12g,牡蛎 20g,木香 9g,延胡索 9g,藿香 9g,茵陈 9g,儿茶 9g,黄柏 9g,青黛 9g,旋覆花 9g,代赭石 15g。煎服法同前。

四诊:2015 年 3 月 3 日。患者食后胃痛不明显,偶嗳气较前减轻,烧心不反酸,右侧少腹疼痛减轻,纳可,寐安,大便 1 日 2 行、质可,舌暗红,苔薄黄腻。调方如下:

香附 15g,苏梗 15g,青皮 15g,柴胡 15g,甘草 6g,代赭石 15g,炒莱菔子 15g,旋覆花 9g,石膏 30g,黄芩 9g,黄连 12g,栀子 9g,瓦楞子 15g,海螵蛸 15g,

浙贝母12g,牡蛎20g,厚朴9g,木香9g,延胡索9g,黄柏9g,藿香9g,茵陈9g,儿茶9g,青黛9g,生地黄9g,牡丹皮9g。

按语:本患者肝郁气滞,横逆犯脾、胃,气机逆乱,升降失职,脾胃失健,水津不布,气机不利,水湿痰饮食积不化,日久蕴热成毒,气滞络阻,血不养经,胃失滋养,故而发病。肝郁气滞,横逆犯脾、胃,气机逆乱,升降失职,故见胃脘胀,有气窜感,嗳气;不通则痛,故见胃脘疼痛;气郁化热,湿热内蕴,则大便不畅;肝失条达,气逆犯胃,则烧心、反酸;舌暗红,苔黄腻,脉弦滑,均是气滞湿热中阻之象。在治疗过程中,以"浊毒"理论为依据,先后采用了疏肝理气、化湿醒脾、解毒化浊、健脾和胃、活血化瘀等治法。

医案十一

王某,男,51岁,已婚。初诊:2014年4月9日。

主诉:间断嗳气腹胀年余。

现病史:患者1年前无明显诱因出现嗳气腹胀,纳可,寐可,大便质可,小便可。舌质红,苔薄黄。为求治疗,遂来我院就诊。现主症:嗳气腹胀,纳可,寐可,大便质可,小便可。舌质红,苔薄黄,脉弦滑。

既往史:既往体健,否认肝炎、结核、伤寒等传染病史。无高血压史。否认手术、外伤、输血史。预防接种史不详。过敏史不详。

家族史:父亲曾患食管癌。

查体:T 36.1℃,R 20次/min,P 75次/min,BP 112/71mmHg。发育正常,营养可,体重72kg。全身黏膜未见黄染及出血点,浅表淋巴结未触及肿大。咽无充血,双扁桃体不大。心肺检查未见异常。腹平软,未见剑突下压痛,无肌紧张及反跳痛,肝脾未触及,墨菲征(-),肠鸣音正常存在。脊柱、四肢及神经系统检查未见异常。

实验室检查:2012年12月22日在北京大学第三医院做结肠镜检查,结果示升结肠息肉。结肠镜病理结果示(升结肠70cm息肉)管状腺瘤Ⅰ~Ⅱ级。胃镜显示食管裂孔疝、慢性萎缩性胃炎伴肠化生;病理结果示胃角中度肠化生,胃体小弯多灶性出血,灶性淋巴组织增生。于2013年12月2日在首都医科大学附属北京友谊医院做结肠镜检查,报告示结直肠息肉(山田Ⅰ型),病理结果示粟粒大结肠黏膜组织1块、呈慢性炎症;胃镜报告显示慢性萎缩性胃炎伴糜烂,病理结果显示胃窦轻度肠化生及灶性腺管上皮轻度非典型增生、胃角中度肠化生。五诊后,于2014年7月22日在首都医科大学附属北京友谊医院做胃镜检查,结果示慢性萎缩性胃炎;病理结果示胃角后壁中度慢性萎缩性炎,伴轻度肠上皮化生,胃窦小弯慢性浅表性炎症,伴轻度肠化生;Hp(-)。

中医诊断:胃痞(浊毒中阻,胃络血瘀)。

西医诊断:①慢性萎缩性胃炎伴中度肠化生;②食管裂孔疝;③灶性淋巴组织增生;④结直肠息肉。

治法:化浊解毒,行气活血。

方药:百合 12g,乌药 12g,当归 9g,白芍 30g,川芎 9g,白术 6g,云苓 15g,鸡内金 15g,紫豆蔻 12g,三七粉 2g^(冲服),白花蛇舌草 15g,半枝莲 15g,半边莲 15g,茵陈 15g,藿香 15g,厚朴 15g,黄芩 10g,黄连 3g,苦参 6g,板蓝根 15g,鸡骨草 10g,绞股蓝 6g,木香 9g,焦三仙各 9g,石榴皮 12g,砂仁 9g,枳实 9g,半夏 9g,香附 9g,扁豆 9g,全蝎 9g,蜈蚣 2g。每日 1 剂,文火煎煮 2 次,每次 40 分钟,共取汁 400ml,早、晚饭前半小时温服。

二诊:2014 年 4 月 19 日。胃胀嗳气较前减轻,偶有夜间胃脘不适,寐可,纳可,大便可 1 日 2 行,舌暗红,苔薄黄,脉弦滑。调方如下:

百合 12g,乌药 12g,当归 9g,白芍 30g,川芎 9g,白术 6g,云苓 15g,鸡内金 15g,紫豆蔻 12g,三七粉 2g^(冲服),白花蛇舌草 15g,半枝莲 15g,半边莲 15g,茵陈 15g,藿香 15g,厚朴 15g,黄芩 10g,黄连 3g,苦参 6g,板蓝根 15g,鸡骨草 10g,绞股蓝 6g,丹参 9g,木香 9g,焦三仙各 9g,石榴皮 15g,砂仁 9g,半夏 9g,香附 9g,扁豆 9g,全蝎 9g,蜈蚣 2g。煎服法同前。

三诊:2014 年 5 月 19 日。患者未诉明显不适,寐可,纳可,大便可,1 日 2 行,舌暗红,苔薄黄,脉弦滑。调方如下:

百合 12g,乌药 12g,当归 9g,白芍 30g,川芎 9g,白术 6g,云苓 15g,鸡内金 15g,紫豆蔻 12g,三七粉 2g^(冲服),白花蛇舌草 15g,半枝莲 15g,半边莲 15g,茵陈 15g,藿香 15g,厚朴 15g,黄芩 10g,黄连 3g,苦参 6g,板蓝根 15g,鸡骨草 10g,绞股蓝 6g,牡丹皮 9g,枳实 15g,炒莱菔子 12g,木香 9g,砂仁 9g,半夏 9g,香附 9g,扁豆 9g,全蝎 9g,蜈蚣 2g。煎服法同前。

四诊:2014 年 6 月 19 日。患者未诉明显不适,寐可,纳可,大便可,1 日 2 行,舌暗红,苔薄黄,脉弦滑。调方如下:

百合 12g,乌药 12g,当归 9g,白芍 30g,川芎 9g,白术 6g,云苓 15g,鸡内金 15g,紫豆蔻 12g,三七粉 2g^(冲服),白花蛇舌草 15g,半枝莲 15g,半边莲 15g,茵陈 15g,藿香 15g,厚朴 15g,黄芩 10g,黄连 3g,苦参 6g,板蓝根 15g,鸡骨草 10g,绞股蓝 6g,山甲珠 3g,土鳖虫 6g,壁虎 6g,牡丹皮 9g,炒莱菔子 12g,砂仁 9g,半夏 9g,扁豆 9g,全蝎 9g,蜈蚣 2g。

五诊:2014 年 7 月 19 日。患者未诉明显不适,寐可,纳可,大便可 1 日 2 行,舌暗红,苔薄黄,脉弦滑。调方如下:

百合 12g,乌药 12g,当归 9g,白芍 30g,川芎 9g,白术 6g,云苓 15g,鸡内金 15g,紫豆蔻 12g,三七粉 2g^(冲服),白花蛇舌草 15g,半枝莲 15g,半边莲 15g,茵陈 15g,藿香 15g,厚朴 15g,黄芩 10g,黄连 3g,苦参 6g,板蓝根 15g,鸡骨草 10g,绞

股蓝 6g,土鳖虫 6g,黄芪 12g,壁虎 6g,山甲珠 3g,砂仁 9g,半夏 9g,全蝎 9g,蜈蚣 2g。煎服法同前。

按语:本例患者浊毒中阻,胃络血瘀。李佃贵根据多年的临床经验及对浊毒的潜心研究,采用化浊解毒、行气活血法取得了满意的效果。方中用白花蛇舌草、半枝莲、半边莲、茵陈等化浊解毒,使浊毒之邪从大便而出。

医案十二

李某,男,61 岁,已婚。初诊:2006 年 11 月 6 日。

主诉:间断胃脘胀满 10 年余,加重伴烧心、反酸 3 年。

现病史:患者于 10 年前无明显诱因出现胃脘胀满,口干口苦,未予重视。后病情时有反复,于 2005 年 3 月 23 日在中国人民解放军海军总医院(现中国人民解放军总医院第六医学中心)查电子胃镜示贲门炎、胆汁反流性胃炎、十二指肠球炎。Hp(-)。于 2006 年 3 月 12 日到 3 月 17 日因发热、咳嗽、烧心、反酸在中国人民解放军第二炮兵总医院(现中国人民解放军火箭军特色医学中心)住院治疗,其间用药不详。在住院期间查电子胃镜示慢性萎缩性胃炎伴肠化生;病理结果示(胃窦)中度慢性萎缩性胃炎伴中度肠化生,(胃角)中度慢性浅表性胃炎伴中度肠化生,(体小弯及体大弯)轻度慢性浅表性胃炎。于 2006 年 6 月 22 日在中国人民解放军总医院查电子胃镜示萎缩性胃炎伴胆汁反流伴糜烂;病理结果示胃(窦前壁)幽门型黏膜慢性炎症,伴部分腺体肠化生,增生显著。曾自服奥美拉唑胶囊、颠茄片、香砂养胃丸、胃舒平(复方氢氧化铝)、胃乐新等药物,有时症状可缓解。为求系统治疗,故来我院就诊。现主症:胃脘胀满,烧心,反酸,口干口苦,嗳气,两胁胀满。

既往史:既往无肝炎及结核病史。既往高血压 3 级;冠心病,陈旧性下壁心肌梗死,心功能Ⅰ级。预防接种史不详。

查体:T 36.1℃,P 83 次/min,BP 155/100mmHg。发育正常,营养中等,全身皮肤黏膜未见黄染及出血点,浅表淋巴结无肿大,咽部无充血,双扁桃体不大,甲状腺不大,心肺无异常,腹平软,未触及包块,肝脾未触及,剑突下压痛,脊柱、四肢及神经系统未见异常。舌紫红,苔薄黄,有瘀斑,脉沉弦细。

实验室检查:2005 年 3 月 23 日在中国人民解放军海军总医院查电子胃镜示贲门部四壁黏膜充血、有白斑,血管纹理紊乱;胃底散点状充血、空腹胃液量中、色黄浊,胃体蠕动差,黏膜水肿,胃窦黏膜散在陈旧出血点、轻度充血;幽门开放欠佳;十二指肠球部黏膜大弯有充血斑。诊断为贲门炎、胆汁反流性胃炎、十二指肠球炎。Hp(-)。2006 年 3 月 16 日在中国人民解放军第二炮兵总医院查电子胃镜示食管黏膜欠光滑,血管网模糊,贲门口松弛,贲门黏膜不光滑。胃体色泽红白相间,以白为主,胃体大弯可见一息肉,直径 0.3cm,表面光滑,色同周;小弯侧见一黄色结节,直径 0.2cm,表面不光滑;胃窦黏膜色泽欠光滑,以白为主,血管透见;幽门水肿;其余部位均未见异常。诊断为慢性萎缩性胃炎伴肠化生。病理结果示(胃窦)中度慢性萎缩性胃炎伴中度肠化生;(胃角)中度慢性浅表性胃炎伴中度肠化生;(体小弯及体大弯)轻度慢性浅表性胃炎。2006 年 6 月 22 日在中国人民解放军总医院查电子胃镜示胃窦黏膜红白相间,以白为主,散在痘疹样隆起,直径 0.2~0.3cm,窦体交界处有胆汁染色,于胃窦前壁疣状隆起处取活检 2 块,组织软,弹性好;其余部位均未见异常。诊断为萎缩性胃炎伴胆汁反流伴糜烂。病理结果示胃(窦前壁)幽门型黏膜慢性炎症,伴部分腺体肠化生,增生显著。

中医诊断:胃痞(气滞湿阻,胃络血瘀)。

西医诊断:①萎缩性胃炎伴胆汁反流伴糜烂;②腺体肠化生。

治法:行气利湿,活血化瘀。

方药:白花蛇舌草 15g,半枝莲 15g,半边莲 15g,茵陈 15g,黄连 12g,板蓝根 15g,绞股蓝 12g,苦参 12g,生石膏 30g,鸡骨草 15g,黄芩 12g,炒莱菔子 15g,三七粉 2g$^{(冲服)}$,川朴 15g,枳实 15g,砂仁 15g,紫豆蔻 15g,槟榔 15g,鸡内金 15g,瓜蒌皮 15g,生薏苡仁 15g,全蝎 9g。上药文火煎煮 2 次,每次 40 分钟,共取汁 400ml,早、晚饭前半小时温服,每日 1 剂。

二诊:2006 年 11 月 13 日。患者烧心及反酸减轻,时有右胸及右背部憋闷不适,时有隐痛及嗳气,口干口苦,大便正常。舌淡红,苔薄黄腻,脉弦细滑。调方如下:

白花蛇舌草 15g,半枝莲 15g,半边莲 15g,茵陈 15g,砂仁 15g,三七粉 2g$^{(冲服)}$,板蓝根 15g,苦参 12g,紫豆蔻 15g,黄连 12g,绞股蓝 12g,黄芩 12g,生石膏 30g,鸡骨草 15g,全蝎 9g,瓜蒌皮 15g,生薏苡仁 15g,鸡内金 15g,牡丹皮 12g,柴胡 15g,延胡索 15g。煎服法同前。

三诊:2006 年 12 月 4 日。患者烧心及反酸减轻,口干口苦缓解,时有右胁下及右肩部胀满不适,大便有时干,1 日 1 行,舌红苔薄黄,脉弦滑。调方如下:

白花蛇舌草 15g,半枝莲 15g,半边莲 15g,茵陈 15g,砂仁 15g,三七粉 2g$^{(冲服)}$,板蓝根 15g,苦参 12g,紫豆蔻 15g,黄连 12g,绞股蓝 12g,黄芩 12g,生石膏 30g,鸡骨草 15g,全蝎 9g,蜈蚣 2 条,皂角刺 6g,瓜蒌皮 15g,鸡内金 15g,生薏苡仁 15g,延胡索 15g,柴胡 15g,鸡内金 15g,丹参 20g。煎服法同前。

四诊:2006 年 12 月 28 日。患者右胁下及右肩部胀满减轻,但仍以夜间为甚,大便正常。舌红,苔薄黄,脉弦细滑。调方如下:

白花蛇舌草 15g,半枝莲 15g,半边莲 15g,茵陈 15g,砂仁 15g,黄连 12g,板蓝根 15g,苦参 12g,生石膏 30g,绞股蓝 12g,鸡骨草 15g,黄芩 12g,蜈蚣 2 条,皂角刺 6g,全蝎 9g,紫豆蔻 15g,瓜蒌皮 15g,生薏苡仁 15g,鸡内金 15g,延胡索

15g,三七粉 2g^(冲服),田基黄 15g,丹参 20g。煎服法同前。

五诊:2007 年 3 月 19 日。患者时有胃脘不适,右胁下时有疼痛不适,口干,大便稍干,1 日 1 行,舌红,苔薄黄,脉弦细滑。于 2007 年 2 月 27 日在中国人民解放军总医院复查电子胃镜示胃窦黏膜可见散在点状红斑,未见糜烂及溃疡;其余部位均未见异常。诊断为非萎缩性胃炎。调方如下:

白花蛇舌草 15g,香附 15g,苏梗 15g,青皮 15g,砂仁 15g,生石膏 30g,蜈蚣 2 条,全蝎 9g,紫豆蔻 12g,三七粉 2g^(冲服),鸡内金 15g,柴胡 15g,皂角刺 6g,瓜蒌皮 15g,甘草 6g,生薏苡仁 15g,延胡索 15g,丹参 20g,百合 12g,田基黄 15g,乌药 12g,当归 9g,川芎 9g,白芍 30g,云苓 15g,白术 6g。煎服法同前。

按语:慢性胃炎是由各种病因引起的胃黏膜慢性炎症,多与幽门螺杆菌感染、饮食和环境因素、自身免疫等有关。中医学根据本病的症状将其归入"痞满""胃脘痛"等范畴,认为其病机多为表邪入里、食滞中阻、痰湿阻滞、七情失和、脾胃虚弱等。本患者肝郁气滞,横逆犯脾、胃,气机逆乱,升降失职,脾胃失健,水津不布,气机不利,水湿痰饮食积不化,日久蕴热成毒,气滞络阻,血不养经,胃失滋养,故而发病。肝郁气滞,横逆犯脾、胃,气机逆乱,升降失职,故见胃脘和两胁胀满、嗳气;气郁化热,湿热内蕴,则口干口苦;肝失条达,气逆犯胃,则烧心、反酸;舌紫红,苔薄黄,有瘀斑,脉沉弦细,均是气滞湿阻、胃络血瘀之象。本患者疗效明显,于 2007 年 2 月 27 日在中国人民解放军总医院复查电子胃镜示胃窦黏膜可见散在点状红斑,未见糜烂及溃疡;其余部位均未见异常。诊断为非萎缩性胃炎。

医案十三

武某,男,44 岁,已婚。初诊:2008 年 3 月 12 日。

主诉:胃脘不适,怕冷 7~8 年,加重伴口苦、口臭、消瘦 20 余天。

现病史:患者七八年前无明显诱因出现胃脘不适,怕冷,于当地多家医院就诊,未见好转。于 2005 年 5 月 12 日在西安市中心医院做胃镜检查,诊断为慢性萎缩性胃窦炎、十二指肠球部息肉;病理示胃体黏膜轻度慢性炎症。Hp(−)。经治疗后症状时轻时重,近 20 天患者出现口苦口臭,纳少,怕冷,大便干,为求彻底治愈,慕名而来。现主症:胃脘不适,怕冷,口苦口臭,纳少,日食 1~2 两,怕冷,大便干,平素 4~5 日 1 行,近 6 天大便未行,小便调。舌暗红,苔黄腻,脉弦细。

既往史:既往体健,否认肝炎、结核、伤寒等传染病史。否认手术、外伤、输血史。预防接种史不详。

查体:发育正常,营养欠佳。全身黏膜未见黄染及出血点,浅表淋巴结未触及肿大。咽无充血,双扁桃体不大。心肺检查未见异常。腹平软,剑突下压痛,无肌紧张及反跳痛,肝脾未触及,墨菲征(-),肠鸣音正常存在。脊柱、四肢及神经系统检查未见异常。

实验室检查:2005年5月12日在西安市中心医院做胃镜检查,诊断为慢性萎缩性胃窦炎、十二指肠球部息肉;病理示胃体黏膜轻度慢性炎症,Hp(-)。

中医诊断:胃痞(浊毒内蕴,气滞血瘀)。

西医诊断:①慢性萎缩性胃窦炎;②十二指肠球部息肉。

治法:化浊解毒,行气活血。

方药:半枝莲15g,半边莲15g,茵陈15g,佩兰12g,黄芩12g,黄连12g,藿香15g,荷叶15g,佛手15g,砂仁15g,荜茇9g,白花蛇舌草15g,肉桂12g,百合12g,乌药12g,当归9g,川芎9g,三七粉2g$^{(冲服)}$。每日1剂,文火煎煮2次,每次40分钟,共取汁400ml,早、晚饭前半小时温服。同时配合服用茵连和胃颗粒及六味能消胶囊。

二诊:2008年3月15日。患者大便已解,口苦口臭及怕冷减轻,仍纳少,日食1~2两,寐安,小便调,舌暗红,苔黄腻,脉弦细。患者症状减轻,效不更方。

三诊:2008年3月19日。药后症减,胃脘不适减轻,口苦口臭明显减轻,仍纳少,日食1~2两,寐可,大便干,1日1行,小便调,舌暗红,苔黄腻,脉弦细。调方如下:

黄芩12g,黄连12g,半枝莲15g,半边莲15g,佛手15g,砂仁15g,荜茇9g,白花蛇舌草15g,肉桂12g,百合12g,乌药12g,当归9g,川芎9g,三七粉2g$^{(冲服)}$,茵陈15g,菟丝子15g。煎服法同前。

四诊:2008年4月2日。服药后口苦口臭消失,胃脘不适,怕冷减轻,纳增,寐可,大便干,3日1行,小便调,舌红,苔薄黄腻,脉弦细。调方如下:

黄芩12g,黄连12g,半枝莲15g,半边莲15g,佛手15g,砂仁15g,白花蛇舌草15g,川朴15g,百合12g,乌药12g,当归9g,枳实15g,川芎9g,三七粉2g$^{(冲服)}$,茵陈15g,莱菔子15g,仙茅15g。煎服法同前。

五诊:2008年4月16日。近日病情反复,大便4日未行,晨起口苦,不欲食,纳差,寐可,舌红,苔薄黄,脉弦细。调方如下:

黄芩12g,黄连12g,半枝莲15g,半边莲15g,佛手15g,砂仁15g,白花蛇舌草15g,川朴15g,百合12g,乌药12g,当归9g,枳实15g,川芎9g,三七粉2g$^{(冲服)}$,茵陈15g,莱菔子15g,仙茅15g,芦荟1g。煎服法同前。

六诊:2008年4月18日。患者诉大便已解,色黑,量多,现无口苦,胃脘部无明显不适,纳增,寐可,小便调,舌红,苔薄黄,脉弦细。患者病情好转,继服上方。

按语:慢性萎缩性胃窦炎病位在胃,与肝之疏泄、脾之升清、胃之降浊均有联系。治疗本病多宜化浊解毒。方中化浊、消浊、降浊随证加减,临床多有效验。

医案十四

任某,女,42 岁,已婚。初诊:2006 年 4 月 17 日。

主诉:间断胃脘胀满 7 个月,加重 10 天。

现病史:患者 2005 年因上腹部胀满、嗳气、进食差并逐渐消瘦、面色苍白、乏力等,在河北省中医院做电子胃镜等检查,确诊为"慢性萎缩性胃炎",给予"中药"口服,症状好转后停药。近半年来上述症状加重,自服"多酶片、肝铁糖衣片、维生素 C"等治疗,效果不明显。近 10 天胃脘胀满加重,伴有痞闷、隐痛,故来就诊。现患者胃脘痞满、偶有隐痛、食后加重,口干、纳呆,大便干、2~3 日 1 行,舌紫红,苔黄腻,脉弦滑。

既往史:否认高血压、糖尿病病史;无肝炎、结核及其他传染病史;无外伤、手术史。

个人史:生于原籍,住地无潮湿之弊,条件尚可。

婚育史:25 岁结婚,育 1 子 1 女,身体尚健。

查体:T 36.5℃,R 22 次 /min,P 82 次 /min,BP 110/90mmHg。发育正常,体形消瘦,全身皮肤黏膜无黄染,心肺无异常;腹部平软,未见肠型、胃型蠕动波,无腹壁静脉曲张。全腹无压痛、反跳痛及肌紧张。未触及包块,肝脾肋下未及,肠鸣音正常。

实验室检查:血常规正常。电子胃镜(2005 年 9 月 4 日河北省中医院检查)示慢性浅表 - 萎缩性胃炎,Hp(+);病理诊断为(胃窦)黏膜慢性炎症,腺体肠上皮化生。腹部 B 超示胆囊炎、子宫肌瘤。

中医诊断:胃痞(肝胃不和)。

西医诊断:①慢性萎缩性胃炎伴肠上皮化生;②胆囊炎;③子宫肌瘤。

治法:疏肝理气,和胃降逆。

方药:香附 15g,苏梗 15g,青皮 15g,柴胡 15g,甘草 6g,姜黄 9g,川朴 15g,枳实 20g,清半夏 12g,绞股蓝 9g,砂仁 9g,莱菔子 15g,槟榔 12g,瓜蒌 15g,芦荟 0.5g。7 剂,水煎服,每日 1 剂,分 2 次温服。

医嘱:按时服药,定期复查电子胃镜。进软食,忌辛辣刺激之品,戒怒。

二诊:药后患者胃脘胀满痞闷、隐痛缓解,现时有两胁隐痛、烧心、反酸,大便稀,1 日 1 行,尿稍黄,舌淡紫,苔薄黄,脉弦细。

治法:疏肝理气,和胃降逆。

方药:香附 15g,苏梗 15g,青皮 15g,柴胡 15g,甘草 6g,姜黄 9g,川朴 15g,枳实 20g,清半夏 12g,绞股蓝 9g,瓜蒌 15g,黄连 15g,广木香 9g,砂仁 9g,白花蛇舌草 15g,焦槟榔 12g,炒莱菔子 15g,芦荟 0.5g。7 剂,水煎服,每日 1 剂,分 2 次温服。

三诊：患者胃脘胀满痞闷、隐痛，食后加重，伴有嗳气，时有烧心、口干，大便稀，1日1行，舌红，苔薄黄、根部微腻，脉弦细。复查电子胃镜（2006年7月31日河北省中医院）示慢性浅表-萎缩性胃炎；病理诊断为胃底黏膜慢性炎症，灶性腺体肠上皮化生。

治法：养肝和胃，疏肝理气。

方药：百合12g，乌药12g，当归9g，川芎9g，白芍20g，云苓15g，白术6g，紫豆蔻12g，鸡内金15g，三七粉2g（冲服），柴胡15g，槟榔15g，炒莱菔子15g，川朴15g，枳实15g，砂仁9g，清半夏12g，麦冬15g。水煎服，每日1剂，分2次温服。

以此方为基础辨证加减服药治疗1年。

四诊：患者胃脘时有胀满痞闷，偶有烧心，后背麻木，咽堵，大便稀，1日1行，舌红，苔薄黄腻，脉弦细。

治法：化浊解毒，疏肝和胃。

方药：白花蛇舌草15g，半枝莲15g，半边莲15g，茵陈15g，板蓝根15g，苦参12g，黄药子12g，黄芩12g，黄连12g，绞股蓝12g，鸡骨草15g，桔梗12g，射干12g，山豆根15g，玄参12g，清半夏12g，川朴9g，紫苏12g，云苓12g，砂仁15g，紫豆蔻15g，鸡内金15g。7剂，水煎服，每日1剂，分2次温服。辨证加减服用1个月。

五诊：患者以烧心为主，咽堵较明显。大便头干，排便不爽，舌紫红，苔薄黄微腻，脉沉细。复查电子胃镜（2007年6月19日河北医科大学第四医院）示慢性浅表性胃炎。

治法：清胃制酸，化痰利咽。

方药：生石膏20g，黄连9g，黄芩9g，栀子9g，牡蛎20g，瓦楞子15g，浙贝母12g，海螵蛸15g，桔梗15g，玄参12g，锦灯笼12g，射干12g，半夏9g，川朴15g，紫苏12g，云苓15g，砂仁15g，紫豆蔻15g。7剂，水煎服，每日1剂，分2次温服。

按语：患者初期以胃脘痞满为主要临床表现，中医辨证为肝气郁滞、气滞犯胃，故治疗上以疏肝理气、和胃降逆为主。经治疗，患者胃脘痞满明显好转，气机通畅。因本病主要病机为肝胃不和，此阶段治疗主要以养肝和胃为主。辨证治疗1年，患者总体状态良好，但余症不清，中医辨证为浊毒内蕴，治疗以化浊解毒为主，经治疗患者症状明显好转，主要以烧心为临床表现，中医辨证为胃热，后期治疗以清胃热为主。患者2年来积极配合治疗，终由慢性浅表-萎缩性胃炎伴有肠化生，转变为慢性浅表性胃炎，肠化生消失。

医案十五

冯某，女，68岁，已婚。初诊：2006年12月25日。

主诉：间断性胃脘部隐痛4个月余，加重7天。

现病史：患者 4 个月前因饮食不节出现胃脘部隐痛，自服胃康灵、气滞胃痛颗粒等，效果欠佳，遂慕名来我院就诊。现主症：胃脘部隐痛，无规律，烧心，反酸，嗳气，无口干、口苦，纳差，寐可，大便可，1 日 1 行。舌红，苔薄黄，脉弦滑。

既往史：既往体健，否认肝炎、结核、伤寒等传染病史；否认手术、外伤、输血史；预防接种史不详。

查体：T 36.5℃，R 16 次/min，P 72 次/min，BP 160/80mmHg。发育正常，营养中等，自动体位，全身皮肤无黄染及出血点，浅表淋巴结无肿大，巩膜无黄染，咽部无充血，双侧扁桃体不大，气管居中，甲状腺不大，心肺无异常，腹平软，无压痛、反跳痛及肌紧张，未触及包块，肝脾未触及，剑突下有压痛，脊柱、四肢及神经系统未见异常。

实验室检查：2006 年 12 月 14 日在北京大学第三医院做电子胃镜检查示食管、贲门均(-)；胃底黏液湖量清，胃体花斑，角切迹整齐，胃窦黏膜粗糙不平，可见小区扩大；窦小，窦后多发平坦糜烂，0.2~0.3cm，胃蠕动好，幽门正常；十二指肠球部及降部未见异常。诊断为慢性萎缩性胃炎伴多发糜烂。病理报告示窦小弯移行部重度萎缩性胃炎伴重度肠化生、轻度异型增生，窦后壁移行部轻度慢浅炎症，体小弯灶性出血、表面上皮脱落。腹部彩超(肝、胆、胰、脾、胃)示胃内未见结石，肝、胆、胰、脾未见明显异常。

中医诊断：胃脘痛(肝胃不和，浊毒内蕴)。

西医诊断：重度萎缩性胃炎伴重度肠化生、轻度异型增生。

治法：解毒化浊，养肝和胃。

方药：百合 15g，乌药 9g，当归 12g，川芎 9g，白芍 20g，云苓 15g，白术 9g，砂仁 15g，紫豆蔻 15g，全蝎 6g，瓜蒌 15g，清半夏 12g，鸡内金 15g，黄连 12g，半枝莲 15g，白花蛇舌草 15g，三七粉 2g^(冲服)。每日 1 剂，文火煎煮 2 次，每次 40 分钟，共取汁 400ml，早、晚饭前半小时温服。同时配服芍地和胃颗粒，一次 1 袋，一日 3 次。

二诊：2007 年 1 月 10 日。胃脘部隐痛，偶有烧心，纳呆，大便可，1 日 1 行。舌红，苔薄黄，脉弦细滑。调方如下：

全蝎 9g，炒莱菔子 15g，焦槟榔 15g，鸡内金 15g，瓦楞粉 20g，延胡索 15g，沙参 12g，百合 15g，黄连 12g，乌药 9g，当归 12g，川芎 9g，白芍 20g，云苓 15g，白术 9g，砂仁 15g，紫豆蔻 15g，瓜蒌 15g，清半夏 12g，半枝莲 15g，白花蛇舌草 15g，三七粉 2g^(冲服)。煎服法同前。

三诊：2007 年 3 月 3 日。服上方 60 剂，药后症减。近日出现左侧胁部胀满疼痛，左耳鸣，略有烧心，纳食好转，大便可，1 日 1 行。舌红，苔薄黄，舌尖有瘀斑，脉弦细数。调方如下：

全蝎 9g,蜈蚣 2 条,白花蛇舌草 15g,半枝莲 15g,三棱 9g,郁金 12g,柴胡 15g,香附 15g,延胡索 15g,当归 12g,川芎 9g,白芍 30g,云苓 15g,白术 9g,砂仁 15g,鸡内金 15g,三七粉 2g^(冲服)。煎服法同前。

四诊:2007 年 5 月 17 日。服上方 60 剂,药后症减。偶有胃脘部隐痛及烧心。近日出现头痛,乏力,口干不欲饮,纳可,大便可,1 日 1 行。舌红,苔薄黄,脉弦细滑。调方如下:

佛手 12g,延胡索 15g,白芷 12g,蒲公英 12g,王不留行 15g,皂角刺 6g,广木香 9g,炒莱菔子 15g,柴胡 12g,赤白芍各 20g,香附 15g,黄连 9g,全蝎 9g,蜈蚣 2 条,白花蛇舌草 15g,三棱 9g,当归 12g,川芎 9g,砂仁 15g,鸡内金 15g,三七粉 2g^(冲服)。煎服法同前。

五诊:2007 年 6 月 20 日。服上方 30 剂后,头痛及胃脘部疼痛减轻。现仍偶有烧心,近日口干不欲饮,纳可,大便可,1 日 1 行。舌红,苔薄黄,脉弦细。北京大学第三医院(2007 年 6 月 19 日)做电子胃镜检查示食管、贲门均(-);胃底黏膜花斑,黏液湖量清,胃体部黏膜花斑,角切迹欠光整、不平,胃窦黏膜花斑、不平,多发痘疮样糜烂,散在陈旧性出血点,幽门正常;十二指肠球部及降部未见异常。诊断为慢性萎缩性胃炎伴糜烂、肠化生。病理诊断:幽门前区轻度慢性炎症伴轻度糜烂;"幽门后壁"移行部黏膜轻度慢性炎症;窦小弯浅层黏膜轻度慢性炎症;"角切迹"轻度慢浅炎症,体下部小弯轻度慢浅炎症。为了巩固疗效,改善自觉症状,调方如下:

柴胡 15g,郁金 12g,浙贝母 15g,瓦楞粉 30g,生石膏 30g,陈皮 12g,黄连 12g,黄芩 12g,全蝎 9g,三棱 12g,丹参 15g,延胡索 15g,当归 12g,白芍 20g,白芷 9g,三七粉 2g^(冲服)。

六诊:2007 年 7 月 22 日。现胃脘部无明显不适,偶有烧灼感,口干不欲饮,纳可,大便可,1 日 1 行。舌红,苔薄黄,脉弦滑。调方如下:

丹参 15g,檀香 9g,砂仁 15g,广木香 9g,延胡索 15g,当归 12g,白芍 20g,云苓 15g,白术 9g,佛手 12g,白芷 9g,三棱 12g,莪术 9g,苍术 12g,全蝎 9g,生薏苡仁 20g,鸡内金 15g,炒莱菔子 15g,三七粉 2g^(冲服)。煎服法同前。

七诊:2007 年 8 月 26 日。仍口干,近日出现左胁下疼痛,大便调。舌红,苔薄黄,脉弦细。调方如下:

茵陈 15g,虎杖 15g,龙胆 15g,五味子 15g,垂盆草 15g,白花蛇舌草 15g,白英 9g,半枝莲 15g,田基黄 15g,瓦楞粉 30g,黄连 12g,全蝎 9g,三棱 12g,丹参 15g,延胡索 15g,当归 12g,白芍 20g,三七粉 2g^(冲服)。煎服法同前。

八诊:2007 年 9 月 13 日。现无明显不适,稍有口干。纳可,寐可,大便可,1 日 1 行。舌红,苔薄黄,脉弦细。调方如下:

当归 15g,赤芍 15g,白芍 15g,海螵蛸 20g,百合 15g,乌药 9g,柴胡 15g,郁

金12g,延胡索15g,茵陈15g,垂盆草15g,白花蛇舌草15g,白英9g,黄连12g,全蝎9g,三棱12g,丹参15g,三七粉2g^(冲服)。煎服法同前。

按语：本患者经电子胃镜及病理活检确诊为重度萎缩性胃炎伴重度肠化生、轻度异型增生。经我院中医药系统治疗后,病理所见由萎缩、增生、肠化生转为慢性炎症。中医认为,本病属"胃脘痛"范畴,一般认为其成因多由饮食所伤,情志不舒,导致肝胃不和,胃气失和,通降失职,浊邪内停;日久则脾失健运,水湿不化,郁而不解,蕴积成热,热壅血瘀而成毒,形成浊毒内壅之势。热毒伤阴,浊毒瘀阻胃络,导致胃体失去滋润,胃腺萎缩。故选择疏肝理气、和胃降逆、解毒化浊之法,同时配合服用养血柔肝止痛的芍地和胃颗粒调治,遂使胃脘部隐痛、烧心、嗳气等诸顽症逐渐减轻,乃至临床基本治愈。

第六章　胃食管反流病治验

一、概　　述

1. 胃食管反流病的概念　胃食管反流病是指胃或十二指肠内容物反流入食管引起的不适症状和/或并发症,包括反流性食管炎、非糜烂性胃食管反流病、巴雷特(Barrett)食管。典型临床症状为烧心与反流,还可出现胸痛、吞咽困难等。

反流性食管炎属中医学"吐酸""反胃""胃脘痛""嘈杂"等范畴。生理状态下,肝的疏泄功能正常可协助胃的运化而升清降浊,使胃酸的分泌排泄维持正常。若肝失疏泄,气机阻滞,横逆犯胃,导致胃失和降,使胃酸分泌过多,并随胃气上逆至食管而导致吐酸,引发胸骨后烧灼感、烧心感等症状。此外,反流性食管炎与肺亦有一定的相关性。肺主气,主肃降。肺气之肃降有利于胃之通降;肺气上逆可影响中焦气机升降,胃气不和则酸水上泛。因此,反流性食管炎的病位在食管,属胃所主,与肝脾肺三脏关系密切。

2. 胃食管反流病的病因病机　初则多由外邪、饮食、情志不遂所致,病因多单一,病机也单纯,常见饮食停滞、肝气犯胃、肝胃郁热、浊毒内蕴等证候,表现为实证;久则常见由实转虚,如日久损伤脾胃,热邪日久耗伤胃阴,多见脾胃虚弱、胃阴不足等证候,则属虚证。因实致虚,或因虚致实,皆可形成虚实并见证,如胃热兼有阴虚,以及兼夹瘀、食、气滞、痰饮等。本病的病位在胃,与肝脾关系密切,也与胆肾有关。基本病机为浊毒内蕴,胃气阻滞,胃气上逆。

（1）主要病因

1）饮食因素:胃主受纳腐熟水谷,其气以和降为顺,故胃痛的发生与饮食不节关系最为密切。若饮食不节,暴饮暴食,损伤脾胃,饮食停滞,致使胃失和降,胃中气机阻滞,不通则痛;或五味过极,辛辣无度,或恣食肥甘厚味,或饮酒如浆,则伤脾碍胃,蕴湿生热,日久化浊成毒,浊毒内蕴,阻滞气机,以致胃气阻滞,不通则痛,而致胃痛。故《素问·痹论》曰:"饮食自倍,肠胃乃伤。"《医学正传·胃脘痛》曰:"厥初致病之由,多因纵恣口腹,喜好辛酸,恣饮热酒煎煿,复餐寒凉生冷,朝伤暮损,日积月深……故胃脘疼痛。"饮食不节,饥饱无度,或过食肥甘,食滞不化,气机受阻,胃失和降,引起吐酸、胃痛。

2)情志因素:脾胃的受纳运化,中焦气机的升降,有赖于肝之疏泄,《素问·宝命全形论》所说的"土得木而达"即是这个意思。所以病理上就会出现木旺克土,或土虚木乘之变。忧思恼怒,情志不遂,肝失疏泄,肝郁气滞,横逆犯胃,以致胃气失和,胃气阻滞,即可发为胃痛,胃气上逆则见吐酸。所以《杂病源流犀烛·胃病源流》谓:"胃痛,邪干胃脘病也。……惟肝气相乘为尤甚,以木性暴,且正克也。"肝郁日久,或乘脾克胃,致脾胃运化功能失职,中焦失运,水谷不化,水反为湿,谷反为滞,湿滞日久化浊成毒,浊毒内蕴,阻滞气机,以致胃气阻滞,不通则痛;或又可化火生热,邪热犯胃,导致肝胃郁热。

(2)主要病机:胃食管反流病的病位在胃。胃为阳土,为水谷之海,喜润恶燥,乃多气多血之腑,主受纳腐熟水谷,其气以和降为顺;病变涉及肝、脾两脏,肝主疏泄、藏血,脾主运化、统血。饮食、情志等因素致脾胃运化功能失调,脾失运化,胃失受纳,水反为湿,谷反为滞,湿滞蕴久化浊成毒,浊毒内蕴,浊遏毒伏,毒蕴浊中,浊与毒合,胶着难解,阻碍气机运行,造成气机的升降出入失常,或日久入络损胃,或伤阴耗气致胃失所养,而引发本病。

1)胃气壅滞:忧思恼怒,情志不遂,致肝失疏泄,气机郁滞,肝气犯胃,胃失和降,胃气上逆,则见吐酸、嗳气。

2)湿浊中阻:饮食不节或情志不畅致脾失健运,水液内停,湿邪内生,湿邪日久化浊,湿浊困阻中焦,胃失和降,气机阻滞,则见烧心。

3)浊毒内蕴:饮食、情志等因素致脾胃运化功能失调,水反为湿,谷反为滞,湿滞日久化浊成毒,浊毒内蕴,脾胃纳运失司,升降失调,形成胃脘嘈杂。

4)胃络瘀阻:肝胃气滞,气滞血瘀,或久病入络,或离经之血留滞,或浊毒黏滞,致使胃络瘀滞,而成胃痛。

5)胃阴亏虚:素体阴虚,或年老津亏,或热病日久,损伤津液,或久泻久痢,或吐下太过,伤及阴津,或过食辛辣,或过服辛香燥热之品,损伤胃阴,以致胃阴不足,胃失濡润,受纳与和降失司,而成胃痛。

3. 治疗原则

(1)胃气壅滞型

主要证候:胃脘胀痛,烧心、反酸,嗳气频繁,胸闷胁胀,大便不通,舌淡红苔薄白,脉弦。

治则:理气和胃。

方药:香附20g,木香6g,枳实15g,八月札12g,白芍20g,地榆20g。

加减运用:若疼痛明显者,加延胡索、川楝子;大便干燥者,加火麻仁、柏子仁;苔厚腻者,加厚朴、薏苡仁;反酸者,加生牡蛎、胡黄连;胸脘胀闷者,加青皮、陈皮;嗳气频繁者,加石菖蒲、郁金。

（2）湿浊中阻型

主要证候:胃脘隐痛或撑胀,烧心、胸闷,口中黏腻无味,恶心,纳呆食少,大便溏或大便不爽,肢体困重,舌暗红苔腻,脉濡或滑。

治则:祛湿化浊。

方药:石菖蒲 20g,郁金 12g,薏苡仁 10g,豆蔻 12g,茵陈 15g,佩兰 12g。

加减运用:若湿邪有化热之势者,加用蒲公英、黄连,清热化湿解毒;反酸明显者,加生牡蛎、胡黄连;有黑便者,加三七粉、白及、仙鹤草、地榆炭;舌苔厚腻者,加砂仁、藿香、芦根,芳香化浊和胃。

（3）浊毒内蕴型

主要证候:胸骨后灼痛,嗳气,口干口苦,渴不欲饮,或牙龈肿痛,口舌生疮,或心烦不寐,大便干燥,小便黄,舌暗红,苔黄厚或腻,脉弦滑或数。

治则:化浊解毒。

方药:生石膏 15g,黄芩 9g,栀子 6g,黄连 6g,蒲公英 30g,砂仁 12g。

加减运用:若大便干燥,加火麻仁、柏子仁、虎杖、大黄;反酸嘈杂,加生牡蛎、石菖蒲、郁金;阴伤者,加沙参、麦冬、石斛;舌红光剥者,加玄参、生地黄;伴失眠者,加酸枣仁、合欢皮。

（4）胃络瘀阻型

主要证候:胸骨后痛如针刺或如刀割,痛处不移,拒按,可痛彻胸背,肢冷汗出,可有呕血或黑便史,舌质暗红或紫暗,或见瘀斑,脉涩或沉弦。

治则:活血通络。

方药:当归 12g,川芎 9g,丹参 20g,赤芍 20g,姜黄 12g,枳壳 15g。

加减运用:若兼气虚,加白术、党参;泛酸者,加胡黄连、生牡蛎;热盛者,加生石膏、败酱草;兼有黑便者,加三七粉、白及,化瘀止血;兼血虚者,加山茱萸、黄精,补血而不留瘀。

（5）胃阴亏虚型

主要证候:胃脘隐痛不适,烧心反酸,似饥而不欲食,口燥咽干,五心烦热,消瘦乏力,大便干结,舌红少津,苔少或花剥,脉细。

治则:养阴益胃。

方药:百合 20g,乌药 12g,沙参 15g,麦冬 20g,女贞子 20g,石斛 12g。

加减运用:若兼气滞,加香橼、八月札,理气和胃;大便秘结不通,加柏子仁、生地黄、当归;反酸、胃灼热者,加石菖蒲、郁金、生牡蛎、胡黄连。

二、典型病例

医案一

张某,女,52 岁,已婚。初诊:2008 年 7 月 31 日。

主诉:间断胃脘部痞闷,胸骨后烧灼痛 2 个月。

现病史:患者 2 个月前因饮食不规律,生气后出现胃脘痞闷,可以忍受,未曾治疗,后症状逐渐加重,且伴有胸骨后烧灼痛。遂于当地医院就诊,查电子胃镜示反流性食管炎、慢性浅表性胃炎。口服奥美拉唑、多潘立酮后症状未见明显好转,故来就诊。现患者胃脘痞闷、胸骨后烧灼痛、食后加重,反酸、嗳气频、口苦、纳呆,大便质可、2~3 日 1 行,舌红,苔薄黄腻,脉弦细滑。

既往史:否认高血压、糖尿病病史,无肝炎、结核及其他传染病史,无外伤、手术史。

个人史:生于原籍,住地无潮湿之弊,条件尚可。

婚育史:23 岁结婚,育 2 子 1 女,身体尚健。

查体:T 36.5℃,R 22 次 /min,P 80 次 /min,BP 130/80mmHg。发育正常,体形消瘦,全身皮肤黏膜无黄染,心肺无异常;腹部平软,未见肠型、胃型蠕动波,无腹壁静脉曲张。剑突下压痛,无反跳痛及肌紧张。未触及包块,肝脾肋下未及,肠鸣音正常。

实验室检查:血常规正常。电子胃镜(2008 年 7 月 11 日)示反流性食管炎、慢性浅表性胃炎。腹部 B 超示肝胆胰脾双肾未见明显异常。

中医诊断:痞满(肝胃不和,湿热中阻)。

西医诊断:①反流性食管炎;②慢性浅表性胃炎。

治法:养肝和胃,清热化湿。

方药:百合 15g,乌药 12g,川芎 9g,白芍 30g,茯苓 15g,白术 6g,生石膏 30g,浙贝母 15g,瓦楞粉 20g,黄连 15g,瓜蒌 15g,清半夏 12g,枳实 15g,川朴 15g,紫苏 15g,炒莱菔子 15g。7 剂,水煎服,每日 1 剂,分 2 次温服。

医嘱:按时服药,进软食,忌辛辣、刺激之品及甜食,畅情志。避免持重、弯腰等动作,勿穿过紧衣裤。睡眠时抬高床头 15cm,睡前 6 小时勿进食。

二诊:患者胃脘痞闷、胸骨后烧灼痛减轻,纳增,现时反酸,嗳气,口苦,大便可、1 日 1 行,小便调,舌红,苔薄黄腻,脉弦细滑。

治法:疏肝和胃降逆,清热化湿。

方药:瓜蒌 15g,薤白 12g,丹参 15g,生石膏 30g,浙贝母 15g,黄连 15g,海螵蛸 20g,川朴 15g,枳实 15g,香附 15g,紫苏 15g,陈皮 12g,竹茹 9g,半夏 9g,

炒莱菔子 20g,焦槟榔 15g,茵陈 15g,柴胡 12g。7 剂,水煎服,每日 1 剂,分 2 次温服。

三诊:患者胃脘痞闷、胸骨后烧灼痛、反酸、嗳气均明显减轻,口苦亦减轻,纳增,寐安,大便稀、1 日 1 行,小便调,舌红,苔薄黄微腻,脉弦细。

治法:疏肝和胃降逆,清热化湿。

方药:瓜蒌 15g,薤白 12g,丹参 15g,生石膏 30g,黄连 15g,川朴 15g,枳实 15g,香附 15g,紫苏 15g,陈皮 12g,竹茹 9g,半夏 9g,炒莱菔子 20g,焦槟榔 15g,茵陈 15g,柴胡 12g,生薏苡仁 15g。水煎服,每日 1 剂,分 2 次温服。

以此方为基础,辨证加减服药治疗 3 个月,症状基本消失。

按语:反流性食管炎主要表现为胸骨后烧灼感或疼痛、胃食管反流、咽下困难等,属中医学"反酸""烧心""嗳气""胸骨后痛"等范畴。《灵枢·四时气》记载:"善呕,呕有苦……邪在胆,逆在胃,胆液泄则口苦,胃气逆则呕苦。"由此而知,本病病位在食管、胃,并与肝、胆、脾密切相关。反流性食管炎发病机制复杂,但其基本病机为胃失和降。

医案二

王某,女,62 岁,已婚。初诊:2008 年 9 月 1 日。

主诉:间断胃脘胀满 10 余年,加重 1 周。

现病史:患者于 10 年前无明显诱因出现胃脘胀满,自服药物(不详)后缓解。后胃脘胀满反复出现,且症状时轻时重,未予重视及系统诊疗。1 周前,因生气后又出现胃脘胀满,症状较重,且伴有胸骨下段疼痛,服药后症状效果不佳,遂来就诊。做电子胃镜示 Barrett 食管、慢性浅表性胃炎。现胃脘胀满,伴胸骨下段疼痛,食后甚。后背不适,恶心,纳可,寐多梦,大便干稀不调,小便调。舌红,苔薄黄腻,脉弦细滑。

既往史:否认高血压、糖尿病病史,无肝炎、结核及其他传染病史,无外伤、手术史。

个人史:生于原籍,住地无潮湿之弊,条件尚可。

婚育史:25 岁结婚,育 1 子,身体尚健。

查体:T 36.5℃,R 22 次/min,P 80 次/min,BP 130/80mmHg。发育正常,营养中等,全身皮肤黏膜无黄染,心肺无异常;腹部平软,未见肠型、胃型蠕动波,无腹壁静脉曲张。剑突下压痛,无反跳痛及肌紧张。未触及包块,肝脾肋下未及,肠鸣音正常。

实验室检查:血常规正常。电子胃镜(2008 年 9 月 1 日)示 Barrett 食管、慢性浅表性胃炎。电子结肠镜(2008 年 7 月 14 日)示结肠黑变病。腹部 B 超示肝胆胰脾双肾未见明显异常。

中医诊断:痞满(湿热中阻,肝胃不和)。

西医诊断:①Barrett 食管;②慢性浅表性胃炎;③结肠黑变病。

治法:清热化湿,养肝和胃。

方药:百合 15g,乌药 12g,川芎 9g,白芍 30g,茯苓 15g,白术 6g,紫豆蔻 15g,茵陈 15g,黄连 12g,藿香 12g,佩兰 12g,广木香 9g,瓜蒌 15g,薤白 12g,枳实 15g,川朴 15g,三七粉 2g^(冲服),延胡索 12g,五灵脂 15g,蒲黄 9g^(包煎),白芷 15g,蒲公英 12g。7 剂,水煎服,每日 1 剂,分 2 次温服。

医嘱:按时服药,饮食宜规律,忌生冷、辛辣、油腻刺激之品,畅情志。

二诊:患者胃脘胀满、胸骨下段疼痛减轻,恶心消失,后背及右胁胀,纳可,寐差多梦,大便可、1 日 1 行,小便调,舌红,苔薄黄腻,脉弦细滑。

治法:清热化湿解毒,疏肝和胃。

方药:柴胡 12g,当归 12g,白芍 20g,香附 15g,枳实 15g,川朴 12g,紫苏 15g,全蝎 6g,白花蛇舌草 15g,半枝莲 15g,半边莲 15g,板蓝根 15g,黄连 15g。7 剂,水煎服,每日 1 剂,分 2 次温服。

三诊:患者症状基本消失,纳可,寐安,大便可、1 日 1 行,小便调,舌红,苔薄黄,脉弦细。

治法:养肝和胃,化浊解毒。

方药:百合 15g,乌药 12g,川芎 9g,白芍 30g,茯苓 15g,白术 6g,紫豆蔻 15g,全蝎 9g,白花蛇舌草 15g,半枝莲 15g,半边莲 15g,板蓝根 15g,黄连 15g,柴胡 12g,香附 15g,白英 9g。水煎服,每日 1 剂,分 2 次温服。

以此方为基础,辨证加减服药治疗 1 年,症状基本消失,Barrett 食管消失。2009 年做电子胃镜示慢性浅表性胃炎。

按语:Barrett 食管是食管下段的鳞状上皮细胞被胃的柱状上皮细胞所取代的一种病理现象,是反流性食管炎的并发症之一,多于反流性食管炎病程超过 1 年以后发生(也可能不发生)。Barrett 食管是一种癌前病变,激光消融术、电凝疗法、光动力学疗法等远期效果不佳。中医药治疗本病有独特优势,不但可以阻止其继续发展,甚至可以使其逆转。本病例采取辨证与辨病结合的治疗理念,后期主要以解毒药并配合血肉有情之品如全蝎、白花蛇舌草、半边莲、白英等以毒攻毒,取得了理想效果。

医案三

张某,女,52 岁,已婚。初诊 2008 年 7 月 31 日。

主诉:间断胸骨后烧灼痛 2 个月。

现病史:患者 2 个月前因饮食不规律,胸骨后烧灼感,复因情绪不畅,出现胃脘痞闷,症状加重,遂于当地医院就诊,做电子胃镜示反流性食管炎、慢性浅表性胃炎。口服奥美拉唑、多潘立酮后症状未见明显好转,故来就诊。现主症:胸骨后烧灼痛伴有胃脘痞闷、食后加重,反酸、嗳气频、口苦、纳呆,大便质可、2~3日1行,舌红,苔薄黄腻,脉弦细滑。

既往史:否认结核、伤寒等传染病史。否认手术、外伤、输血史。预防接种史不详。

查体:全身皮肤未见黄染及出血点,浅表淋巴结无肿大,巩膜无黄染,咽部无充血,双侧扁桃体不大,气管居中,甲状腺不大,心肺无异常,腹平软,剑突下轻压痛,肝区叩击痛,肝脾肋缘下未触及,无反跳痛及肌紧张,肝脾未触及,脊柱、四肢及神经系统未见异常。

实验室检查:2008年5月31日查电子胃镜示反流性食管炎、慢性浅表性胃炎。

中医诊断:胸痛(浊毒内蕴,肝胃不和)。

西医诊断:①反流性食管炎;②慢性浅表性胃炎。

治法:化浊解毒,养肝和胃。

方药:百合15g,乌药12g,川芎9g,白芍30g,茯苓15g,白术6g,生石膏30g,浙贝母15g,瓦楞粉20g,黄连15g,瓜蒌15g,半夏12g,枳实15g,川朴15g,紫苏15g,炒莱菔子15g。每日1剂,水煎取汁300ml,分早、晚2次服。

二诊:患者服药7剂后,胸骨后烧灼痛、胃脘痞闷均减轻,纳增,现时反酸、嗳气,口苦,大便可、1日1行,小便调,舌红,苔薄黄腻,脉弦细滑。

方药:生石膏30g,浙贝母15g,薤白12g,陈皮12g,瓦楞粉20g,黄连15g,瓜蒌15g,半夏12g,枳实15g,川朴15g,紫苏15g,炒莱菔子15g,茵陈15g,柴胡15g,焦槟榔15g,竹茹9g。每日1剂,水煎取汁300ml,分早、晚2次服。

三诊:患者继服7剂后,胃脘痞闷、胸骨后烧灼痛、反酸、嗳气均明显减轻,口苦亦减轻,纳增,寐安,大便稀、1日1行,小便调,舌红,苔薄黄微腻,脉弦细。

方药:生石膏30g,浙贝母15g,薤白12g,陈皮12g,瓦楞粉20g,黄连15g,瓜蒌15g,半夏12g,枳实15g,川朴15g,紫苏15g,炒莱菔子15g,茵陈15g,柴胡15g,焦槟榔15g,竹茹9g,茯苓15g,炒白术9g。每日1剂,水煎取汁300ml,分早、晚2次服。

四诊:患者继服7剂后,胃脘痞闷、胸骨后烧灼痛、反酸、嗳气基本消失,口苦亦减轻,纳可,寐安,大便调、1日1行,小便调,舌红苔薄黄,脉弦细。2008年9月28日于河北省中医院查电子胃镜示慢性浅表性胃炎。

以上方为基础,辨证加减服药治疗3个月,症状基本消失,随访未见复发。

按语:反流性食管炎属于中医学"胸痛""胃脘痛"范畴,多由于饮食失节、情志不畅,致肝失条达、脾失运化、胃失和降,湿热中阻灼伤食管黏膜所致。本案患者因饮食失节、情志失调致肝失条达,脾失健运,湿热蕴结于内,日久化生浊毒,浊毒阻滞气机,故胸骨后烧灼痛伴有胃脘痞闷;胃气上逆,则发反酸、嗳气;浊毒循道上蒸,故口苦、纳呆;舌红苔黄腻,脉弦滑,均为浊毒内蕴之象。方中百合、乌药行气和胃,清热除烦;黄连清热燥湿、化浊解毒,生石膏、瓦楞粉等清胃制酸;川朴、枳实下气除满;半夏燥湿除痞;炒莱菔子理气除胀,降气化浊。二诊时,诸症均减轻,舌已转红,苔薄黄腻,是为浊毒已稍解,故加竹茹等以清肝胆湿热、降气化浊;茵陈苦能燥湿,寒能清热,善渗利湿热,使毒除浊化。三诊时,诸症均解,继服以巩固疗效。

医案四

肖某,女,32岁,已婚。初诊:2012年8月9日。

主诉:间断胃脘部烧灼感半年余,加重伴反酸2周。

现病史:患者半年前无任何诱因出现胃脘部烧灼感。曾间断口服奥美拉唑治疗,效果不明显,停药则症状反复。现主症:空腹烧心,饭后反酸,胃堵,口干,肠鸣,纳可,夜寐欠安,大便可,舌暗苔黄腻,脉弦滑。电子胃镜示反流性食管炎,未做病理检查。

既往史:否认高血压、糖尿病病史,无肝炎、结核及其他传染病史,无外伤、手术史。

个人史:生于原籍,住地无潮湿之弊,条件尚可。

婚育史:23岁结婚,育1女,身体尚健。

查体:T 36.5℃,R 22次/min,P 80次/min,BP 130/80mmHg。发育正常,体形消瘦,全身皮肤黏膜无黄染,心肺无异常;腹部平软,未见肠型、胃型蠕动波,无腹壁静脉曲张。剑突下压痛,无反跳痛及肌紧张。未触及包块,肝脾肋下未及,肠鸣音正常。

中医诊断:烧心(浊毒内蕴)。

西医诊断:反流性食管炎。

治法:化浊解毒,清胃治酸。

方药:生石膏30g,海螵蛸20g,生龙牡各20g,浙贝母15g,瓦楞粉15g,茵陈15g,儿茶9g,生地黄15g,牡丹皮12g,砂仁12g,川朴15g,枳实15g,槟榔12g,炒莱菔子15g。14剂,水煎服,每日1剂,分2次温服。

医嘱:按时服药,进软食,忌辛辣、刺激之品及甜食,畅情志。避免持重、弯腰等动作,勿穿过紧衣裤。睡眠时抬高床头15cm,睡前6小时勿进食。

二诊:患者服14剂后,反酸烧心减轻,仍胃堵,偶有口干,无肠鸣,纳可,夜寐欠安,大便可,舌暗、苔薄黄腻,脉弦滑。

治法:疏肝和胃降逆,清热化湿。

方药:生石膏 30g,海螵蛸 20g,生龙牡各 20g,浙贝母 15g,瓦楞粉 15g,茵陈 15g,儿茶 9g,生地黄 15g,牡丹皮 12g,砂仁 12g,川朴 15g,枳实 15g,槟榔 12g,炒莱菔子 15g,合欢皮 15g,炒枣仁 15g,黄芩 15g。14 剂,水煎服,每日 1 剂,分 2 次温服。

三诊:患者继服 14 剂后,烧心反酸基本消失,偶有胃堵,口干消失,纳寐可,大便调。舌暗、苔薄黄腻。继服 14 剂后,临床症状基本消失。

按语:患者由于饮食失节,情志不畅,致使脾胃升降失司,湿浊内阻,久而化生浊毒。浊毒内蕴,故见烧心反酸;阻碍气机,故胃堵;浊毒循道上蒸,故口干;舌质暗,苔黄腻,脉弦滑,皆浊毒内蕴之象。生石膏清胃热,去浊毒。海螵蛸除湿,制酸,止血,敛疮。生龙骨平肝潜阳,镇惊安神,固涩。生牡蛎可用于胃酸过多。瓦楞粉消痰化瘀,软坚散结,制酸止痛。茵陈苦能燥湿,寒能清热,善渗利湿热。儿茶清热化痰。生地黄清热,生津,润燥。砂仁健脾和胃;川朴、枳实、槟榔下气除满;炒莱菔子理气除胀,降气化浊。李佃贵依据中医基本理论和多年临床经验认为,浊毒内蕴是本病的基本病机,以化浊解毒为基本治法,临证加减,疗效显著。

医案五

张某,女,40 岁,已婚。初诊:2013 年 7 月 25 日。

主诉:间断胸骨后烧灼痛 2 个月。

现病史:患者 2 个月前因饮食不规律,胸骨后灼烧感,复因情绪不畅,出现胃脘痞闷,症状加重,遂于当地医院就诊,做电子胃镜示反流性食管炎、慢性浅表性胃炎。口服奥美拉唑、多潘立酮后症状未见明显好转,故来就诊。现主症:胸骨后烧灼痛伴有胃脘痞闷、食后加重,反酸、嗳气频、口苦、纳呆,大便质可、2~3 日 1 行,舌红,苔薄黄腻,脉弦细滑。

既往史:否认高血压、糖尿病病史,无肝炎、结核及其他传染病史,无外伤、手术史。

个人史:生于原籍,住地无潮湿之弊,条件尚可。

婚育史:29 岁结婚,育 1 子,身体尚健。

查体:T 36.5℃,R 22 次/min,P 80 次/min,BP 130/80mmHg。发育正常,体形消瘦,全身皮肤黏膜无黄染,心肺无异常;腹部平软,未见肠型、胃型蠕动波,无腹壁静脉曲张。剑突下压痛,无反跳痛及肌紧张。未触及包块,肝脾肋下未及,肠鸣音正常。

中医诊断:胸痛(浊毒内蕴,肝胃不和)。

西医诊断:①反流性食管炎;②慢性浅表性胃炎。

治法:化浊解毒,养肝和胃。

方药:百合 15g,乌药 12g,川芎 9g,白芍 30g,茯苓 15g,白术 6g,生石膏 30g,浙贝母 15g,瓦楞粉 20g,黄连 15g,瓜蒌 15g,半夏 12g,枳实 15g,川朴 15g,紫苏 15g,炒莱菔子 15g。14 剂,水煎服,每日 1 剂,分 2 次温服。

二诊:患者服药后,胸骨后烧灼痛、胃脘痞闷均减轻,纳增,现时反酸、嗳气,口苦,大便可、1 日 1 次,小便调,舌红、苔薄黄腻,脉弦细滑。

治法:化浊解毒,养肝和胃。

方药:生石膏 30g,浙贝母 15g,瓦楞粉 20g,黄连 15g,瓜蒌 15g,半夏 12g,枳实 15g,川朴 15g,紫苏 15g,炒莱菔子 15g,薤白 12g,陈皮 12g,竹茹 9g,茵陈 15g,柴胡 15g,焦槟榔 15g。14 剂,水煎服,每日 1 剂,分 2 次温服。

三诊:胃脘痞闷、胸骨后烧灼痛、反酸、嗳气均明显减轻,口苦亦减轻,纳增,寐安,大便稀、1 日 1 次,小便调,舌红、苔薄黄微腻,脉弦细。

以上方为基础,辨证加减服药治疗 3 个月,症状基本消失。

按语:患者由于饮食失节,情志不畅,肝失条达,脾失运化,胃失和降,湿热中阻,浊毒内蕴,故胸骨后烧灼痛伴有胃脘痞闷;胃气上逆,则发反酸、嗳气;浊毒循道上蒸,故口苦,纳呆,舌红苔黄腻,脉弦细滑。方中百合、乌药行气和胃,清热除烦;生石膏、瓦楞粉等清胃制酸;川朴、枳实下气除满;半夏燥湿除痞;炒莱菔子理气除胀,降气化浊。二诊时,诸症均减轻,舌已转红,苔薄黄腻,是为浊毒已稍解,故加竹茹等以清肝胆湿热;茵陈苦能燥湿,寒能清热,善渗利湿热。三诊时,诸症均解,继服以巩固疗效。

第七章　溃疡性结肠炎治验

一、概　　述

1. 溃疡性结肠炎的概念　溃疡性结肠炎是一种原因不明的直肠与结肠慢性炎症性疾病，以黏膜溃疡糜烂为主，多累及远端结肠，亦可累及全结肠，主要症状有血性黏液便、腹痛、里急后重、腹泻，可伴有消化道症状如食欲减退、上腹部饱胀不适、恶心、呕吐等。同时，一些溃疡性结肠炎可能表现出一些胃肠外表现，如关节炎、结节性红斑、多形性红斑、口腔黏膜顽固性溃疡、虹膜炎、虹膜睫状体炎和角膜溃疡等。

溃疡性结肠炎应归属于中医学"泄泻""痢疾""便血""肠风"或"脏毒"等范畴。溃疡性结肠炎的典型表现为腹痛、腹泻、黏液脓血便、里急后重等，符合中医"痢疾"的诊断。患者一般表现有缓解期、发作期等不同，病程长，复发率高，属"痢疾"中的"休息痢"（慢性复发型）或"久痢"（慢性持续型）范畴。症状不典型者，仅表现为腹泻，大便次数多，粪质清稀，属中医"泄泻"范畴。

2. 溃疡性结肠炎的病因病机　溃疡性结肠炎属中医"泄泻""痢疾"范畴。本病源于脾虚，以浊瘀毒为标。《景岳全书》早就记载"泄泻之本，无不由于脾胃"。脾虚则不足以运化水湿，脾胃升降功能失调，顽痰宿湿阻滞肠间，大肠传导功能失常，缠绵难愈，痰湿久羁大肠而不去，水湿内蕴化为浊，郁热内生，浊热弥散入血而为毒。浊毒滞积于肠腑，与气血胶结，脂络受伤，则为肿胀、糜烂，遂成本病。气滞络阻，肠络瘀滞，气不布津，血不养经，浊与毒相干为害，加之与气血相胶结，也是溃疡性结肠炎经久不愈的关键。本病病位在肠，与脾密切相关。此外，虚实夹杂也是溃疡性结肠炎的发病关键，浊毒源于脾虚，中期以标实为主，但迁延日久，又常虚实并见，多由浊毒久蕴，耗伤阴液，阴损及阳，损伤脾阳，正虚邪恋所致，这也是疾病后期常需攻补皆施、寓攻于补的治法依据。溃疡性结肠炎的活动期，浊毒为其发病关键；溃疡性结肠炎的缓解期乃浊毒与正气相持阶段，或因毒成虚、浊毒留恋不去的阶段。

3. 治疗原则

（1）化浊解毒：本病的基本病机是浊毒壅滞肠中，只有祛除浊毒之壅滞，才能恢复肠腑传导之职，避免气血之凝滞，脂膜血络之损伤，故为治本之法。因此，清除肠中之浊毒至为重要。常用化浊解毒法，以达祛邪导滞之目的。我们研制了化浊解毒、健脾祛湿的消痈消溃汤（白花蛇舌草、半枝莲、白头翁、黄连、广木香），和胃理肠、清化湿热、行气消胀、止痢定痛的葛根清肠颗粒（葛根、诃子肉、生龙骨、香附、秦皮、生地榆、白芍、云苓、青皮、金樱子、五倍子、黄连、儿茶、木香），作为院内制剂使用了10余年，取得了较为满意的效果。

（2）调气和血：正如刘完素所说"调气则后重自除""行血则便脓自愈"，应顺畅肠腑凝滞之气血，祛除腐败之脓血，恢复肠道传送功能，促进损伤之肠道尽早修复，以改善腹痛、里急后重、下痢脓血等临床症状。常采用疏肝理气、活血化瘀、凉血止血、收湿敛疮等治法。

（3）养肝和胃：人有胃气则生，而治痢尤要。实证初期，所用化浊解毒方药，苦寒之品较多，长时间大剂量使用，有损伤胃气之弊。因此，应注意顾护胃气，并贯穿于治疗的始终。常采用养肝和胃法。

此外，古今学者提出有关治疗之禁忌，如忌过早补涩，以免关门留寇，病势缠绵不已；忌峻下攻伐，忌分利小便，以免重伤阴津，戕害正气等，都值得临证时参考借鉴。

总之，对于痢疾的治疗，热痢清之，寒痢温之，初痢则通之，久痢虚则补之。寒热交错者，清温并用；虚实夹杂者，通涩兼施。赤多者重用血药，白多者重用气药。始终把握祛邪与扶正的辩证关系、顾护胃气贯穿于治疗的全过程。

4. 辨证治疗

（1）大肠湿热型

治法：清热除湿。

方药：葛根芩连汤加减。本方重在清化肠中湿热，升清止泻。如发热较著，可加柴胡、金银花、连翘；如湿邪偏重，胸脘痞闷，渴不欲饮，苔腻时，宜酌加藿香、佩兰、苍术、厚朴、薏苡仁；若热邪偏重，发热，口渴喜冷饮，苔黄厚，可选加金银花、白头翁、秦皮、黄柏等；伴恶心呕吐，可加竹茹、陈皮、半夏；大便下血者，可用当归、白头翁等以养血祛湿、清热解毒，或用地榆、槐花以凉血止血，还可加三七粉、云南白药以化瘀止血。

（2）寒湿凝滞型

治法：温化寒湿，调气和血。

方药：胃苓汤加减。如兼恶寒身痛，发热无汗、脉浮等表证，可合用藿香正气散，以疏表解肌；若寒邪偏盛、泻下清稀如水样，腹痛肠鸣，将桂枝改为肉桂

9g,加乌药 10g、高良姜 10g,以温化寒湿;兼暑湿,加草果 10g、藿香 10g、砂仁 6g,以解暑化湿。

（3）食滞胃肠型

治法:消食导滞,调和脾胃。

方法:保和丸加减。肉滞重用山楂、面积重用麦芽、莱菔子,谷停可加炒谷芽,酒伤可加葛花。如腹胀痛甚,大便泻下不畅,可加大黄 6g、枳实 15g、槟榔 12g,以通腑导滞;如积滞化热甚,加黄连 12g,以清热厚肠;如恶心呕吐,加白豆蔻 10g,以和胃止呕;如食欲不振,加藿香 15g、佩兰 15g,以芳香醒胃;如舌苔垢腻,加苍术 15g、薏苡仁 20g,以芳香和渗湿同用,增强祛湿之功。

（4）浊毒壅盛型

治法:化浊解毒,凉血宁血。

方药:白头翁汤合黄连解毒汤加减。如热毒侵入营血,高热神昏谵语,可加用紫雪丹或安宫牛黄丸 2~3g,以清解热毒,开窍安神;若高热、抽搐痉厥,加用紫雪散 2g、全蝎 9g、钩藤 15g,以清热息风镇痉;如呕吐频繁,胃阴耗伤,舌红绛而干,则可酌加西洋参 10g、麦冬 10g、石斛 15g,扶阴养胃;如屡饮屡吐,可用玉枢丹吞服,以和胃止呕;若下利无度,饮食不进或突然四肢不温、面白、出冷汗、喘促,乃毒热内闭,阳气外脱,应急用独参汤或四逆加人参汤浓煎顿服,以益气救阳。

（5）瘀阻肠络型

治法:化瘀通络,止痛止血。

方药:少腹逐瘀汤加减。如气血瘀滞,化为脓血,大便夹有赤白黏冻,可合白头翁汤同用,以清热凉血;兼食滞,加槟榔 10g、山楂 10g,以消食导滞;如夹有瘀阻,以滞下黏液为主,合苓桂术甘汤,以温化痰湿;如血热、大便暗红色较多,加三七粉 2g(冲服)、大黄炭 10g,以凉血止血;如气虚明显,见神疲、乏力、肢倦者,加党参 10g、白术 10g,以益气行血。

（6）肝郁脾虚型

治法:抑肝扶脾,理气化湿。

方药:逍遥散合痛泻要方加减。若两胁胀痛,脉弦有力,加延胡索 15g、郁金 12g,以疏肝止痛;便秘和腹泻交替发作,则加槟榔 15g、沉香 6g,以疏导积滞;如腹胀腹痛,加枳实 15g、厚朴 15g,以行气消胀;嗳气呕恶为肝气犯胃,胃气上逆,则加旋覆花 15g、代赭石 30g,以降逆止呕;如脾虚较重,腹泻次数增多,则加党参 15g、升麻 10g,以升补脾气;如情怀郁结、不思饮食,加香橼 15g、佛手 15g,以疏肝醒胃。

（7）脾气虚弱型

治法:补中益气,升阳止泻。

方药:补中益气汤加减。如脾气下陷重,加重黄芪药量至20g;如见心慌气短失眠,为心神失养,当加炒枣仁15g,煅龙骨、牡蛎各20g,以养心安神;如气虚血少,见面色无华、眩晕、乏力、气短,当补益气血,加阿胶10g、山药15g;伴发热、汗出者,加桂枝6g、白芍10g,以调和营卫;夹食滞见嗳气呕恶者,加莱菔子10g、山楂10g、鸡内金10g,以消食导滞;如泄泻日久,脾虚夹湿,肠鸣辘辘,舌苔厚腻,或食已即泻,当于健脾止泻药中加升阳化湿的药物,则去白术,加苍术10g、厚朴10g、羌活10g、防风6g,以升阳燥湿;如脾虚而夹湿热,大便泻下黄褐,加黄连6g、厚朴10g,以清化湿热。

（8）脾虚湿困型

治法:健脾益气,化湿和中。

方药:参苓白术散加减。如腹胀中满,气滞湿阻症状明显,去炙甘草,加大腹皮15g,以理气化湿宽中;有停食者,加山楂、麦芽、神曲各15g;若湿蕴化热,舌苔黄腻,加黄芩15g、滑石30g,以清利湿热;如腹痛而冷,加干姜10g,以温运脾阳。

（9）脾胃虚寒型

治法:温中健脾,散寒祛湿。

方药:理中汤加味。如腹中冷痛,肢凉畏寒较甚,加炮附子9g;如伴呕吐吞酸,寒热夹杂,加黄连12g,以兼清热;如小腹拘急冷痛,加小茴香、乌药各9g,以温暖下元,理气止痛。

（10）寒热错杂型

治法:扶正祛邪,调理寒热。

方药:连理汤加减。如兼食滞,加麦芽10g、山楂10g、神曲10g;泻利休止时,可用香砂六君子汤合香连丸健脾益气,兼清余热,以巩固疗效。

（11）气阴亏虚型

治法:益气养阴,健脾补肾。

方药:参芪地黄汤加减。如虚中夹实,合并大肠湿热,宜加入酒军、瓜蒌仁之类,清热除湿;如合并大便下血,则加地榆,清肠止血;如便秘与泄泻交替,可用大剂量白术（30g以上）、山药、何首乌、当归,健脾益肾,养血润肠,适时加减,解除痛苦。

（12）脾肾阳虚型

治法:健脾温肾止泻。

方药:四神丸合附子理中汤加减,或真人养脏肠。如脾阳虚为主,重用党参、白术、炮姜、石莲子;肾阳虚偏重,重用附子、肉桂、补骨脂;滑脱不禁,舌苔无滞腻,加罂粟壳10g、诃子肉10g、赤石脂10g、石榴皮10g等;如下腹隐痛,加香附10g;如腹痛,加金狗脊10g、菟丝子10g;如久泻不止,兼见脱肛,加生黄芪

15g、升麻 10g，以升阳益气固脱；若久泻不愈，由阳及阴，脾肾阴虚，又当填阴，加天门冬 15g、黄精 15g、麦冬 10g。

二、典型病例

医案一

吕某，男，30 岁，已婚。初诊：2015 年 8 月 10 日。

主诉：间断腹泻 3 个月余，体重下降 3.5kg。

现病史：医院查电子结肠镜示结肠溃疡性病变，病理检查示溃疡性结肠炎伴异型增生。故来我院就诊。现主症：饮食不慎后腹泻，1 日 1~3 行，左侧腹部不适，口干口苦。

既往史：既往体健，否认肝炎、结核、伤寒等传染病史；否认手术、外伤、输血史；预防接种史不详。

查体：T 36.1℃，P 83 次 /min，BP 155/100mmHg。发育正常，营养中等，全身皮肤黏膜未见黄染及出血点，浅表淋巴结无肿大，咽部无充血，双扁桃体不大，甲状腺不大，心肺无异常，腹平软，未触及包块，肝脾未触及，剑突下压痛，脊柱、四肢及神经系统未见异常。舌紫红，苔薄黄，有瘀斑，脉沉弦细。

实验室检查：医院查电子胃镜示结肠溃疡性病变，其余部位均未见异常。

诊断：溃疡性结肠炎伴异型增生 1 级。病理结果示溃疡性结肠炎伴异型增生 1 级。

中医诊断：泄泻（脾肾阴虚，湿热中阻）。

西医诊断：溃疡性结肠炎。

治法：清热利湿，滋补肾阴。

方药：白花蛇舌草 15g，半枝莲 15g，半边莲 15g，茵陈 15g，板蓝根 15g，鸡骨草 15g，苦参 12g，黄芩 12g，黄连 12g，绞股蓝 12g，百合 15g，乌药 9g，茯苓 15g，白术 9g，当归 12g，川芎 9g，白芍 30g，豆蔻 15g，鸡内金 15g，三七粉 2g^(冲服)，藿香 15g，大腹皮 15g，广木香 9g，白头翁 15g，秦皮 12g，生地榆 9g，扁豆 15g，葛根 25g，石榴皮 9g。上药文火煎煮 2 次，每次 40 分钟，共取汁 400ml，早、晚饭前半小时温服，每日 1 剂。

二诊：2015 年 8 月 24 日。晨起及饭后腹泻，1 日 4~5 行，色黄不成形，无黏液脓血，纳可寐安，舌暗红，苔黄腻，脉弦细。调方如下：

百合 15g，乌药 12g，当归 12g，川芎 12g，白芍 30g，茯苓 15g，白术 12g，紫苏梗 15g，青皮 15g，香附 15g，甘草 6g，白花蛇舌草 15g，黄柏 15g，黄连 12g，黄芩 12g，半枝莲 15g，苦丁茶 15g，红景天 15g，板蓝根 15g，白芷 15g，五灵脂

15g,延胡索15g,蒲公英15g,蒲黄12g,紫豆蔻15g,藿香15g,莲子肉15g,大腹皮15g,半夏9g,广木香9g,白头翁15g,扁豆15g,薏苡仁15g,石榴皮15g,砂仁15g。上药文火煎煮2次,每次40分钟,共取汁400ml,早、晚饭前半小时温服,每日1剂。

三诊:2015年8月31日。症状较前减轻,腹泻1日3~4行,纳可寐安,舌红苔黄腻,脉弦细滑。调方如下:

百合15g,乌药9g,茯苓15g,白术9g,当归12g,川芎9g,白芍30g,豆蔻15g,鸡内金15g,三七粉2g（冲服）,蒲黄9g,五灵脂15g,砂仁15g,延胡索15g,白芷15g,蒲公英15g,藿香15g,广木香9g,香附15g,川朴12g,枳实15g,海螵蛸15g,大腹皮15g,白头翁15g,扁豆15g。上药文火煎煮2次,每次40分钟,共取汁400ml,早、晚饭前半小时温服,每日1剂。

按语:溃疡性结肠炎是侵及结肠黏膜的慢性非特异性炎症性疾病,常始自左半结肠,可向结肠近端乃至全结肠以连续方式逐渐进展,主要症状是腹泻或便秘;便血是较常见的症状,主要由于结肠黏膜局部缺血及溶解纤维蛋白的活力增加所致。感受外邪、饮食所伤、情志失调、脾胃虚弱、命门火衰等导致脾虚湿盛,脾失健运,大小肠传化失常,升降失调,清浊不分,而成泄泻。根据临床表现、病情变化,辨证论治,随证加减,在治疗过程中,以"浊毒"理论为依据,先后治以滋补肾阴、清热利湿等。

医案二

张某,女,54岁,已婚。初诊:2011年12月9日。

主诉:间断腹痛、腹泻伴黏液脓血便5年,加重1周。

现病史:患者缘于5年前因饮食失节复加长期精神抑郁而出现腹泻、腹痛,便中少量黏液、脓血,于当地医院就诊,诊断为"急性肠炎",予左氧氟沙星胶囊口服,症状未见好转。2011年11月10日在石家庄市第一医院(现石家庄市人民医院)查肠镜示黏膜多发性浅表溃疡,伴充血、水肿,病变多从直肠开始,呈弥漫性分布;黏膜粗糙呈细颗粒状,黏膜血管模糊,质脆易出血。诊断:溃疡性结肠炎。经住院治疗后(具体治疗不详)症状好转。5年来间断发作,时轻时重,近1周因情志不畅前述症状加重。现主症:腹痛,腹泻,1日2~4行,糊状、色黄褐而臭秽、带少量黏液脓血,肛门灼热,烦热口渴,纳可,夜寐多梦,小便短赤。

既往史:既往无肝炎及结核病史;既往高血压10年,口服"硝苯地平片",控制尚可;预防接种史不详。

查体:发育正常,营养中等,全身皮肤黏膜未见黄染及出血点,浅表淋巴结无肿大,咽部无充血,双扁桃体不大,甲状腺不大,心肺无异常,腹平软,未触及包块,肝脾未触及,剑突下无压痛,脐周围压痛,脊柱、四肢及神经系统未见异常。舌红苔黄腻,脉滑数。

实验室检查:2011 年 11 月 10 日石家庄市第一医院查便常规示黏液脓血便;可见大量红细胞、脓细胞;血沉 30mm/s。2011 年 11 月 10 日石家庄市第一医院查肠镜示黏膜多发性浅表溃疡,伴充血、水肿,呈弥漫性分布;黏膜粗糙呈细颗粒状,黏膜血管模糊,质脆易出血。

中医诊断:泄泻(浊毒内蕴)。

西医诊断:溃疡性结肠炎,高血压。

治法:化浊解毒,止泻健脾。

方药:藿香 15g,佩兰 12g,黄连 15g,白头翁 15g,秦皮 12g,延胡索 15g,白芷 15g,当归 12g,川芎 9g,白芍 20g,黄芩 10g,苦参 15g,枳实 12g,黄柏 15g,马齿苋 15g,葛根 15g。每日 1 剂,水煎取汁 300ml,分早、晚 2 次服。

二诊:2011 年 12 月 22 日。患者服药 14 剂后,腹痛、腹泻减轻,大便仍为糊状并带黏液、脓血,臭秽程度好转,1 日 1~2 行。肛门灼热感、烦渴程度好转,小便黄。舌红,苔薄黄腻,脉滑。湿热浊毒仍胶着不去,调整中药方剂如下:

藿香 15g,佩兰 12g,黄连 15g,白头翁 15g,秦皮 12g,延胡索 15g,白芷 15g,当归 12g,川芎 9g,白芍 20g,白术 10g,川朴 9g,枳实 12g,黄柏 15g,马齿苋 15g,葛根 15g,黄芩 12g,焦槟榔 12g,白花蛇舌草 15g,广木香 9g。水煎服,每日 1 剂,文火煎煮 2 次,每次 40 分钟,共取汁 400ml,早、晚温服。同时配服葛根清肠颗粒,一次 1 袋,一日 3 次。

三诊:2012 年 1 月 20 日。患者继服药约 1 个月后,腹痛、腹泻、肛门灼热感明显好转,大便基本成形,偶带黏液脓血,1 日 1~2 行,平素乏力气短,小便黄。偶于饮食不慎或受寒后腹痛、腹泻。舌红苔薄黄,脉弦滑。其间曾因饮食不慎后出现腹痛腹泻加重,继服 14 剂后临床症状基本缓解。湿热之邪胶着难去,反复缠绵,故应固守化浊解毒之法,辨证加减治疗。调整处方如下:

藿香 15g,佩兰 12g,黄连 15g,白头翁 15g,秦皮 12g,当归 12g,黄芪 15g,薏苡仁 20g,川芎 9g,白芍 20g,白术 10g,川朴 9g,枳实 12g,黄柏 15g,马齿苋 15g,葛根 15g,黄芩 12g,焦槟榔 12g,白花蛇舌草 15g,广木香 9g。水煎服,每日 1 剂,文火煎煮 2 次,每次 40 分钟,共取汁 400ml,早、晚温服。同时配服葛根清肠颗粒,一次 1 袋,一日 3 次。

四诊:2012 年 2 月 20 日。患者继服药 1 个月后,腹痛、腹泻、肛门灼热感基本消失,大便基本成形,偶带黏液脓血,1 日 1~2 行,平素乏力气短,小便黄。偶于饮食不慎或受寒后腹痛、腹泻。舌红苔薄黄,脉弦滑。2012 年 2 月 15 日于河北省中医院复查电子肠镜示黏膜可见浅表溃疡,伴充血、水肿;黏膜粗糙呈细颗粒状,黏膜血管模糊,质软。诊断为溃疡性结肠炎。结肠镜表现减轻。

遂守原治疗大法辨证加减,调整处方如下:

藿香15g,佩兰12g,黄连15g,白头翁15g,秦皮12g,当归12g,黄芪15g,薏苡仁20g,川芎9g,白芍20g,白术10g,赤芍12g,广木香9g,黄柏15g,马齿苋15g,葛根15g,黄芩12g,焦槟榔12g,白花蛇舌草15g。水煎服,每日1剂,文火煎煮2次,每次40分钟,共取汁400ml,早、晚温服。同时配服葛根清肠颗粒,一次1袋,一日3次。

五诊:2012年3月21日。患者继服药1个月后,腹痛、腹泻、肛门灼热感基本消失,大便基本成形,无黏液脓血,1日1~2行,纳可,夜寐可,小便黄。舌淡红,苔薄黄,脉弦滑。诸症均减,为图治本,调整处方如下:

藿香15g,佩兰12g,黄连15g,白头翁15g,秦皮12g,当归12g,黄芪15g,薏苡仁20g,川芎9g,白芍20g,白术10g,赤芍12g,茯苓15g,黄柏15g,马齿苋15g,葛根15g,黄芩12g,焦槟榔12g,白花蛇舌草15g,广木香9g,党参12g。水煎服,每日1剂,文火煎煮2次,每次40分钟,共取汁400ml,早、晚温服。同时配服葛根清肠颗粒,一次1袋,一日3次。

六诊:2012年4月20日。患者继服药1个月后,症状消失,纳可,夜寐可,二便调。舌淡红,苔薄黄,脉弦滑。此种疾病为肠道免疫炎症性疾病,多呈反复发作慢性病程。故建议患者坚持服药治疗1年。

1年后复查肠镜示慢性结肠炎。中药处方如下:

藿香15g,佩兰12g,黄连15g,白头翁15g,秦皮12g,当归12g,黄芪15g,薏苡仁20g,白芍20g,白术10g,党参12g,茯苓15g,黄芩12g,广木香9g。水煎服,每日1剂,文火煎煮2次,每次40分钟,共取汁400ml,早、晚温服。同时配服葛根清肠颗粒,一次1袋,一日3次。

按语:溃疡性结肠炎属中医"泄泻""痢疾"等范畴。本病的病机主要是浊毒之邪滞于肠腑,气血壅滞,肠道传化失司,脂膜血络受损,腐败化为脓血。本病患者由于饮食失节,情志不畅,致使脾胃升降失司,湿浊内阻,久而化生浊毒。本案以化浊解毒、调气和血消痛为大法,治疗初期正气尚存,以攻伐为主,予黄芩、黄连、黄柏、苦参、白头翁等清热利湿之品攻伐;后期正气既虚,以扶正祛邪、顾护脾胃为法,酌加黄芪、白术、党参等扶正之品。对于虚实夹杂之证,临证可将解毒化浊与扶正兼顾,以增强脏腑功能,提高其化浊解毒的能力,对于即使辨证为气阴两虚的患者,补气养阴酌加解毒化浊之药,疗效优于单用补气养阴之法。此外,久痢耗伤阴液,而致津亏血瘀,临证多养阴活血与解毒化浊并用,取得良效。通过观察多数患者治疗后症状缓解或消失,纤维结肠镜复查示肠黏膜病灶恢复正常或仅留瘢痕,大便检查正常,即临床痊愈。

医案三

袁某,男,24岁,已婚。初诊:2010年11月2日。

主诉:黏液脓血便5个月。

现病史:患者缘于5个月前饮食不节后出现黏液脓血便,1日3~5行,甚至数十次。曾接受灌肠、糖皮质激素、氨基水杨酸制剂及中药治疗,症状时轻时重。现主症:黏液脓血便,便前腹痛,1日3~5行,有下坠感,伴乏力,少气懒言,面色苍白,纳呆,寐安,小便尚调,舌暗红,苔薄黄,脉沉弦细。

查体:全身皮肤未见黄染及出血点,浅表淋巴结无肿大,巩膜无黄染,咽部无充血,双侧扁桃体不大,气管居中,甲状腺不大,心肺无异常,腹平软,胃脘部轻压痛,左侧腹部轻压痛,肝区无叩击痛,肝脾肋缘下未触及,无反跳痛及肌紧张,肝脾未触及,脊柱、四肢及神经系统未见异常。

实验室检查:2010年6月21日河北省中医院电子肠镜示溃疡性结肠炎。病理报告示结肠黏膜重度急慢性炎症。大便常规:①颜色:红色;②性状:黏液;③镜检白细胞:8~10/HP;④红细胞:(++++)/HP;⑤潜血:阳性。

中医诊断:痢疾(浊毒内蕴,中气不足)。

西医诊断:慢性溃疡性结肠炎。

治法:化浊解毒,补中益气。

方药:黄连15g,秦皮15g,地榆15g,葛根20g,白头翁12g,炒薏苡仁20g,砂仁15g,广木香9g,升麻6g,黄芪15g,仙鹤草15g,炒扁豆12g,茯苓15g。每日1剂,水煎取汁300ml,分早、晚2次服。

二诊:患者服药14剂后,大便稍成形,腹痛及下坠感减轻,1日2~3行,未见黏液,偶有脓血,身体较前有力,面色稍红润,舌红,苔薄黄,脉弦细滑。2010年11月16日我院查大便常规示:①颜色:褐色;②性状:软;③镜检白细胞:阴性;④红细胞:阴性;⑤潜血:弱阳性。纵观症舌脉,浊毒之邪已有所解,原方加白术12g、三七粉2g^(冲服)、白芍20g,以强健脾化浊、调气和血之力。处方如下:

黄连15g,秦皮15g,地榆15g,葛根20g,白头翁12g,炒薏苡仁20g,砂仁15g,广木香9g,升麻6g,黄芪15g,仙鹤草15g,炒扁豆12g,茯苓15g,白术12g,三七粉2g^(冲服),白芍20g。煎服法同前。

三诊:患者继服14剂后,大便成形,仍偶有下坠感,1日1~2行,未见黏液及脓血,面色红润,寐安,食欲欠佳,舌淡红,苔薄黄,脉弦滑。大便常规正常。上方去地榆、仙鹤草,加鸡内金15g、焦三仙各10g,嘱其避风寒,适寒温,节饮食,畅情志。处方如下:

黄连15g,秦皮15g,鸡内金15g,葛根20g,白头翁12g,炒薏苡仁20g,砂仁15g,广木香9g,升麻6g,黄芪15g,炒扁豆12g,焦三仙各10g,茯苓15g,白术

12g,三七粉 2g^(冲服),白芍 20g。煎服法同前。

四诊:患者继服 14 剂后,未诉明显不适,大便成形,1 日 1~2 行,未见黏液及脓血,面色红润,寐安,饮食可,舌淡红,苔薄黄,脉弦滑。大便常规正常。原方基础上继予调理脾胃以图治本,继服 2 个月,随访至今未见复发。

按语:慢性溃疡性结肠炎属于中医"久泻""久痢"范畴。患者饮食不节,损伤脾胃,脾虚失于运化,日久浊毒内蕴,下注大肠,大肠传导失司,故发为痢疾。由于浊毒胶着黏滞不易速去,反复发作,日久耗伤人体气血,脾气日虚,中气下陷,以致形成恶性循环,经久不愈。方中黄连苦寒,清热燥湿解毒为君,《神农本草经》谓其"味苦,寒,无毒。治……肠澼,腹痛,下利"。秦皮味苦涩,善治"下焦虚热而利者";《本草汇言》谓白头翁"凉血,消瘀,解湿毒";地榆清肠道热毒,凉血止血,清热解毒,《本草纲目》谓其"除下焦热,治大小便血证"。三者皆治疗痢疾常用之药,共为臣药。葛根泄热升阳;茯苓、炒薏苡仁健脾渗湿;砂仁温中和胃,广木香行气消滞;黄芪、升麻升阳以止泻,升提中气;仙鹤草收敛止血,止痢补虚,共为佐药。全方以化浊解毒为大法,寒温并用,清补兼施,故在此基础上辨证加减使用,疗效显著。本病后期以健脾补中为大法,是以脾胃久虚,难以速愈,且方中药多清热燥湿,应防寒凉伤脾之虞,故后期继续予调理脾胃善后,以图治本。

医案四

李某,女,58 岁,已婚。初诊:2009 年 5 月 17 日。

主诉:腹泻 10 年,加重 2 年。

现病史:患者于 10 年前开始出现慢性腹泻,伴腹痛,疼痛以脐左为甚,大便 1 日 2~3 行,时间多在上午,泻下物清稀有泡沫,泻前有腹痛肠鸣。2 年前曾在市医院做纤维肠镜检查,诊断为慢性溃疡性结肠炎。曾经中西医多方治疗无效,于今日就诊。患者形体消瘦,面色萎黄,舌淡有齿痕,苔薄白,脉沉细数。

既往史:否认高血压、糖尿病病史;无肝炎、结核及其他传染病史;无外伤、手术史。

个人史:生于原籍,住地无潮湿之弊,条件尚可。

婚育史:22 岁结婚,育 1 子 1 女,身体尚健。

查体:T 36.5℃,R 22 次/min,P 82 次/min,BP 110/90mmHg。发育正常,体形消瘦,全身皮肤黏膜无黄染,心肺无异常;腹部平软,未见肠型、胃型蠕动波,无腹壁静脉曲张。全腹无压痛、反跳痛及肌紧张。未触及包块,肝脾肋下未及,肠鸣音正常。

实验室检查:血常规正常。纤维肠镜检查(2009 年 2 月 4 日河北省中医院)

示慢性溃疡性结肠炎。

中医诊断:泄泻(肝郁乘脾,肠腑湿热)。

西医诊断:溃疡性结肠炎。

治法:疏肝健脾,清热燥湿。

方药:香附15g,苏梗15g,青皮15g,柴胡15g,甘草6g,防风10g,苍术10g,白芍15g,陈皮19g,乌梅8g,黄连8g,川椒6g,当归12g,木香10g。7剂,水煎服,每日1剂,分2次温服。

医嘱:按时服药,定期复查电子肠镜。进软食,忌辛辣刺激之品,戒怒。

二诊:药后患者泄泻减轻,现时有两胁隐痛,大便稀、1日1行,尿稍黄,舌淡紫,苔薄黄,脉弦细。

治法:疏肝理气,清肠止泻。

方药:香附15g,苏梗15g,青皮15g,柴胡15g,甘草6g,姜黄9g,川朴15g,枳实20g,清半夏12g,绞股蓝9g,瓜蒌15g,黄连15g,广木香9g,白花蛇舌草15g,白头翁15g。7剂,水煎服,每日1剂,分2次温服。

三诊:药后患者泄泻明显减轻,腹痛消失,大便成形、1日1行,舌淡黄,苔薄黄,脉弦。

治法:养肝理气,固肠止泻。

方药:香附15g,苏梗15g,青皮15g,柴胡15g,秦皮15g,石榴皮15g,川朴15g,枳实15g,砂仁9g,清半夏12g。水煎服,每日1剂,分2次温服。

以此方为基础辨证加减服药治疗4个月。

按语:患者初期以泄泻主要临床表现,主要病机为肝郁乘脾、肠腑湿热,治疗主要以疏肝健脾、清热燥湿为主。辨证治疗1年,患者总体状态良好,但余症不清,中医辨证为浊毒内蕴,治疗以化浊解毒为主,经治疗患者症状明显好转。

医案五

赵某,女,53岁,已婚。初诊:2009年10月4日。

主诉:腹痛腹泻5年。

现病史:5年前因情志原因突发腹痛、腹泻,在当地医院诊治数年,病情时好时坏,病势缠绵,遂来我院。初诊时腹痛、腹泻,便脓便血,夹有黏液,便前腹痛明显,大便日行10余次,伴有恶寒、乏力、自汗,口干口苦,舌质暗红,苔黄腻,脉弦滑。

既往史:否认高血压、糖尿病病史;无肝炎、结核及其他传染病史;无外伤、手术史。

个人史:生于原籍,住地无潮湿之弊,条件尚可。

婚育史:22 岁结婚,育 1 子 1 女,身体尚健。

查体:T 36.5℃,R 22 次 /min,P 82 次 /min,BP 110/90mmHg。发育正常,体形消瘦,全身皮肤黏膜无黄染,心肺无异常;腹部平软,未见肠型、胃型蠕动波,无腹壁静脉曲张。全腹无压痛、反跳痛及肌紧张。未触及包块,肝脾肋下未及,肠鸣音正常。

实验室检查:血常规正常。纤维肠镜检查(2009 年 9 月 1 日河北省中医院)示慢性溃疡性结肠炎。

中医诊断:痢疾(浊毒内蕴)。

西医诊断:溃疡性结肠炎。

治法:健脾利湿,化浊解毒。

方药:香附 12g,苏梗 15g,青皮 15g,柴胡 15g,枳实 15g,厚朴 15g,半夏 12g,防风 10g,苍术 10g,白芍 15g,陈皮 19g,乌梅 8g,川椒 6g,黄芩 15g,黄连 15g,黄柏 15g,白头翁 35g,马齿苋 35g,血竭 15g,白及 25g,儿茶 20g,苦参 20g,地榆炭 35g,诃子 15g,肉豆蔻 20g,土茯苓 15g,炒白术 15g,黄芪 25g,赤石脂 15g,甘草 15g。7 剂,水煎服,每日 1 剂,分 2 次温服。

医嘱:按时服药,定期复查电子肠镜。进软食,忌辛辣刺激之品,戒怒。

二诊:用药 7 天后复诊,患者自诉症状略缓解,大便 1 日 5~6 行,便质稀薄,肉眼脓血消失,乏力、口干、口苦等不适感亦减轻,但脘腹胀满仍明显,排气较多,舌红苔白,脉弦滑。

治法:疏肝理气,清肠止泻。

方药:香附 12g,苏梗 15g,青皮 15g,柴胡 15g,枳实 15g,厚朴 15g,半夏 12g,乌药 10g,补骨脂 20g,山药 35g,山茱萸 15g,砂仁 15g,黄芩 15g,黄连 15g,黄柏 15g,白头翁 35g,马齿苋 35g,血竭 15g,白及 25g,儿茶 20g,苦参 20g,地榆炭 35g,诃子 15g。7 剂,水煎服,每日 1 剂,分 2 次温服。

三诊:药后患者泄泻明显减轻,腹痛消失,大便成形,1 日 1 行,舌淡黄,苔薄黄,脉弦。

治法:养肝理气,固肠止泻。

方药:百合 12g,乌药 12g,当归 9g,川芎 9g,白芍 30g,白术 6g,三七粉 2g$^{(冲服)}$,柴胡 15g,秦皮 15g,石榴皮 15g,川朴 15g,枳实 15g,砂仁 9g,清半夏 12g,儿茶 20g,苦参 20g,地榆炭 30g。水煎服,每日 1 剂,分 2 次温服。

以此方为基础,辨证加减服药治疗半年。

按语:该患者病程初期湿热蕴结症状明显,故采用健脾利湿、化浊解毒为治疗法则,方用黄芩、黄连、黄柏、苦参等清热燥湿,柴胡、黄芪、炒白术益气健脾。7 剂后,湿热下注症状明显改善,用药强调以补肾健脾为主法拟方治疗,加补骨脂、山药、山茱萸补肾助阳兼温脾,乌药、砂仁以行气。经过综合调理,患者病情得到改善。

医案六

张某,女,35 岁,已婚。初诊:2009 年 11 月 27 日。

主诉:腹痛、腹泻 3 年。

现病史:患者无明显诱因腹痛、腹泻 3 年,大便 1 日 3~4 行,大便中经常带有脓冻样物,且泻下不爽,伴身体困重,舌质红、有齿痕,苔黄腻。

既往史:否认高血压、糖尿病病史;无肝炎、结核及其他传染病史;无外伤、手术史。

个人史:生于原籍,住地无潮湿之弊,条件尚可。

婚育史:22 岁结婚,育 1 子 1 女,身体尚健。

查体:T 36.5℃,R 22 次 /min,P 82 次 /min,BP 110/90mmHg。发育正常,体形消瘦,全身皮肤黏膜无黄染,心肺无异常;腹部平软,未见肠型、胃型蠕动波,无腹壁静脉曲张。全腹无压痛、反跳痛及肌紧张。未触及包块,肝脾肋下未及,肠鸣音正常。

实验室检查:血常规正常。纤维肠镜检查(2009 年 10 月 4 日河北省中医院)示溃疡性结肠炎。

中医诊断:泄泻(浊毒内蕴)。

西医诊断:溃疡性结肠炎。

治法:化浊解毒。

方药:枳实 15g,厚朴 15g,半夏 12g,白芍 15g,当归 13g,枳壳 12g,茯苓 13g,陈皮 12g,木香 8g,生榔片 7g,黄连 6g,肉桂 3g,马齿苋 3g,薤白 10g,瓜蒌 15g,大黄 8g,甘草 4g。7 剂,水煎服,每日 1 剂,分 2 次温服。

医嘱:按时服药,定期复查电子肠镜。进软食,忌辛辣刺激之品,戒怒。

二诊:服药 7 剂后泻下大量脓冻样物,身体顿觉轻快,腹痛明显减轻。

治法:化浊解毒,健脾止泻。

方药:香附 15g,苏梗 15g,青皮 10g,柴胡 15g,儿茶 20g,苦参 20g,地榆炭 35g,诃子 15g,秦皮 12g。7 剂,水煎服,每日 1 剂,分 2 次温服。

三诊:药后患者泄泻明显减轻,腹痛消失,大便成形、1 日 1 行,舌淡黄,苔薄黄,脉细。

治法:养肝理气,化浊解毒。

方药:百合 12g,乌药 12g,当归 9g,川芎 9g,白芍 30g,白术 6g,三七粉 2g^(冲服),车前子 12g,莲子 12g,生薏苡仁 20g,川朴 15g,枳实 15g,砂仁 9g,清半夏 12g,儿茶 20g,苦参 20g,地榆炭 30g。水煎服,每日 1 剂,分 2 次温服。

以此方为基础,辨证加减服药治疗半年。

按语：该患者病程初期有湿热蕴结症状，故用黄连等清热燥湿。7剂后，湿热下注症状明显改善，用药强调以健脾为主法拟方治疗。经过综合调理，患者病情得到改善。

医案七

冯某，男，48岁，已婚。初诊时间：2013年10月21日。

主诉：间断腹痛、腹泻、脓血便1年，加重2个月。

现病史：患者无明显诱因腹痛、腹泻1年，近2个月饮食不洁，症状加重，大便1日3~4行，大便带黏液，无脓血，伴身体困重，舌紫暗苔黄腻，脉滑数。

既往史：否认高血压、糖尿病病史；无肝炎、结核及其他传染病史；无外伤、手术史。

个人史：生于原籍，住地无潮湿之弊，条件尚可。

婚育史：25岁结婚，育1子，身体尚健。

查体：T 36.7℃，R 24次/min，P 80次/min，BP 120/75mmHg。发育正常，全身皮肤黏膜无黄染，心肺无异常；腹部平软，未见肠型、胃型蠕动波，无腹壁静脉曲张。全腹无压痛、反跳痛及肌紧张。未触及包块，肝脾肋下未及，肠鸣音正常。

实验室检查：血常规正常。纤维肠镜检查示进镜50cm内黏膜充血、水肿，触之易出血，散在糜烂和浅溃疡。

中医诊断：腹痛（浊毒内蕴，气滞肠腑）。

西医诊断：溃疡性结肠炎。

治法：化浊解毒，调气行血。

方药：白头翁15g，秦皮15g，藿香15g，黄芩15g，葛根15g，苦参12g，地榆12g，槟榔12g，黄连9g，当归9g，广木香9g，薏苡仁20g，白芍30g，酒军3g。7剂，水煎服，日1剂。文火煎煮2次，每次40分钟，共取汁400ml，早、晚饭前半小时温服。

二诊：2013年11月1日。患者诸症均减，无发热，腹痛腹泻，脓血便、1日3~4行，精神好转，纳食渐复，睡眠可，舌红苔薄黄腻。药已中的，前方加减：

白头翁15g，秦皮15g，藿香15g，黄芩15g，葛根15g，苦参12g，地榆12g，槟榔12g，黄连9g，当归9g，广木香9g，薏苡仁20g，白芍30g，酒军3g，仙鹤草15g，党参15g，白术9g。21剂，水煎服，日1剂。文火煎煮2次，每次40分钟，共取汁400ml，早、晚饭前半小时温服。

三诊：2013年11月29日。上方连服21剂，便血止，腹痛转舒，精神食欲转佳，体力增加，面色渐润，舌红苔薄白，脉弦细。处方：

白头翁15g，秦皮15g，藿香15g，黄芩15g，葛根15g，苦参12g，地榆12g，槟榔 12g，黄连 9g，当归 9g，广木香 9g，薏苡仁 20g，白芍 30g，酒军 3g，党参 15g。继服 2 周，煎服法同前。

嘱其常服，后改为丸药缓攻治本。

按语："痢多发于秋……症由胃腑湿蒸热壅，致气血凝结，挟糟粕积滞，进入大小腑，倾刮脂液，化脓血下注……"（《类证治裁》）可见，痢由"湿蒸热壅"而来。湿热熏蒸，则化浊为毒，因此采用解毒化浊的方法使浊化毒消，受损的肠黏膜可以缓慢恢复正常功能。此外，毒除浊化可斡旋中州，使脾运肝疏，大肠传导如常，以成"通因通用"之法，使邪祛正安。但对于迁延日久者，尚需缓攻，渐开其结，缓消其症。

医案八

宋某，男，33 岁，已婚。初诊：2013 年 10 月 18 日。

主诉：间断便前腹痛 4 年余，加重 1 年。

现病史：腹痛腹胀，遇恼怒后加重，口干口苦，周身乏力，纳差，寐差，大便溏滞不爽、1 日 2 行，无黏液及脓血。舌红有齿痕，苔薄黄微腻，双脉沉弦细。

既往史：既往无肝炎及结核病史，无饮酒嗜好。

实验室检查：电子肠镜报告示各肠段黏膜充血水肿，结肠袋消失，可见大小不等表浅溃疡，表面覆脓苔，病变呈连续性，降结肠较重。

中医诊断：腹痛（湿热内蕴，气滞血瘀）。

西医诊断：溃疡性结肠炎（全结肠型）。

治法：清利湿热，行气化瘀。

方药：百合 12g，广木香 9g，乌药 12g，当归 9g，川芎 9g，紫豆蔻 12g，白芍 30g，云苓 15g，白术 6g，三七粉 2g（冲服），鸡内金 15g，黄芩 15g，黄连 15g，白头翁 15g，扁豆 15g，山药 15g。14 剂，每日 1 剂。上药文火煎煮 2 次，每次 40 分钟，共取汁 400ml，早、晚饭前半小时分服。

二诊：2013 年 11 月 6 日。患者自述腹痛消失，仍矢气频，大便稀、1 日 1 行。舌紫红，苔薄黄腻，脉弦细滑。调方如下：

白花蛇舌草 15g，半枝莲 15g，半边莲 15g，茵陈 15g，紫豆蔻 12g，三七粉 2g（冲服），鸡内金 15g，百合 12g，板蓝根 15g，绞股蓝 12g，鸡骨草 15g，乌药 12g，黄连 12g，黄药子 12g，藿香 15g，当归 9g，广木香 9g，白头翁 15g，川芎 9g，白芍 30g，扁豆 15g，诃子肉 15g，云苓 15g，白术 6g，苦参 12g，黄芩 12g。14 剂，每日 1 剂。上药文火煎煮 2 次，每次 40 分钟，共取汁 400ml，早、晚饭前半小时分服。

三诊：2013 年 11 月 21 日。患者自述腹痛消失，仍矢气、不频，大便成形、稀、1 日 1 行。舌淡红，苔薄腻，脉弦细滑。处方：

白花蛇舌草 15g，半枝莲 15g，半边莲 15g，茵陈 15g，紫豆蔻 12g，三七粉

2g^(冲服),鸡内金 15g,百合 12g,板蓝根 15g,绞股蓝 12g,鸡骨草 15g,乌药 12g,黄连 12g,黄芩 12g,藿香 15g,当归 9g,广木香 9g,白头翁 15g,川芎 9g,白芍 30g,扁豆 15g,诃子肉 15g,云苓 15g,白术 6g。14 剂,每日 1 剂。上药文火煎煮 2 次,每次 40 分钟,共取汁 400ml,早、晚饭前半小时分服。

四诊:2013 年 12 月 6 日。患者自述全部症状消失。肠镜示各肠段黏膜轻度充血,结肠袋出现,未见溃疡。效不更方,嘱患者继续服用 2 周巩固疗效。

按语:溃疡性结肠炎的病因和发病机制至今尚未完全明确,目前认为多因环境因素、遗传因素、感染因素、免疫因素等相互作用所致。中医学根据本病的症状将其归入"腹痛""泄泻"等范畴,认为其病机多为外感时邪、饮食不节、情志失调、阳气素虚等。本患者因工作压力大及饮食不规律,日久则肝气郁结,气机不畅,胃气不行,脾亦不运,水湿内生,困阻于脾,湿久成浊,化热蕴毒,浊毒内蕴,五脏受累,故而发病。方中黄芩"性清肃所以除邪,味苦所以燥湿,阴寒所以胜热,故主诸热。诸热者,邪热与湿热也"(《神农本草经疏》),黄连"大苦大寒……能泄降一切有余之湿火"(《本草正义》)。现代药理研究表明,黄芩、黄连、白头翁、黄药子等清热解毒药物有抗炎、抗病原微生物等作用,能促进溃疡面愈合。

医案九

李某,男,32 岁,已婚。初诊:2012 年 7 月 28 日。

主诉:间断腹泻黏液脓血便 2 个月,加重 7 天。

现病史:患者 2 个月前始出现腹泻,自服氟哌酸(诺氟沙星)后症状无明显缓解,后于社区一诊所输液(药名不详)治疗后症状有所缓解,7 天前因出差劳累腹泻加重,并夹带脓血,遂于今日就诊于我院。现主症:腹痛腹泻,大便呈脓血样,肛门灼热,胸闷,腹胀,口渴,食欲不佳,四肢无力,小便黄。舌质红苔微黄,脉滑数。

辅助检查:2012 年 7 月 20 于我院做电子结肠镜检查示溃疡性结肠炎。

中医诊断:痢疾(湿热内蕴)。

西医诊断:溃疡性结肠炎。

治法:清热去湿,调气理血。

处方:白头翁汤加减。白头翁 15g,秦皮 10g,黄连 9g,黄柏 12g,地榆 20g,广木香 9g,败酱草 20g,白芍 20g,山药 15g,甘草 6g。7 剂,每日 1 剂,文火煎煮 2 次,每次 40 分钟,共取汁 400ml,早、晚饭前半小时温服。

二诊:2012 年 8 月 3 日。患者腹痛明显减轻,大便 1 日 1 行,有少许脓液,无鲜血,肛门灼热不明显,舌暗红,苔薄黄,脉弦滑。处方如下:

白头翁 15g,秦皮 10g,黄连 9g,黄柏 12g,地榆 20g,广木香 9g,败酱草 20g,

白芍 20g,山药 15g,甘草 6g,云苓 12g,白术 9g。14 剂,每日 1 剂,文火煎煮 2 次,每次 40 分钟,共取汁 400ml,早、晚饭前半小时温服。

其后又服药 2 个月,症状基本消失。

按语:溃疡性结肠炎临床属难治性疾病,病情改善较慢,现代医学尚无明确有效的治疗方法。临床工作中总结运用中医理论辨证遣方用药每每收效较佳。此病例证属湿热内蕴,方以白头翁汤加败酱草、木香、白芍等酸寒散血、清热解毒利湿、疏肝理气和脾,以解里急后重;白芍、甘草缓中止痛。诸药配伍得当,相得益彰。

医案十

丁某,男,51 岁,已婚。初诊:2012 年 12 月 25 日。

主诉:间断腹痛、腹泻、脓血便 1 年,加重 2 个月。

现病史:患者 1 年前过食辛辣后出现腹痛、腹泻、脓血便、1 日 4~5 行。曾于外院就诊,经纤维结肠镜检查诊断为"溃疡性结肠炎",间断服用柳氮磺吡啶、固本益肠丸、奥沙拉嗪等药治疗,用药不规律,腹痛、腹泻症状时轻时重,2 个月前症状加重,腹泻 1 日 7~8 行,里急后重明显,并伴发热,体温多在 38℃左右,加用柳氮磺吡啶栓剂,效果不明显,为进一步诊治来我院。现主症:腹痛,腹泻,脓血便 1 日 7~8 行,伴里急后重,精神欠佳,纳差,寐差,消瘦乏力,体重减轻约 5kg,舌质紫暗苔黄腻,脉滑数。

既往史:既往吸烟史 30 年,10 支 /d,已戒 10 余年,偶有少量饮酒。否认家族中有同类疾病患者。

实验室检查:纤维结肠镜示进镜 50cm 内黏膜充血、水肿,触之易出血,散在糜烂和浅溃疡;病理示符合溃疡性结肠炎改变。胃镜示慢性胃炎,病理示黏膜慢性炎。血常规示 WBC 9.6×10^9/L,Hb 95g/L,RBC 2.75×10^{12}/L,PLT 112×10^{12}/L,GR 0.85,LY 0.15。便常规示脓血便黏液,RBC 满视野 /HP。

中医诊断:痢疾(浊毒内蕴,气滞肠腑)。

西医诊断:溃疡性结肠炎。

治则:化浊解毒,调气行血。

方药:白头翁 15g,秦皮 15g,藿香 15g,黄芩 15g,葛根 15g,苦参 12g,地榆 12g,槟榔 12g,黄连 9g,当归 9g,广木香 9g,薏苡仁 20g,白芍 30g,酒军 3g。7 剂,水煎服,每日 1 剂,文火煎煮 2 次,每次 40 分钟,共取汁 400ml,早、晚饭前半小时温服。

上方连服,便血止,腹痛转舒,精神食欲转佳,体力增加,面色渐润,舌红苔薄白,脉弦细。嘱其常服,后改为丸药缓攻治本。

按语:"痢多发于秋……症由胃腑湿蒸热壅,致气血凝结,挟糟粕积滞,进入大小腑,倾刮脂液,化脓血下注……"(《类证治裁》)可见,痢由"湿蒸热壅"而来。湿热熏蒸,则化浊为毒,因此采用解毒化浊的方法使浊化毒消,受损的肠黏膜可以缓慢恢复正常功能。此外,毒除浊化可斡旋中州,使脾运肝疏,大肠传导如常,以成"通因通用"之法,使邪祛正安。但对于迁延日久者,尚需缓攻,渐开其结,缓消其症。

医案十一

翟某,女,54岁。2011年12月19日初诊。

主诉:间断小腹阵发性绞痛10年。

现病史:患者缘于10年前因饮食不节致小腹阵发性绞痛,伴黏液脓血便,曾用糖皮质激素、氨基水杨酸制剂及中药治疗,症状时轻时重。现主症:黏液脓血便,2~3次/d,伴有肛门下坠感,小腹隐痛、走窜痛,肠鸣,纳可寐可,舌红苔根黄腻,脉沉弦细。

实验室检查:2011年8月31日于河北省中医院查电子胃结肠镜示溃疡性结肠炎。

中医诊断:痢疾(湿热下注,浊毒内蕴)。

西医诊断:溃疡性结肠炎。

治法:清热燥湿,化浊解毒。

方药:大腹皮15g,广木香9g,白头翁15,秦皮12g,扁豆15g,仙鹤草12g,茵陈15g,黄柏12g,黄连12g,地榆15g,葛根15g,砂仁12g,三七粉2g$^{(冲服)}$。每日1剂,水煎取汁300ml,分早、晚2次服。

二诊:患者服药14剂后,大便稍成形、1~2次/d,未见脓血,偶有黏液。小腹阵发性绞痛明显减轻,受凉后症状明显,纳可,寐安,舌红苔薄黄腻,脉弦细。上方加白术12g,茯苓15g,健脾利湿。

三诊:患者继服14剂后,大便无黏液脓血、1次/d,质可,小腹绞痛基本消失,偶有受凉后小腹隐约不适,纳寐尚可,舌红苔薄黄,脉弦细。嘱其适寒温,节饮食。

按语:患者因饮食不节,损伤脾胃,致脾失运化,胃失和降,水谷不化,反为湿滞,日久化浊成毒,浊毒内蕴,下注大肠,大肠传导失司,故发痢疾。

方中黄连苦寒,清热燥湿解毒为君,《神农本草经》谓其"味苦,寒,无毒。治……肠澼,腹痛,下利"。秦皮味苦涩,地榆清肠道热毒、凉血止血、清热解毒,共为臣药。三七粉活血止血,可防止结肠溃疡面出血;葛根泄热升阳;砂仁温中和胃,广木香、大腹皮行气消滞;仙鹤草收敛止血,止痢补虚,共为佐药。二诊时加白术、茯苓,健脾利湿。三诊时诸症已消,因病程较长,故继服以巩固疗效。

第八章　肝纤维化治验

一、概　　述

1. 肝纤维化的概念　　肝纤维化是指肝脏对慢性损伤的可逆的病理性修复反应,主要表现为肝脏细胞外基质弥漫性过度沉积与异常分布,可进展为肝硬化。它不是一个独立的疾病,许多慢性肝脏疾病均可引起肝硬化,如感染性疾病(慢性乙型、丙型和丁型病毒性肝炎,血吸虫病等)、先天性代谢缺陷(肝豆状核变性、血色病、α_1-抗胰蛋白酶缺乏症等)、化学代谢缺陷(慢性酒精性肝病、慢性药物性肝病)、自身免疫性肝炎和原发性硬化性胆管炎等。肝遭到各种致病源侵袭时,引起肝损害与炎症反应,肝组织免疫系统同时被激活,进行组织修复。肝硬化是指这种组织修复过程过度及失控时,肝组织内细胞外基质过度增生与异常沉积所致肝结构和肝功能异常改变的一种病理过程。轻者称肝纤维化;重者使肝小叶结构改建,形成假小叶及结节,成为肝硬化。

纵览古代医书,并无关于肝纤维化之名的论述,但是根据其临床表现特点,可将其归属于中医学的"胁痛""肝癖""臌胀""黄疸""肝积""肝着""腹痛""肝水""积聚"或"癥瘕"等范畴。

2. 基于浊毒理论对肝纤维化病因病机的认识　　浊毒既可为外邪,亦可为内邪。作为外邪,由表侵入;作为内邪,由内而生。浊毒病邪作用于人体,循人体络脉体系由表入里,由局部至全身。浊毒之邪胶结,可导致人体细胞、组织和器官的浊化,即致病过程;浊化的结果导致细胞、组织和器官的浊变,即形态结构的改变,包括现代病理学中的肥大、增生、萎缩、化生和癌变,以及炎症、变性、凋亡和坏死等。浊变的结果是毒害细胞、组织和器官,使之代谢和功能失常,乃至功能衰竭。浊毒病邪入侵机体,克正气而致病;浊毒之邪猖獗,发病急重,或病情加重;浊毒之邪滞留不去,疾病迁延不愈;浊毒之邪被战胜克制,则疾病好转,机体得以康复。因此,浊毒病邪有轻、中、重相对量化的划分。

浊毒证形成的内在因素,包括中气的虚实、阳气的盛衰、体质的强弱和内生湿浊的有无等,即所谓"内外相引"。人体是否易患,内生浊毒起决定作用,而内生浊毒多责之于脾胃功能,如叶桂所言"又有酒客,里湿素盛,外邪入里,与之相抟",即指出嗜食酒肉,影响脾胃运化而湿热内生,是湿热类温病发生的重要因素。后薛雪取叶桂之意,提出了"太阴内伤,湿饮停聚,客邪再至,内外相引,故病湿热"的观点。《医宗金鉴》云:"人感受邪气虽一,因其形脏不同,或从寒化,或从热化,或从虚化,或从实化,故多端不齐也。"浊毒证的发展,有热化和寒化的不同,从而形成伤阴伤阳之病理机转,不同的病机转化与病邪、体质及治疗恰当与否密切相关。

(1)外感淫疬毒邪:浊毒可由外而入,或从皮毛,或从口鼻,侵入机体,对脏腑、经络、气血等均能造成严重损害。"浊"者,不清也。浊与湿紧密相关,外感湿浊,由表入里。外界湿浊之邪侵入人体的途径大致有3条:一是通过呼吸由口鼻进入人体,先影响人体的上焦,进而影响到中、下焦。正如《医原·湿气论》所说:"湿之化气,多从上受,邪自口鼻吸入,故先伤天气,次及地气。"二是通过肌肉皮肤渗透进入人体,先客于肌表关节,次阻经络,最终深入脏腑。清代张璐说:"湿气积久,留滞关节。"《素问·调经论》曰:"风雨之伤人也,先客于皮肤,传入于孙脉,孙脉满则传入于络脉,络脉满则输于大经脉。"又曰:"寒湿之中人也,皮肤不收,肌肉坚紧,荣血泣,卫气去,故曰虚。"三是湿邪中伤脾胃。《六因条辨》卷下云:"夫湿乃重浊之邪,其伤人也最广……殆伤则伤其表,表者,乃阳明之表,肌内也,四肢也;中则中其内,内者,乃太阴之内,脾阴也,湿土也。故伤表则肢节必痛,中里则脘腹必闷。"当然外感湿浊之邪侵犯人体,可能只有1种途径,也可能2种或3种途径同时存在,如湿温病初起多为卫气同病,为湿热之邪同时侵犯人体的肌表和脾胃所引起,因此在临床诊治时,应灵活应用,不可教条。凡外感之邪,凡有湿性,即为浊毒之一种,即或无湿,侵袭人体,留止不去,易生浊化毒,必防浊毒之变。

另外,外来之毒邪,侵袭人体,易极化为浊毒性质而致病。"外毒"是来源于人体之外的环境而有害于人体健康的毒邪。结合现代医学认识,外毒包括化学致病物、物理致病物、生物致病物等。化学致病物包括药毒、毒品、秽毒、各种污染等,如废气、污水、生物垃圾、化肥、农药、装饰材料、烧烤粉尘等皆可为毒。物理致病物包括跌仆损伤等(意外伤害),水、火、雷、电等(自然灾害),气候、气温变化、噪声、电磁波、超声波、射线辐射(对人体的干扰)等。其中,气候变化是引起疾病发生的因素之一。气候变化是毒邪、疫疬之毒产生和传播的重要条件。生物致病物包括温病毒邪、疫疬之毒、虫兽毒、食物中毒等。《诸病源候论》曰:"诸生肉及熟肉,内器中密闭头,其气壅积不泄,则为郁肉,有毒,不幸而食之,乃杀人;其轻者,亦吐利,烦乱不安。"《金匮要略》曰:"六畜自死,皆疫死,则有毒,不可食之。"

外来之浊与毒,侵入人体,影响人体的新陈代谢,导致气机失调,脏腑失用,从而浊毒内生,蕴于体内,百病丛生。

(2)饮食失节:"五谷为养,五果为助,五畜为益,五菜为充,气味合而服之,以补精益气。"(《素问·脏气法时论》)这就要求我们以植物性食物为主,动物性食物为辅,并配合果、蔬,使饮食性味柔和,不偏不倚,以保证机体阴阳平衡,气血充沛。然而,随着人们生活水平的不断提高,传统的饮食习惯已被打破,过去偶尔食之的鸡鸭鱼肉等副食品已经成为普通百姓的日常饮食,高热量、高蛋白、高脂肪的"西式快餐"被奉为美味佳肴,强食过饮现象非常普遍。而过食肥甘厚味,超出脾胃运化功能,则湿聚食积,化为痰饮,蕴郁日久,化为浊毒之邪。正所谓"肥者令人内热,甘者令人中满"(《素问·奇病论》),"多食浓厚,则痰湿俱生"(《医方论·消导之剂》)。

(3)情志不畅:"血气者,人之神,不可不谨养。"(《素问·八正神明论》)神态是内在气血的总体体现,因此所谓"清静",指的是人体精神状态的安详,是一个人内在脏腑气血功能正常的外在表现。人体在精神上能够长期保持清静,营卫之气运行有序,肌肉腠理的功能状态正常,表现为致密而柔顺,邪气难以进犯肌体,人体就不会得病。正所谓"正气存内,邪不可干"。

《素问·举痛论》云:"百病生于气也。"气不通畅,则毒邪内生。如气盛生毒,因气有余便是火热,火热之极即为毒;热毒、火毒的存在又可进一步伤害人体脏腑组织而产生腑实、阴伤、血瘀等一系列病理后果;气郁生毒,情志变化刺激过于突然、持久,使脏腑功能紊乱,升降出入失常,影响气机的通调条达,津血的输布,可蓄郁而为毒,从而导致疾病。浊毒在体内蕴积日久,又可对人体脏腑经络造成严重损害,百病由此乃变化而生。这就是"郁生浊毒"。

(4)环境改变:"人以天地之气生,四时之法成。"(《素问·宝命全形论》)人只有顺应自然气候的变化规律才能保持健康。随着各种现代化生活设施不断地介入人类的生活,人们不必再"动作以避寒,阴居以避暑",悠然地生活在人工营造的舒适环境之中。即使夏季室外酷暑炎热,室内也可以冷气习习;冬季户外冰雪凛冽,屋内也可以暖气融融。人们出入于这样乍热乍凉,或乍寒乍暖温度悬殊的环境,使肌体腠理汗孔骤开骤闭,卫外功能难以适应,久而久之,闭阻体内的浊气即可化为浊毒而致病。

(5)运动缺乏:"久视伤血,久卧伤气,久坐伤肉。"(《素问·宣明五气》)若长年伏案,以车代步,室外活动减少,不仅可以导致气血亏虚,而且还可以使气机阻滞,津液运化、布散失常,从而浊毒之邪难免滋生。多食少动,对于浊毒体质的产生具有重要作用。颜元在《颜习斋先生言行录》中云:"习行礼、乐、射、御之学,健人筋骨,和人血气,调人情性,长人仁义……为其动生阳和,不积痰郁气,安内捍外也。"这充分表明,体育运动既可强身健体,娱乐身心,磨炼意志,促进德智发展,又可防病治病,帮助身体早日康复。

（6）虚损劳倦：人体是否发病，主要取决于人体的正气强弱。"正气存内，邪不可干"，"邪之所凑，其气必虚"，是中医药贡献给人民大众的养生智慧。《灵枢·百病始生》说："风雨寒热不得虚，邪不能独伤人。卒然逢疾风暴雨而不病者，盖无虚，故邪不能独伤人。此必因虚邪之风，与其身形，两虚相得，乃客其形，两实相逢，众人肉坚。其中于虚邪也，因于天时，与其身形，参以虚实，大病乃成，气有定舍，因处为名。"

虚易招邪，虚处留邪；邪碍气机，化生浊毒，这往往是一个连续的过程。《内经》说："有所劳倦，形气衰少，谷气不盛，上焦不行，下脘不通，胃气热，热气熏胸中，故内热。"由劳倦导致的形气衰少，还只是一个"纯虚无邪"的病理状态，一旦在这个基础上出现"上焦不行，下脘不通"，就不是纯虚无邪了，而是清浊相干，浊毒内生的一种现象，所以患者有"内热"的各种证候表现。

（7）他邪转化：浊毒之邪与内生五邪、外感六淫密切相关，又有不同。浊毒兼具浊与毒的特性，可以由他邪转化，且为诸邪致病之甚者也。如食积，本为伤食；食积日久则生湿聚痰，湿与痰即具浊之性；湿痰蕴积日久则生毒，至此浊毒生焉。浊毒生则导致胃病渐重，甚至癌变。饮食若超过自身耐受量，则可转化成浊毒。如过饮久饮之酒浊毒；过食为病之食积化浊毒；大便干燥影响毒素排出，吸收毒素过多成粪毒；血糖、血脂过高形成糖浊毒、脂浊毒等。

另外，水湿痰饮可转化为浊毒；汗液、二便不通，浊阴或水湿无出路，内困日久而成"浊毒"；久病虚损，肺、脾、肾及三焦等脏腑气化功能失常，肾元衰败，导致浊毒内生。水、津、液本为体内的正常物质，若超出生理需要量，或停留于局部，或失其所，也成为一种毒。如水液代谢紊乱，水液过多为病之水毒、湿毒；机体在代谢过程中产生的各种代谢产物排出困难，蓄积日久，郁而化毒则为浊毒。瘀血亦可转化为浊毒之邪。瘀血是血液运行失常而化生的病理产物，常表现为瘀毒、出血、癥瘕。若瘀久不消，全身持久得不到气血的濡养，则出现面色黧黑、口唇紫暗、皮肤粗糙状如鳞甲，则成瘀毒；瘀血阻滞脉络，血液不循常道，溢出脉外，可见各种出血；体内肿块日久不化，质硬，固定不移，夜间痛甚，即为癥瘕。血瘀则气滞，气血瘀滞则脉络阻塞、脏腑功用失常，从而导致浊毒内生。另外，所瘀之血，所溢之血，日久即具浊毒之性，致人病生。

3. 肝纤维化浊毒的常用治法　根据肝纤维化的治则，结合患者的不同病情，确定不同的治疗方法。根据肝纤维化的临床分型，其具体治法包括化浊解毒法、以毒攻毒法、疏理气机法、活血化瘀法、化痰除湿法、清热利湿法、软坚散结法等。

（1）化浊解毒法：针对浊毒内蕴及其所致的肝纤维化。情志内伤或其他因素所导致的郁火、邪热郁结日久而成为浊毒，浊毒内蕴肝胆，导致气血瘀滞津停，凝结成块。浊毒内蕴与肝纤维化的发生、发展与转移有密切关系。化浊解毒法适用于肝纤维化兼有浊毒内蕴征象者。临床上常用化浊解毒中药有漏芦、露蜂房、白花蛇舌草、山豆根、菝葜、泽漆、蜀羊泉、藤梨根、猫爪草、龙葵、白毛夏枯草、夏枯草、石打穿、红豆杉、半枝莲、半边莲、穿心莲、七叶一枝花、板蓝根、大青叶、虎杖、紫草、蒲公英、紫花地丁、黄连、黄芩、黄柏、苦参、龙胆、土茯苓等。化浊清热解毒类药物性多偏凉、味苦,故选择使用时应注意药味数量和剂量,防止苦寒伤正、苦寒败胃。中药现代研究证明,化浊解毒中药具有:①抗肝纤维化的活性:能直接抑制肿瘤,具有防突变的作用;②抗炎排毒功能:能控制和清除肿瘤周围的炎症和感染,从而控制肝纤维化。另外,许多化浊解毒中药如白花蛇舌草、山豆根、穿心莲、黄连等能促进淋巴细胞转化,激发或增强淋巴细胞的细胞毒作用,增强或调整巨噬细胞吞噬作用,提高骨髓造血功能,调整机体免疫力。

(2)以毒攻毒法:是指使用有毒之品、性峻力猛之药解除癌毒而抗癌的一种方法。如《素问·五常政大论》曰:"大毒治病,十去其六,常毒治病,十去其七,小毒治病,十去其八,无毒治病,十去其九。"本法是针对肝纤维化深伏于内、凶险恶劣、非攻难克的特点而设立的。临床常用的以毒攻毒中药有全蝎、蜈蚣、蟾皮、土鳖虫、炮山甲、独角蜣螂、露蜂房、半夏、马钱子等。此类药物多具有毒性,属于虫类药或大辛大热之植物药,多具有开结拔毒功效。因其本身具有毒性,故生药需加工炮制后方能使用。在临床使用时,应注意审视患者的体质情况、病程病期,注意药物的具体选择。另外,因为许多毒性药的中毒剂量与治疗剂量相近,且毒药伤正,故应慎重选择剂量、剂型,注意观察服药后反应,中病即止,防止毒副反应的产生。必要时可配合扶正、防止毒副反应的药物使用。

(3)疏理气机法:针对肝纤维化以气滞为主者而设,对肝郁气滞、脾虚气滞者较为合适。气滞是肝纤维化发生发展过程中最基本的病理变化。其他病理因素如血瘀、湿阻、痰凝、湿热、热毒的生成与变化,无不与气滞相关。因此,理气药在肝纤维化的治疗中贯穿全程,必不可少,至关重要。临床常用的理气药有柴胡、青皮、八月札、陈皮、枳壳、制香附、广郁金、炒延胡索、川楝子、大腹皮、佛手、乌药、沉香、玫瑰花、九香虫、绿萼梅、厚朴、旋覆花等。理气药亦有在肝、在脾之不同,肝气郁滞宜选疏肝理气之品,脾虚气滞当重在健脾理气之药。总体而言,理气药大多辛香而燥,久用、重用或运用不当,会有化燥伤津助火之弊端。因此,选药当注意种类、控制数量、结合配伍。强调多选取药性柔润,理气不伤阴的八月札、合欢皮、绿萼梅、枸橘李等药物。总之,只要对症下药,配伍运用得当,既能对症处理,又可防止相应副作用的发生。

(4)活血化瘀法:针对肝纤维化以瘀血为著者而设。历代医家皆重视瘀血与有形结块的关系。如王清任《医林改错》曰:"结块者,必有形之血也。"肝纤维化可与"癥"互参,其形成的病理机制与瘀血凝滞有密切关系。临床上常用的活血化瘀中药有当归尾、赤芍、川芎、丹参、五灵脂、蒲黄、莪术、广郁金、蛀虫、水蛭、水红花子、红花、石见穿、乳香、没药、炮山甲、全蝎、蜈蚣、血竭、老鹳草、土鳖虫、九香虫、王不留行、生大黄等。临床观察证明,大部分肝纤维化患者皆有瘀血征象,说明腹内有形的包块肿物多由瘀血所致。

（5）化痰除湿法:"凡人身上中下有块者多是痰。"(朱震亨)痰凝湿聚是肝纤维化形成的基本病理因素之一,化痰除湿法正是针对痰湿这个病理因素而设立的。化痰除湿不仅对因,而且可以减轻临床症状,使病情发展转移得以控制。在肝纤维化的治疗中,常用化痰除湿药物有泽漆、山慈菇、茯苓、猪苓、泽泻、车前子、生薏苡仁、木防己、大贝母、皂角刺、半夏、葶苈子、苍术、厚朴、藿香、佩兰、晚蚕沙、煨草果等。现代实验研究表明,化痰除湿药物本身就有抗纤维化作用。化痰除湿法在临床上并非单独应用,往往结合病情,根据辨证论治的原则配以其他治疗方法。化痰法与理气法合用即理气化痰法,用于气郁痰凝者;与清热药合用为清热化痰法,用于痰火互结或热灼痰结者;与健脾药合用称健脾化痰法,用于脾虚痰凝者;与活血药合用称活血化痰法,用于血瘀痰结者。治湿当根据湿聚部位的不同,分别采取芳香化湿、淡渗利湿、健脾除湿、温化水湿等法。

（6）清热利湿法:湿热亦是肝纤维化形成的基本病理因素之一。清热利湿法即是针对湿热毒邪,或湿浊蕴而化热成毒设立的。因肝胆、脾胃位于中焦,湿热蕴结极为常见。本法可缓解临床症状,改善实验室指标,保护肝功能。常用清热利湿中药有黄连、黄芩、黄柏、夏枯草、田基黄、茵陈蒿、垂盆草、苦参、虎杖、凤尾草、鸡骨草、败酱草、白鲜皮、地肤子、金钱草、海金沙等。

（7）软坚散结法:是针对肝纤维化结块坚硬所设,是使用软坚散结药物使肿块软化、缩小、消散的治疗方法。味咸中药能够软化坚块,如鳖甲的咸平、龟甲的甘咸、海螵蛸的咸涩、海浮石的咸寒等都有软坚作用。散结则常通过治疗产生聚结的病因而达到散结的目的,如清热散结药治热结、理气散结药治气结、化瘀散结药治瘀结等。在治疗肝纤维化时常用的软坚散结类药物有龟甲、鳖甲、牡蛎、海浮石、海藻、瓦楞子、昆布、海蛤壳、夏枯草、穿山甲、地龙、白芥子、半夏、胆南星、瓜蒌、天葵子、山慈菇等。

4. 肝纤维化浊毒的辨证治疗　在治疗方面,在中医的整体观和辨证施治原则指导下立足化浊解毒,科学运用中医理论,辨病与辨证结合,宏观与微观结合,综合全身整体调理,采用化浊解毒为大法,兼疏肝理气、活血化瘀、软坚散结、养肝和胃等治疗方法。

（1）浊毒内蕴

主要证候:胁肋胀痛或灼热疼痛,腹胀如鼓,胸闷纳呆,口渴而苦,小便黄赤,大便不爽,舌质红,苔黄燥,脉弦数。

病机:脾胃虚弱,肝气不疏,肝木克脾土,脾失健运,湿浊内生,浊邪内蕴,日久化热成毒,浊毒使气、血、水搏结,水湿内停,肝络瘀阻,肝体失养,硬结变性。

治则:化浊解毒,软肝化坚。

常用方药:化浊解毒软肝方。药用白花蛇舌草、半枝莲、半边莲、茵陈、板蓝根、苦参、黄芩、黄连、栀子、黄柏、猪苓、茯苓、白术、泽泻、陈皮、木香、车前子、泽兰、鳖甲、山甲珠。

加减:肝功能异常者,常选用龙胆、五味子、垂盆草,保肝降酶。

(2)痰瘀互结

主要证候:身困体倦,头晕眼花,两胁隐痛,肌肤甲错,食少便溏,胁肋下或见癥块,舌质淡紫、有瘀斑,脉滑数。

病机:体内邪毒内侵,阻滞肝络,化热灼津,脾不运化,水湿成痰,气滞血瘀。

治则:健脾化痰,活血祛瘀。

方药:二陈汤合四物汤加减。药用陈皮、半夏、茯苓、当归、川芎、赤芍、生地黄、红景天、桃仁、红花、甘草。

(3)肝肾阴虚

主要证候:面色黧黑,胁肋隐痛,口干咽燥,潮热盗汗,心烦易怒,失眠多梦,悠悠不休,头晕目眩,舌红少苔,脉细弦而数。

病机:肝肾同源,肝病日久,势必伤及肾,耗伤阴液,使肾阴亏虚。

治则:养肝肾,育阴清热。

方药:一贯煎加减。药用沙参、麦冬、生地黄、枸杞、川楝子、白蒺藜、牡丹皮、栀子、知母、黄柏、赤芍、甘草。

(4)肝脾阳虚

主要证候:两胁胀痛,胸腹满闷,嗳气纳差,畏寒肢冷,倦怠乏力,面色萎黄,大便溏薄,舌质淡,苔黄,脉弦细。

病机:肝主疏泄,脾主运化,功能失职,木横克土,致水湿停滞,气机不畅。

治则:疏肝健脾,温阳利湿。

方药:柴胡疏肝散加减。药用柴胡、白芍、枳壳、白术、香附、川芎、厚朴、茯苓、桂枝、干姜、甘草。

二、典 型 病 例

医案一

刘某,男,61岁,已婚。初诊:2014年5月6日。

主诉:间断胁痛 10 年,加重伴乏力 2 个月。

现病史:患者 10 年前无明显诱因出现右胁下胀痛,伴乏力,未予特殊重视,后曾因鼻衄不止就诊于当地中医院,查乙肝五项、肝功能示乙肝表面抗原(+),AST 160.2U/L,ALT 68U/L,诊为乙型肝炎,予相关治疗(具体不详),症状稳定。后胁肋胀痛、乏力反复发作,时轻时重。2 个月前上述症状加重,经治疗症状未见好转,求诊于我院。现主症:胁痛,乏力,偶有足部刺痒感,无口干口苦,时有牙龈出血,纳可,寐可,大便可,小便色黄、量可,舌暗红,苔黄厚腻,脉弦滑。

既往史:否认结核、伤寒等传染病史。否认手术、外伤、输血史。预防接种史不详。

查体:全身皮肤可见轻度黄染及出血点,浅表淋巴结无肿大,巩膜无黄染,咽部无充血,双侧扁桃体不大,气管居中,甲状腺不大,心肺无异常,腹平软,胃脘部轻压痛,肝区叩击痛,肝脾肋缘下未触及,无反跳痛及肌紧张,脊柱、四肢及神经系统未见异常。

实验室检查:(2014 年 5 月 7 日河北省中医院)生化全项示白蛋白 34.6g/L,AST 180.2U/L,ALT 68U/L,GGT 128.6U/L,T-BiLi 50μmol/L,D-BiLi 15.2μmol/L,I-BiLi 28.30μmol/L;尿常规示尿蛋白(±),尿维生素 C(±)。(2014 年 5 月 8 日河北省中医院)腹部彩超示符合慢性肝病表现,胆囊壁增厚,脾大,少量腹腔积液(腹腔气体多)。胸部 CT 示左侧胸膜局部钙化,左肺上叶尖段钙化灶,右肺下叶前基底段肺大泡,肝硬化,腹水,脾大,慢性胆囊炎。

中医诊断:胁痛(浊毒内蕴)。

西医诊断:肝炎肝硬化、失代偿期。

治法:化浊解毒,化瘀通络。

方药:鳖甲 15g,山甲珠 12g,田基黄 12g,红景天 12g,冬葵子 15g,急性子 12g,大黄 6g,龙胆 15g,五味子 15g,蚤休 12g,贯众 15g,丹参 15g,赤芍 12g,延胡索 15g,川楝子 12g,蒲黄 9g^(包煎),五灵脂 12g,党参 12g。水煎服,每日 1 剂,文火煎煮 2 次,每次 40 分钟,共取汁 400ml,早、晚温服。

二诊:2014 年 6 月 5 日。胁痛、乏力较前好转,遇情志不畅时加重,无口干口苦,时有牙龈出血,10 天前出现鼻衄,纳可,夜寐欠安,大便可,小便色黄,舌暗红,苔黄厚腻,脉弦滑。调整处方如下:

鳖甲 15g,山甲珠 12g,田基黄 12g,红景天 12g,冬葵子 15g,急性子 12g,大黄 6g,龙胆 15g,五味子 15g,蚤休 12g,贯众 15g,丹参 15g,赤芍 12g,延胡索 15g,川楝子 12g,蒲黄 9g^(包煎),五灵脂 12g,生地黄 15g,茜草 12g,仙鹤草 12g。水煎服,每日 1 剂,文火煎煮 2 次,每次 40 分钟,共取汁 400ml,早、晚温服。

三诊:2014 年 7 月 4 日。胁痛、乏力明显好转,偶有右胁下胀满,口干口苦,偶有牙龈出血,纳可,夜寐欠安,大便可,小便色黄,舌暗红,苔黄腻,脉弦

滑。湿热浊毒之邪仍胶着不去,原方加清热利湿之品,以助药力。调整处方如下:

鳖甲 15g,山甲珠 12g,田基黄 12g,红景天 12g,冬葵子 15g,急性子 12g,大黄 6g,龙胆 15g,五味子 15g,蚤休 12g,贯众 15g,丹参 15g,赤芍 12g,香附 12g,川楝子 12g,茵陈 15g,黄芩 12g,生地黄 15g,茜草 12g,仙鹤草 12g。水煎服,每日 1 剂,文火煎煮 2 次,每次 40 分钟,共取汁 400ml,早、晚温服。

四诊:2014 年 8 月 4 日。胁痛、乏力不显,偶有右胁下胀满,无口干口苦,无呕恶,偶有牙龈出血,纳可,夜寐可,大便调,小便色黄,舌暗红,苔薄黄微腻,脉弦滑。湿热浊毒之邪稍解。2014 年 8 月 4 日河北省中医院查生化全项示白蛋白 54.6g/L,AST 80.9U/L,ALT 57.2U/L,GGT 60.6U/L,T-BiLi 40μmol/L,D-BiLi 15.2μmol/L,I-BiLi 24.8μmol/L。调整处方如下:

鳖甲 15g,山甲珠 12g,田基黄 12g,红景天 12g,冬葵子 15g,急性子 12g,大黄 6g,龙胆 15g,五味子 15g,蚤休 12g,贯众 15g,丹参 15g,赤芍 12g,香附 12g,川楝子 12g,茵陈 15g,黄芩 12g,生地黄 15g。水煎服,每日 1 剂,文火煎煮 2 次,每次 40 分钟,共取汁 400ml,早、晚温服。

五诊:2014 年 9 月 4 日。胁痛、乏力基本消失,偶有右胁下胀满,无口干口苦,无呕恶,偶有牙龈出血,纳可,夜寐可,大便不成形、1 日 1~2 行,小便色黄,舌淡红,苔薄黄微腻,脉弦滑。查腹平软,胃脘部轻压痛,肝区无叩击痛,肝脾肋缘下未触及,无反跳痛及肌紧张,肝脾未触及,脊柱、四肢及神经系统未见异常。调整处方如下:

鳖甲 15g,山甲珠 12g,田基黄 12g,红景天 12g,生地榆 15g,急性子 12g,薏苡仁 20g,龙胆 15g,五味子 15g,蚤休 12g,贯众 15g,丹参 15g,赤芍 12g,枳实 15g,川楝子 12g,茵陈 15g,黄芩 12g,生地黄 15g,茜草 12g,仙鹤草 12g。水煎服,每日 1 剂,文火煎煮 2 次,每次 40 分钟,共取汁 400ml,早、晚温服。

六诊:2014 年 10 月 14 日。胁痛、乏力消失,偶有右胁下胀满,无口干口苦,无呕恶,纳可,夜寐可,大便调,时有小便色黄,舌淡红,苔薄黄微腻,脉弦滑。(2014 年 10 月 14 日河北省中医院)腹部彩超示符合慢性肝病表现,胆囊壁粗糙,脾稍大。胸部 CT 示轻度肝硬化,脾大,慢性胆囊炎。辅助检查较前明显改善,症状稳定,辨证属浊毒轻证,嘱患者久服以控制病情发展,以后治疗均以此方为基础辨证加减。调整处方如下:

鳖甲 15g,山甲珠 12g,田基黄 12g,红景天 12g,生地榆 15g,急性子 12g,薏苡仁 20g,龙胆 15g,五味子 15g,蚤休 12g,贯众 15g,丹参 15g,赤芍 12g,枳实 15g,川楝子 12g,茵陈 15g,黄芩 12g,党参 12g,灵芝 12g。水煎服,每日 1 剂,文火煎煮 2 次,每次 40 分钟,共取汁 400ml,早、晚温服。

按语:肝硬化是临床常见的慢性进行性肝病,是由 1 种或多种病因长期或反复作用形成的弥漫性肝损害,属中医学"胁痛""臌胀""黄疸"等范畴。李佃贵认为,肝硬化由正气虚衰、浊毒内侵所致。浊邪在整个致病过程中占有重要地位。浊为阴邪,滞下而阻碍清阳之气的活动。故"化浊"实为治疗肝硬化之大法。临证时应辨证与辨病相结合,中医辨证分型和西医分型相结合。本病虽因浊、毒、虚共同致病,然而在疾病的不同阶段三者又处于不同的地位,因此治疗中固本和逐邪不可偏废,日久浊毒耗伤人体正气,还需固本培元,方保无虞。本案中使用党参、灵芝等固本之品,疗效显著。

医案二

王某,男,57 岁,已婚。初诊:2013 年 9 月 9 日。

主诉:肝区及后背部憋胀感 1 年。

现病史:肝区及后背部憋胀感,乏力感,晨起口苦,大便调,双下肢轻度可凹性水肿,舌红,苔薄黄腻,脉沉细缓。

既往史:既往有窦性心动过缓、右侧脉管炎史,未系统治疗。

辅助检查:肝脏 CT 示肝硬化,脾大;Ⅲ 型胶原 147.16ng/ml,透明质酸 195.99ng/ml,Ⅳ 型胶原 92.4ng/ml;肝功能示 γ- 谷氨酰转肽酶 142U/L,白球比 1.00。

中医诊断:胁痛(浊毒内蕴,血瘀肝结)。

西医诊断:肝硬化。

治法:化浊解毒,软肝化坚。

处方:白芍 30g,丹参 20g,赤芍 15g,白花蛇舌草 15g,牡蛎 15g,海浮石 15g,鸡内金 15g,鳖甲 15g,山甲珠 15g,枳实 15g,厚朴 15g,虎杖 15g,田基黄 15g,冬葵子 15g,当归 12g,三棱 12g,生大黄 3g。30 剂,每日 1 剂,文火煎煮 2 次,每次 40 分钟,共取汁 400ml,早、晚饭前半小时温服。

二诊:服上药无明显不适,肝区及后背部憋胀感减轻,体力好转,晨起口干,大便调,双下肢未见可凹性水肿。舌红,苔薄黄,脉弦细。此乃浊毒化、肝络通之象,给予上方加乌梅、五味子。

处方:白芍 30g,丹参 20g,赤芍 15g,白花蛇舌草 15g,牡蛎 15g,海浮石 15g,鸡内金 15g,鳖甲 15g,山甲珠 15g,枳实 15g,厚朴 15g,虎杖 15g,田基黄 15g,冬葵子 15g,当归 12g,三棱 12g,生大黄 3g,乌梅 10g,五味子 9g。30 剂,每日 1 剂,文火煎煮 2 次,每次 40 分钟,共取汁 400ml,早、晚饭前半小时温服。

三诊:服上药无明显不适,肝区及后背部憋胀感消失,体力好转,晨起口干,大便调,双下肢未见可凹性水肿。舌红,苔薄白,脉弦细。查肝功能示 γ- 谷氨酰转肽酶 38U/L,白球比 2.00,ALT 60U/L,AST 44U/L;乙肝五项示第 1、第 5 项阳性;B 超示符合慢性肝炎改变,胆囊炎。效不更方,仍以化浊解毒、软肝化坚为法则调整方药治疗,以巩固疗效。

白芍 30g,丹参 20g,赤芍 15g,白花蛇舌草 15g,牡蛎 15g,海浮石 15g,鸡内金 15g,鳖甲 15g,山甲珠 15g,枳实 15g,厚朴 15g,虎杖 15g,田基黄 15g,冬葵子 15g,当归 12g,三棱 12g,生大黄 3g,乌梅 10g,五味子 9g。30 剂,每日 1 剂,文火煎煮 2 次,每次 40 分钟,共取汁 400ml,早、晚饭前半小时温服。

按语:慢性肝病病程较长,病机错综复杂,很难以一方一法取效,必须谨守病机,治疗上顺应、恢复肝脏生理特性,截断逆转肝脏病理性改变,多法并用方可取效。李佃贵认为,"浊邪"在肝硬化的发展中,不仅是病理产物,还是致病原因。"湿为浊之渐,浊为湿之极。"肝硬化是由正气虚衰,浊毒内侵所致。浊邪在整个致病过程中占有重要地位。浊为阴邪,滞下而阻碍清阳之气的活动。故"化浊"实为治疗肝硬化之大法。总之,因"浊毒内伏"是始动因子,所以解毒化浊为治因之法。如果患者已出现肝纤维化或肝硬化则应以软肝化坚为主,解毒化浊和软肝化坚二法均应配合养肝和胃法,助正气祛邪外出,邪去则正自安。若浊毒或肝纤维化、肝硬化不著,可单用养肝和胃法。养肝和胃、解毒化浊、软肝化坚为基本大法,同时需根据患者体质、病程长短、病情轻重,分别有所侧重应用行气法、疏肝法、活血法、滋肾法、保肝降酶法。

医案三

刘某,男,55 岁,已婚。初诊时间:2013 年 3 月 12 日。

主诉:发现乙肝小三阳 20 年,肝区疼痛伴乏力 1 个月。

现病史:肝区疼痛明显,进食后加重,周身乏力,双下肢水肿,右下肢明显,口干口苦,大便质可、1 日 1 行,小便黄。舌红,苔薄黄腻,脉弦滑。

既往史:既往有病毒性乙型肝炎病史 20 年。

辅助检查:乙肝五项示 HBsAg(+),抗 -HBe(+),抗 -HBc(+)。肝功能示总蛋白 54.7g/L,白蛋白 30.8g/L,A/G 1.3,胆碱酯酶 144U/L,总胆汁酸 10.5μmol/L。超声波检查示肝肋下不大,被膜光滑,肝内光点增强粗大,门脉 1.1cm。肝穿刺组织病理报告示整个肝穿刺组织切片可见大小不等的干细胞结节,周围有纤维组织包绕,结节内肝细胞变性,并见成堆的毛玻璃细胞,增生的纤维组织中有较多炎性细胞,并向肝细胞结节内浸润;病理诊断为活动性肝硬化。

中医诊断:胁痛(湿浊内蕴,肝郁脾虚)。

西医诊断:肝炎肝硬化。

治法:利湿化浊,疏肝健脾。

方药:鳖甲 15g,山甲珠 15g,虎杖 15g,田基黄 15g,白芍 30g,云苓 15g,白术 10g,百合 15g,乌药 12g,全蝎 6g,丹参 20g,黄芪 20g,泽泻 12g,白茅根 15g,生薏苡仁 15g,白花蛇舌草 15g。30 剂,水煎服,每日 1 剂,文火煎煮 2 次,每次

40分钟,共取汁400ml,早、晚饭前半小时温服。

二诊:药后患者乏力好转,肝区仍有疼痛,腰酸,下肢仍有水肿,左下肢好转,右下肢为甚,大便不成形、1日2行,小便黄,舌红,苔薄黄微腻,脉弦细滑。复查肝功能示谷草转氨酶52U/L。

处方:鳖甲15g,山甲珠15g,虎杖15g,田基黄15g,白芍30g,云苓15g,白术10g,水蛭6g,地龙9g,山茱萸12g,五味子15g,龙胆15g,黄芪25g,阿胶15g,龟甲胶15g,鹿角胶12g,白茅根15g,猪苓15g,鸡血藤15g,络石藤15g。水煎服,日1剂,文火煎煮2次,每次40分钟,共取汁400ml,早、晚饭前半小时温服。

之后以此为基础方进行加减,服药30剂。

三诊:患者现双下肢水肿较前有好转,右下肢水肿好转明显,肝区偶有不适,乏力,偶有耳鸣,大便质可、1日2行,小便黄。舌红,苔薄黄,脉弦细。

处方:鳖甲15g,山甲珠15g,虎杖15g,田基黄15g,白芍30g,云苓15g,白术10g,全蝎9g,地龙9g,丹参15g,黄芪30g,泽泻15g,金钱草15g,当归12g,阿胶15g^(烊化)。30剂,水煎服,每日1剂,文火煎煮2次,每次40分钟,共取汁400ml,早、晚饭前半小时温服。

四诊:患者乏力,右踝下肿甚,左下肢肿胀,肝区时有不适,大便稀、1日3行,小便黄。舌红,苔薄黄腻,脉弦细。肝功能示ALT 103U/L,AST 138U/L,总胆红素34.01μmol/L,直接胆红素7.9μmol/L,间接胆红素26.11μmol/L。

处方:鳖甲15g,山甲珠15g,虎杖15g,田基黄15g,白芍30g,云苓15g,白术10g,全蝎9g,丹参15g,猪苓12g,木通6g,黄芪30g,当归12g,龙胆15g,五味子15g,垂盆草15g。水煎服,每日1剂,文火煎煮2次,每次40分钟,共取汁400ml,早、晚饭前半小时温服。

之后以此为基础方进行加减,服药30剂。

五诊:患者现肝区无明显不适,偶有乏力,下肢水肿减轻,二便尚可。舌红,苔薄黄,脉弦细滑。生化全项示ALT 46U/L,AST 42U/L,总胆固醇6.46mmol/L,低密度脂蛋白4.8mmol/L。

处方:鳖甲15g,全蝎9g,地龙9g,龙胆15g,垂盆草15g,黄芪20g,当归12g,蒲公英15g,延胡索15g,白芷15g,黄连12g,黄芩12g,红景天15g,白花蛇舌草15g。水煎服,每日1剂,文火煎煮2次,每次40分钟,共取汁400ml,早、晚饭前半小时温服。

患者现病情平稳,对疗效满意,至今仍在继续用药。

按语:肝病积久,气滞、血瘀、湿阻、水停、热结,肝郁脾虚,阴亏血耗,正虚邪恋,肝体失养,萎而变硬,变生臌胀。这时须入络软坚,缓缓消磨,祛邪兼以扶正。当遵《金匮要略》大黄䗪虫丸之旨,缓中补虚。李佃贵喜用鳖甲、山甲珠、三棱、急性子等软肝散结,用全蝎、水蛭、虻虫等动物药入络搜剔。所以治肝时注意扶助后天,保护脾胃,用当归芍药散养肝和胃,配二陈汤燥湿和胃降逆,不用温燥健脾类中药,药虽平凡,守方常服能明显改善患者乏力、腹胀、纳呆及面色萎黄、黧黑肝病面容等病征。总之,因"浊毒内伏"是始动因子,所以解毒化浊为治因之法。如果患者已出现肝纤维化或肝硬化则应以软肝化坚为主,解毒化浊和软肝化坚二法均应合养肝和胃法助正气祛邪外出,邪去则正自安。

医案四

刘某,女,69岁,已婚。初诊:2012年11月2日。

主诉:间断肝区不适3年,隐痛1年。

现病史:肝区偶有不适,生气及劳累后肝区隐痛,口苦,眼睑及双下肢水肿,无腹胀,无鼻衄,偶齿衄,大便不干、1日2行,小便不黄。舌暗红,舌苔薄黄,脉弦细滑。

既往史:既往高血压病史10年,血压最高170/95mmHg。

辅助检查:肝功能正常;肝纤维化四项示Ⅲ型胶原155.83ng/ml,Ⅳ型胶原223.59ng/ml;HBV-DNA检测示1.837E+03copies/ml;B型超声提示肝纤维化。

中医诊断:胁痛(气滞湿阻,肝胃不和)。

西医诊断:肝纤维化。

治法:疏肝理气,化湿软坚。

方药:鳖甲15g,山甲珠12g,虎杖15g,柴胡15g,香附15g,延胡索15g,姜黄9g,郁金12g,当归12g,白芍30g,云苓15g,白术9g,绞股蓝12g,田基黄12g,红景天12g。30剂,每日1剂。上药文火煎煮2次,每次40分钟,共取汁400ml,早、晚饭前半小时温服。

二诊:患者服药后自诉胁痛基本消失,稍口苦,仍眼睑及双下肢水肿,午后甚,大便成形、1日2行,舌红苔薄黄,脉弦细滑。此乃胃络通畅、肝络仍阻之象,给予上方加旋覆花、香附。

处方:鳖甲15g,山甲珠12g,虎杖15g,柴胡15g,香附15g,延胡索15g,姜黄9g,郁金12g,当归12g,白芍30g,云苓15g,白术9g,绞股蓝12g,田基黄12g,红景天12g,旋覆花6g,香附12g。30剂,每日1剂。上药文火煎煮2次,每次40分钟,共取汁400ml,早、晚饭前半小时温服。

三诊:患者于2013年1月10日在河北省人民医院查肝纤维化四项示层黏连蛋白285.94ng/ml,Ⅲ型胶原125.18ng/ml;HBV-DNA示8.759E+02copies/ml;免疫球蛋白示IgM 0.549g/L;AFP及CEA未见异常。自诉胁痛基本消失,稍口苦,眼睑及双下肢水肿消失,大便成形、1日2行,舌淡红,苔薄白,脉弦细缓。此乃肝络通畅、胃气来复之象,调方如下:

山茱萸 15g,黄芪 25g,猪苓 12g,茯苓 15g,龙胆 15g,绞股蓝 15g,鳖甲 20g,泽泻 15g,山甲珠 15g,红景天 15g,大腹皮 20g,丹参 20g,白茅根 15g,砂仁 15g,紫豆蔻 15g,当归 12g,广木香 9g,田基黄 15g,白芍 30g,三棱 12g,黄连 15g。30 剂,每日 1 剂。上药文火煎煮 2 次,每次 40 分钟,共取汁 400ml,早、晚饭前半小时温服。

按语:肝纤维化为诸多慢性肝病发展至肝硬化过程中所共有的病理组织学变化,其病因可能为病毒性肝炎、酒精中毒、胆汁淤积、循环障碍、免疫紊乱等多种因素。早期肝纤维化是可逆的,因此积极防治早期肝纤维化具有重要的临床意义。中医学根据本病的症状将其归入"胁痛""积聚"等范畴,认为其病机多为肝气郁结、瘀血停着、肝胆湿热、肝阴不足等,而"浊毒"在其发病过程中居重要地位。肝气不疏,气机不利,水津不布,积湿成浊,积滞化热,蕴久成毒,使肝胆气机不畅,脾胃升降失司而发病。根据临床表现、病情变化、辨证论治,随证加减,在治疗过程中,以"浊毒"理论为依据,先后采用了疏肝理气、健脾和胃、柔肝软坚散结、活血化瘀等治法和方药,充分体现了中医治疗的整体性和灵活性,疗效明显。

医案五

包某,男,70 岁,已婚。初诊:2013 年 7 月 24 日。

主诉:间断腹胀 2 年,加重 3 个月。

现病史:腹胀,饭后尤甚,口干口苦,咽堵,食后胃脘不适,两胁胀满,大便干、3 日 1 行,小便黄,双下肢轻度水肿,舌红,苔薄黄腻,脉弦细数。

既往史:既往体健,否认结核、伤寒等传染病史。

辅助检查:乙肝五项示 HBsAg(+),抗 -HBc(+),抗 -HBe(+);彩超示肝硬化,脾大,腹水(少量),胆囊壁增厚;电子胃镜示食管静脉曲张。

中医诊断:臌胀(肝脾血瘀,浊毒内蕴)。

西医诊断:肝硬化腹水。

处方:山甲珠 15g,鳖甲 20g,田基黄 12g,红景天 12g,大黄 6g,茵陈 20g,大腹皮 15g,砂仁 15g,紫豆蔻 15g,黄连 12g,黄柏 12g,丹参 20g,泽泻 12g,滑石 30g,龙胆 15g,五味子 15g,枳实 15g,川朴 15g,鸡内金 15g,三七粉 2g^(冲服)。14 剂,每日 1 剂,文火煎煮 2 次,每次 40 分钟,共取汁 400ml,早、晚饭前半小时温服。

二诊:患者自述服药后腹胀减轻,口干口苦,咽堵,食后胃脘不适,两胁胀满减轻,时有嗳气,口干口苦,便秘、1~3 日 1 行,小便微黄。舌红苔薄黄腻,脉弦细滑。

山甲珠 15g,鳖甲 20g,田基黄 12g,红景天 12g,川朴 15g,大黄 6g,茵陈 20g,大腹皮 15g,砂仁 15g,紫豆蔻 15g,槟榔 15g,当归 20g,丹参 15g,泽泻 12g,

滑石 30g,龙胆 15g,五味子 15g,枳实 15g,鸡内金 15g,三七粉 2g^(冲服)。14 剂,每日 1 剂,文火煎煮 2 次,每次 40 分钟,共取汁 400ml,早、晚饭前半小时温服。

三诊:腹胀减轻,两胁胀满减轻,时有嗳气,全身乏力,耳鸣,口干口苦减轻,大便质可、1~3 日 1 行,小便微黄、量可。舌红苔薄黄腻,脉弦细滑。调方如下:

山甲珠 15g,鳖甲 20g,田基黄 12g,红景天 12g,紫豆蔻 15g,大黄 6g,柴胡 10g,大腹皮 15g,砂仁 15g,五味子 15g,槟榔 15g,当归 20g,丹参 15g,泽泻 12g,滑石 30g,龙胆 15g,枳实 15g,川朴 15g,鸡内金 15g,三七粉 2g^(冲服)。14 剂,每日 1 剂,文火煎煮 2 次,每次 40 分钟,共取汁 400ml,早、晚饭前半小时温服。

四诊:腹胀减轻,两胁胀满减轻,时有嗳气,反酸,全身乏力减轻,耳鸣,视物不清,无口干,口苦减轻,大便质可、2~3 日 1 行,小便微黄、量可。舌红苔薄黄腻,脉弦细滑。调方如下:

山甲珠 15g,鳖甲 20g,田基黄 12g,红景天 12g,鸡内金 15g,大黄 6g,大腹皮 15g,砂仁 15g,紫豆蔻 15g,槟榔 15g,丹参 15g,泽泻 12g,滑石 30g,枳实 15g,川朴 15g,三七粉 2g^(冲服),延胡索 15g,黄芪 15g。14 剂,每日 1 剂,文火煎煮 2 次,每次 40 分钟,共取汁 400ml,早、晚饭前半小时温服。

60 天后检查:ALT 16U/L,AST 22.3U/L,GGT 43U/L,A/G 1.46;无明显不适。汤药 3 天 2 剂,后服丸剂,不适随诊,病情稳定。

按语:乙肝病毒是疫毒之邪,入于血分,伏藏于肝,多表现为湿热,故称湿热疫毒。疫毒之邪易导致气血失调,易损伤正气,久病正虚,气滞日久,终至肝络受阻,加之毒热伤阴,肝肾阴亏,终致肝体失荣,萎而变硬,或积聚不去,乃成肝硬化。肝硬化代偿期患者临床多表现为乏力、食欲减退、腹胀、腹泻、恶心、上腹隐痛等肝胃同病之证候,属中医学"臌胀"范畴,治宜化浊和胃、滋阴柔肝为主。肝硬化失代偿期主要以肝功能减退和门脉高压为主要表现。治疗此期患者,固本和逐邪不可偏废。逐邪当首先以治血和利水为先。药力大,药量重,以起力挽狂澜之功。故以山甲珠、鳖甲软坚散结,茵陈、黄连、黄柏清热祛湿,大腹皮、砂仁、川朴行气,泽泻、滑石利水,紫豆蔻、鸡内金等化浊和胃,丹参、三七粉以活血,诸药协用,照顾周全,疗效确切。

医案六

田某,男,65 岁,已婚。初诊:2015 年 2 月 10 日。

主诉:间断腹部胀满年余。

现病史:患者患有慢性乙型肝炎 50 余年,1 年前出现腹部胀满。现主症:腹部胀满不适,夜间 2~3 点加重,进硬食后加重,口服利尿剂后腹胀缓解,头晕乏力,纳可,寐安,大便干、3 日 1 行,小便量可、色黄。舌红,苔薄白腻,脉弦滑。

既往史:否认高血压、糖尿病、冠心病病史,无外伤、手术及输血史。

个人史:生于原籍,久居本地,生活居住环境良好,无特殊不良嗜好。

婚育史:22岁结婚,育1子1女,儿子患有乙肝,配偶及女儿均体健。

查体:T 36.0℃,R 20次/min,P 80次/min,BP 114/80mmHg。发育正常,营养中等,全身皮肤及黏膜无黄染,心肺无异常,腹胀满,无压痛、反跳痛及肌紧张,肠鸣音正常,双下肢无水肿,生理反射存在,病理反射未引出。

中医诊断:臌胀(浊毒内蕴)。

西医诊断:①肝炎肝硬化(乙型,失代偿期);②腹水。

治法:软肝化坚,化浊解毒。

方药:鳖甲15g,山甲珠15g,红景天15g,田基黄15g,冬葵果15g,茵陈10g,黄连12g,苦参12g,半枝莲15g,白花蛇舌草15g,鸡骨草12g,龙胆15g,五味子15g,栀子15g,黄柏12g,厚朴15g,枳实15g,百合15g,乌药12g,当归12g,川芎12g,白芍30g,茯苓15g,生白术10g,紫豆蔻12g,三七粉3g^(冲服),鸡内金15g。7剂,水煎服,每日1剂,分2次温服。

医嘱:按时服药,禁食辛辣、油腻、刺激性食物。

二诊:服药20剂后,腹胀较前减轻,现大便1日3次、质可,但腹部稍胀,胃脘胀满不适,饭后半小时明显,气短乏力,时寐欠佳,纳可,舌红,苔薄黄稍腻,脉弦细滑。

治法:软肝化坚,化浊解毒。

方药:鳖甲15g,山甲珠15g,红景天15g,田基黄15g,冬葵果15g,茵陈10g,黄连12g,苦参12g,半枝莲15g,白花蛇舌草15g,鸡骨草12g,大青叶15g,七叶一枝花12g,铁树叶12g,龙胆15g,五味子15g,垂盆草15g,鱼腥草15g,黄柏12g,厚朴15g,枳实15g,百合15g,乌药12g,当归12g,川芎12g,白芍30g,茯苓15g,生白术10g,紫豆蔻12g,三七粉3g^(冲服),鸡内金15g。20剂,水煎服,每日1剂,分2次温服。

三诊:药后患者腹部胀满明显减轻,胃脘胀满不适减轻,现仍时有胃脘胀满,纳寐可,大便可、1日1行,舌红,苔根部黄腻,脉弦滑数。

治法:软肝化坚,化浊解毒。

方药:鳖甲15g,山甲珠15g,红景天15g,田基黄15g,冬葵果15g,茵陈10g,黄连12g,苦参12g,半枝莲15g,白花蛇舌草15g,鸡骨草12g,藿香15g,厚朴15g,枳实15g,黄柏12g,滑石20g,龙胆12g,五味子15g,垂盆草15g,炒麦芽10g,焦山楂10g,焦神曲10g,百合15g,乌药12g,当归12g,川芎12g,白芍30g,茯苓15g,生白术10g,紫豆蔻12g,三七粉3g^(冲服),鸡内金15g。20剂,水煎服,每日1剂,分2次温服。

四诊:药后患者症状明显减轻,现无明显不适,纳可,寐安,大便稍腻、1~2

日 1 行,舌红,苔薄黄,脉弦滑。

治法:软肝化坚,化浊解毒。

方药:鳖甲 15g、山甲珠 15g、红景天 15g、田基黄 15g、冬葵果 15g、茵陈 10g、黄连 12g、苦参 12g、半枝莲 15g、白花蛇舌草 15g、鸡骨草 12g、藿香 15g、厚朴 15g、枳实 15g、黄柏 12g、滑石 20g、龙胆 12g、垂盆草 15g、合欢皮 15g、炒麦芽 10g、焦山楂 10g、焦神曲 10g、百合 15g、乌药 12g、当归 12g、川芎 12g、白芍 30g、茯苓 15g、生白术 10g、紫豆蔻 12g、三七粉 3g^(冲服)、鸡内金 15g。20 剂,水煎服,每日 1 剂,分 2 次温服。辨证加减服用半年。

此为浊毒渐逐,但患者有慢性萎缩性胃炎,胃不和则卧不安,故寐欠佳,且有少量腹水。治拟解毒化浊,软肝散结,兼以和胃利水消胀。上方加浙贝母 15g、海螵蛸 15g、车前子 15g。

五诊:服药后,右腹胀较前减轻,咽干较前减轻,仍头晕乏力,纳好转,寐较前好转,舌暗红,苔薄黄腻,脉弦滑。此为浊毒被逐,但仍有湿热困于脾胃肝胆。上方去黄连,茵陈调为 30g,加泽兰 20g、薏苡仁 30g、墨旱莲 15g。

以上方随症加减治疗 3 个月,患者腹胀未作,时有头晕乏力,余症均消。

按语:患者初期以腹部胀满为主要临床表现,中医辨证为肝脾不和、浊毒内蕴;后期患者以胃脘部胀满不适为主要表现。张仲景云:"见肝之病,知肝传脾,当先实脾。"李佃贵认为,慢性肝病发展到肝硬化阶段已不是"见肝之病,知肝传脾",而多是"肝病已传脾"。治疗以软肝化坚、化浊解毒为主,辅以养肝和胃、健脾和胃。经治疗后,患者腹部胀满明显减轻,坚持从根本上治疗,以治病求本,经患者积极配合治疗,腹水痊愈,肝硬化程度减轻。

医案七

刘某,男,68 岁,已婚。初诊:2015 年 6 月 17 日。

主诉:间断右胁胀满年余,加重伴发热 1 天。

现病史:右胁胀满不适,伴发热,体温最高达 38.5℃,口干,无烧心反酸,汗出,夜间尤甚,乏力,纳可,寐可,大便可,舌紫暗,苔黄腻,脉弦滑。

实验室检查:乙肝五项示大三阳。肝功能示谷丙转氨酶 231U/L,谷草转氨酶 187U/L,总胆红素 38.9μmol/L,直接胆红素 20.5μmol/L,球蛋白 31g/L。彩超示肝硬化,脾大,腹水,胆囊壁增厚。

查体:腹饱满,右上腹轻压痛,肝区轻叩痛,移动性浊音阳性,双下肢无水肿。

中医诊断:臌胀(浊毒内蕴,肝络瘀阻)。

西医诊断:①肝炎肝硬化合并腹水;②病毒性肝炎(乙型)。

治法:化浊解毒,活血化瘀。

方药:茵陈20g,黄连15g,黄芩15g,茯苓15g,猪苓15g,泽泻15g,大腹皮15g,车前子15g,桑白皮15g,当归15g,郁金15g,赤芍15g,生白芍15g,鳖甲20g,龟甲20g,桂枝15g,枳实15g,厚朴15g,青蒿30g,生薏苡仁30g。

二诊:2015年6月24日。症状减轻,右胁胀满不适较前减轻,发热不明显,口干,无烧心反酸,汗出,夜间尤甚,乏力,纳可,寐可,大便可,舌质紫暗,苔黄腻,脉弦滑。调方如下:

茵陈20g,黄连15g,黄芩15g,茯苓15g,泽泻15g,大腹皮15g,车前子15g,桑白皮15g,当归15g,郁金15g,生白芍15g,鳖甲20g,龟甲20g,枳实15g,厚朴15g,青蒿30g,生薏苡仁30g,地骨皮15g,红景天15g,生黄芪30g。

三诊:服药后右胁胀满、汗多已除,乏力减轻,舌暗红,苔薄黄腻,脉弦稍滑。此为浊毒被逐,虚象渐解。治拟软肝化坚,佐以扶正。调方如下:

茵陈20g,黄连15g,黄芩15g,茯苓15g,泽泻15g,大腹皮15g,车前子15g,桑白皮15g,当归15g,郁金15g,生白芍15g,鳖甲20g,龟甲20g,枳实15g,厚朴15g,生薏苡仁30g,地骨皮15g,红景天15g,生黄芪30g,茜草15g,枸杞15g,香附15g,苏梗12g。

按语:本病患者为肝炎肝硬化伴有腹水。李佃贵认为,腹水治疗见水不应单独利水,临床上常用麻黄、杏仁、防风等宣通肺气,以开发上焦;用党参、白术、茯苓、生薏苡仁、川朴、大腹皮等健运脾气,以理中焦;用防己、木通、车前子、猪苓、泽泻、滑石等通利下焦。"血不利则为水",基于此,李佃贵十分注意水血同治,肝脾兼调,常以当归芍药散养血活血、健脾利水。"新瘀宜急散,久瘀宜缓攻",在活血化瘀药物的选用上,李佃贵根据患者病情轻重、病程长短、患者体质,给予特色用药,病轻、病程短、体质强者,选用三棱、莪术、水蛭等峻攻破血之品;病重、病程长、体质弱者,选用当归、丹参、赤芍、白芍、郁金等平和之品,同时配合应用软坚消癥之品治之,如鳖甲、龟甲、穿山甲、生瓦楞子、生牡蛎、鸡内金、三棱、莪术、山慈菇等。

医案八

张某,男,68岁,已婚。初诊:2015年9月17日。

主诉:间断右胁胀满年余,加重伴乏力10天。

现病史:患者1年前,右胁胀满不适,每因情绪紧张及抑郁时加重,间断中西医治疗后症状时好时坏,故来就诊。现主症:右胁胀满不适,口干,无烧心反酸,汗出,夜间尤甚,乏力,纳可,寐可,大便可,小便黄,舌质紫暗,苔黄腻,脉弦滑。

既往史:否认高血压、糖尿病、冠心病病史,无肝炎、结核及其他传染病史,无外伤、手术及输血史。

个人史:生于原籍,久居本地,生活居住环境良好,饮酒 30 余年,每日 2 两。

婚育史:26 岁结婚,育 1 子,配偶及儿子均体健。

查体:T 36.1℃,R 18 次 /min,P 73 次 /min,BP 115/76mmHg。发育正常,营养中等,全身皮肤及黏膜无黄染,心肺无异常,腹饱满,右上腹轻压痛,肝区轻叩痛,移动性浊音阳性,肝脾肋下未及,肠鸣音正常,双下肢无水肿,生理反射存在,病理反射未引出。

中医诊断:臌胀(浊毒内蕴,肝络瘀阻)。

西医诊断:肝硬化合并腹水。

治法:化浊解毒,活血化瘀。

方药:鳖甲 15g,山甲珠 15g,红景天 15g,田基黄 15g,冬葵果 15g,茯苓 15g,猪苓 15g,泽泻 15g,大腹皮 15g,车前子 15g,桑白皮 15g,当归 15g,郁金 15g,赤芍 15g,生白芍 15g,桂枝 15g,枳实 15g,厚朴 15g,青蒿 30g,生薏苡仁 30g。14 剂,水煎服,每日 1 剂,分 2 次温服。

医嘱:按时服药,禁食辛辣、油腻、刺激性食物,调节紧张情绪。

二诊:服药 14 剂后右胁胀满减轻,无发热,仍汗多,乏力。纳可,寐可,大便可。舌暗红,苔黄腻,脉弦滑。

治法:解毒化浊,软肝散结。

方药:鳖甲 15g,山甲珠 15g,红景天 15g,田基黄 15g,冬葵果 15g,地骨皮 15g,生黄芪 30g,茯苓 15g,泽泻 15g,大腹皮 15g,车前子 15g,桑白皮 15g,当归 15g,郁金 15g,生白芍 15g,枳实 15g,厚朴 15g,青蒿 30g,生薏苡仁 30g。14 剂,水煎服,每日 1 剂,分早、晚 2 次温服。

三诊:服药 14 剂后右胁胀满、汗多已除,乏力减轻,纳可,寐可,大便可。舌暗红,苔薄黄腻,脉弦稍滑。

治法:软肝化坚,佐以扶正。

方药:鳖甲 15g,山甲珠 15g,红景天 15g,田基黄 15g,冬葵果 15g,柴胡 10g,青皮 15g,香附 15g,苏梗 15g,茜草 15g,枸杞 15g,鸡内金 10g,地骨皮 15g,生黄芪 30g,茯苓 15g,大腹皮 15g,车前子 15g,桑白皮 15g,当归 15g,生白芍 15g,枳实 15g,厚朴 15g,青蒿 30g,生薏苡仁 30g。14 剂,水煎服,每日 1 剂,分 2 次温服。

四诊:药后患者觉右胁胀满不明显,乏力好转,纳可,寐安,大便可,小便调。舌红,苔薄黄,脉弦滑。

治法:软肝化坚,益气扶正。

方药:鳖甲 15g,山甲珠 15g,红景天 15g,田基黄 15g,冬葵果 15g,黄芪 25g,党参 15g,熟地黄 15g,山茱萸 15g,山药 15g,茯苓 15g,大腹皮 15g,当归 15g,生白芍 15g,枳实 15g,厚朴 15g,青蒿 30g,生薏苡仁 30g,香附 15g,苏梗

15g。14剂,水煎服,每日1剂,分2次温服。

辨证加减治疗半年,患者右胁胀满未作,余症均除。

按语:肝硬化属本虚标实之证,本虚即气血不足、正气亏损,标实即浊毒内蕴。患者初期以右胁胀满伴乏力为主要表现,饮酒30余年,情绪紧张及抑郁后加重,中医辨证为浊毒内蕴、肝络瘀阻,故治疗上以化浊解毒、活血化瘀为主;经治疗后右胁胀满好转,浊毒渐解,但浊毒与虚象仍在,故治以解毒化浊、软肝散结,兼以扶正;经治疗后患者状况好转,浊毒被逐,虚象渐解,以软肝化坚、益气扶正为主。患者积极配合治疗半年,右胁胀满未作,余症均除。

医案九

田某,男,59岁,丧偶。初诊:2016年3月19日。

主诉:间断胃脘疼痛5个月,加重伴腹部胀满10天。

现病史:患者患有慢性乙型肝炎15年,5个月前出现胃脘疼痛。现主症:胃脘疼痛,伴有腹部胀满,口干口苦,乏力,无烧心反酸,纳少,夜寐欠安,小便量少,大便正常。舌暗红,少苔,脉弦细。

既往史:慢性乙型肝炎15年。否认高血压、糖尿病、冠心病病史,无结核及其他传染病史,无外伤、手术及输血史。

个人史:生于原籍,久居本地,生活居住环境良好,无特殊不良嗜好。

婚育史:23岁结婚,育1子,子体健,丧偶。

查体:T 36.0℃,R 20次/min,P 76次/min,BP 110/70mmHg。发育正常,营养欠佳,全身皮肤及黏膜无黄染,心肺无异常,腹软,胃脘部轻压痛,右上腹轻压痛,肝区轻叩痛,移动性浊音阳性,肝脾肋下未及,肠鸣音正常存在,双下肢无水肿,生理反射存在,病理反射未引出。

实验室检查:2014年5月河北省中医院做上腹部强化CT,考虑肝硬化、脾大、腹水。2012年3月河北省中医院查电子胃镜示十二指肠溃疡。

中医诊断:①胃痛(浊毒内蕴);②臌胀(浊毒内蕴,肝郁气滞)。

西医诊断:①肝炎肝硬化(乙型,失代偿期)合并腹水;②十二指肠溃疡。

治法:化浊解毒。

方药:枳实15g,厚朴10g,清半夏15g,茵陈10g,黄连12g,苦参12g,半枝莲15g,白花蛇舌草15g,鸡骨草12g,山药15g,生薏苡仁30g,藤梨根15g,龙葵12g,桑白皮15g,桑寄生15g,炒白术15g,枳壳15g,女贞子15g,墨旱莲15g,茯苓15g,猪苓15g,车前子15g,大腹皮15g,延胡索15g,白芷9g。7剂,水煎服,每日1剂,分2次温服。

医嘱:按时服药,调畅情志,慎起居,禁食辛辣、油腻食物。

二诊:药后胃脘疼痛较前减轻,伴有腹部胀满较前减轻,仍口干口苦,乏力,无烧心反酸,纳少,夜寐欠安,大便正常。舌暗红,少苔,脉弦细。

治法:解毒化浊,软肝散结,兼以扶正。

方药:茵陈 10g,黄连 12g,苦参 12g,半枝莲 15g,白花蛇舌草 15g,鸡骨草 12g,夏枯草 15g,茯苓 15g,龟甲 15g,鳖甲 15g,山药 15g,生薏苡仁 30g,桑寄生 15g,炒白术 15g,枳壳 15g,女贞子 15g,墨旱莲 15g,猪苓 15g,车前子 15g,大腹皮 15g,延胡索 15g,白芷 9g。14 剂,水煎服,每日 1 剂,分 2 次温服。

三诊:服药 14 剂后,胃脘疼痛较前减轻,伴有腹部胀满较前减轻,口干口苦较前减轻,乏力,无烧心反酸,纳稍多,夜寐好转,大便正常。舌暗红,苔薄黄,根少苔,脉弦细。

治法:化浊解毒,佐以扶正。

方药:茵陈 10g,黄连 12g,苦参 12g,半枝莲 15g,白花蛇舌草 15g,鸡骨草 12g,枸杞子 15g,百合 30g,茯苓 15g,龟甲 15g,鳖甲 15g,山药 15g,生薏苡仁 30g,桑寄生 15g,炒白术 15g,枳壳 15g,女贞子 15g,墨旱莲 15g,猪苓 15g,车前子 15g,大腹皮 15g,延胡索 15g,白芷 9g。14 剂,水煎服,每日 1 剂,分 2 次温服。

四诊:药后患者胃脘疼痛减轻,腹部胀满明显减轻,仍时有胃脘隐痛不适,乏力,纳稍多,寐安,大便可。舌暗红,苔薄黄,脉弦细。

治法:化浊解毒,益气扶正。

方药:茵陈 10g,黄连 12g,苦参 12g,半枝莲 15g,白花蛇舌草 15g,鸡骨草 12g,乌药 12g,当归 15g,川芎 15g,黄芪 20g,百合 30g,茯苓 15g,龟甲 15g,鳖甲 15g,山药 15g,生薏苡仁 30g,桑寄生 15g,炒白术 15g,枳壳 15g,女贞子 15g,墨旱莲 15g,猪苓 15g,车前子 15g,大腹皮 15g,延胡索 15g,白芷 9g。

随症加减治疗 1 年,患者胃痛未作,乏力好转,纳稍多,余症均除。

按语:患者初期以间断胃脘疼痛 5 个月、加重伴腹部胀满 10 天为主诉,伴口干口苦,乏力,纳差,寐差。西医诊断为十二指肠溃疡,中医辨证为浊毒内蕴。湿乃浊之源,浊为湿之重;热乃毒之渐,毒乃热之极。体内浊毒壅滞,加之患者患有乙肝肝硬化伴腹水,治疗以化浊解毒为要,症状好转。后期兼以软肝散结,益气扶正,诸药共用,肝胃同治。患者积极治疗,遵医嘱,收效明显。

医案十

杨某,男,65 岁,已婚。初诊:2015 年 8 月 7 日。

主诉:间断腹部胀满月余,加重 10 天。

现病史:患者 1 个月前饮食不当后出现腹部胀满,间断口服中药后,效果不明显,故来就诊。现主症:腹胀,饭后加重,伴全身瘙痒,无烧心反酸,口干,无口苦,纳可,夜寐欠佳,小便量少、色黄,大便偶有不成形,大便不爽。舌暗红,苔黄腻,脉弦滑。

既往史:否认高血压、糖尿病、冠心病病史,无肝炎、结核及其他传染病史,无外伤、手术及输血史。

个人史:生于原籍,久居本地,生活居住环境良好,无不良嗜好。

婚育史:21 岁结婚,育 1 子 1 女,配偶及子女均体健。

查体:T 36.4℃,R 20 次/min,P66 次/min,BP 105/73mmHg。发育正常,营养中等,全身皮肤及黏膜无黄染,心肺无异常,腹软,无压痛、反跳痛及肌紧张,移动性浊音阳性,肝脾肋下未及,肠鸣音正常,双下肢无水肿,生理反射存在,病理反射未引出。

实验室检查:2014 年 9 月河北医科大学第二医院查上、下腹部 CT 平扫及增强示肝硬化、腹水,胆囊结石,慢性胆囊炎。

中医诊断:臌胀(浊毒内蕴)。

西医诊断:①肝硬化合并腹水;②胆囊结石;③胆囊炎。

治法:化浊解毒。

方药:鳖甲 15g,山甲珠 15g,红景天 15g,田基黄 15g,冬葵果 15g,茵陈 20g,黄连 15g,黄芩 15g,海金沙 15g,苦参 15g,鸡内金 15g,垂盆草 15g,茯苓 15g,大腹皮 15g,炒莱菔子 15g,地肤子 15g,当归 15g,生白芍 30g,白鲜皮 15g,清半夏 9g。14 剂,水煎服,日 1 剂,分 2 次温服。

医嘱:按时服药,禁食辛辣、油腻之品,调畅情志。

二诊:服药后腹胀较前减轻,伴全身瘙痒,无烧心反酸,口干,无口苦,纳可,夜寐欠佳,小便量可,色黄,大便偶有不成形。舌暗红,苔黄腻,脉弦滑。

治法:解毒化浊。

方药:鳖甲 15g,山甲珠 15g,红景天 15g,田基黄 15g,冬葵果 15g,焦槟榔 15g,玄参 15g,车前子 15g,金钱草 15g,茵陈 20g,黄连 15g,黄芩 15g,海金沙 15g,鸡内金 15g,茯苓 15g,大腹皮 15g,炒莱菔子 15g,地肤子 15g,当归 15g,生白芍 30g,白鲜皮 15g,清半夏 9g。14 剂,水煎服,日 1 剂,分 2 次温服。

三诊:服药 14 剂后,腹胀较前明显减轻,全身瘙痒较前减轻,口干已除,舌暗红,苔薄黄腻,脉弦滑。

治法:解毒化浊。

方药:鳖甲 15g,山甲珠 15g,红景天 15g,田基黄 15g,冬葵果 15g,墨旱莲 15g,生白术 30g,陈皮 9g,竹茹 9g,焦槟榔 15g,玄参 15g,车前子 15g,金钱草 15g,黄连 15g,黄芩 15g,鸡内金 15g,茯苓 15g,大腹皮 15g,炒莱菔子 15g,地肤子 15g,当归 15g,生白芍 30g,白鲜皮 15g,清半夏 9g。14 剂,水煎服,日 1 剂,分 2 次温服。

四诊:药后患者全身瘙痒、腹胀不明显,大便不成形、质黏,大便不爽,苔薄黄稍腻,脉弦滑。

治法:清热利湿,解毒化浊。

方药:鳖甲 15g,山甲珠 15g,红景天 15g,田基黄 15g,冬葵果 15g,葛根 15g,白头翁 15g,扁豆 15g,墨旱莲 15g,陈皮 9g,竹茹 9g,焦槟榔 15g,玄参 15g,车前子 15g,金钱草 15g,黄连 15g,黄芩 15g,鸡内金 15g,茯苓 15g,大腹皮 15g,炒莱菔子 15g,地肤子 15g,当归 15g,生白芍 30g,白鲜皮 15g,清半夏 9g。

随症加减治疗 1 年,患者腹胀明显减轻,余症均除。

按语:患者患有肝硬化伴腹水、胆囊炎、胆囊结石,对于无症状慢性胆囊炎、胆囊结石患者而言,治疗原则是调整饮食,有症状时可利胆对症治疗,继续观察等。慢性胆囊炎、胆囊结石患者一般预后良好,故治疗以治肝硬化为主,治以解毒化浊、软肝散结,患者症状明显好转。随症加减治疗 1 年,患者积极配合,腹胀明显减轻,余症均除,收效颇好。

医案十一

白某,男,57 岁,已婚。初诊:2015 年 5 月 19 日。

主诉:腹部胀满 2 个月,加重伴乏力、烧心 10 天。

现病史:患者 2 个月前出现腹部胀满。现主症:脘腹胀满,烧心反酸,头晕乏力,口干口苦,纳差,睡眠颠倒,大便稀,小便黄、量可,精神差,近期体重无明显变化。舌暗红,苔薄黄腻、中有剥脱。

既往史:慢性乙型肝炎 6 年,2 型糖尿病 6 年,否认高血压、冠心病病史,无结核及其他传染病史,无外伤、手术及输血史。

个人史:生于原籍,久居本地,生活居住环境良好,无不良嗜好。

婚育史:27 岁结婚,育 1 子 1 女,配偶及子女均体健。

查体:T 36.1℃,R 19 次/min,P 71 次/min,BP 115/78mmHg。发育正常,营养中等,全身皮肤及黏膜无黄染,心肺无异常,腹软,无压痛、反跳痛及肌紧张,移动性浊音阳性,肝脾肋下未及,肠鸣音正常,双下肢无水肿,生理反射存在,病理反射未引出。

中医诊断:臌胀(浊毒内蕴)。

西医诊断:①肝硬化合并腹水;②2 型糖尿病。

治法:化浊解毒。

方药:茵陈 10g,黄连 12g,苦参 12g,半枝莲 15g,白花蛇舌草 15g,鸡骨草 12g,厚朴 12g,垂盆草 15g,白英 15g,麦冬 15g,葛根 30g,知母 15g,麸炒苍术 15g,当归 15g,枳实 12g,山甲珠 15g,鳖甲 20g,龟甲 20g,延胡索 15g,白芷 10g,浙贝母 15g,海螵蛸 15g。14 剂,水煎服,日 1 剂,分 2 次温服。

医嘱:按时服药,禁食辛辣、油腻之品,调畅情志,慎起居。

二诊:服药 14 剂后,脘腹胀满较前减轻,烧心反酸,口干口苦,纳差,寐好转,大便稀,小便黄、量可,精神差,近期体重无明显变化。舌暗红,苔薄黄腻、中有剥脱。

治法:解毒化浊,兼以扶正。

方药:茵陈 10g,黄连 12g,苦参 12g,半枝莲 15g,白花蛇舌草 15g,鸡骨草 12g,瓦楞子 30g,生石膏 15g,白茅根 15g,鸡内金 20g,厚朴 12g,白英 15g,麦冬 15g,葛根 30g,知母 15g,麸炒苍术 15g,当归 15g,枳实 12g,山甲珠 15g,鳖甲 20g,龟甲 20g,延胡索 15g,白芷 10g,浙贝母 15g,海螵蛸 15g。21 剂,水煎服,日 1 剂,分 2 次温服。

三诊:服药 21 剂后,脘腹胀满较前减轻,烧心反酸较前减轻,口干口苦较前减轻,纳好转,寐好转,大便稀,小便黄、量可,精神一般,近期体重无明显变化。舌暗红,苔薄黄腻、中有剥脱。

治法:软肝化坚,佐以扶正。

方药:鳖甲 15g,山甲珠 15g,红景天 15g,田基黄 15g,冬葵果 15g,柴胡 10g,青皮 15g,香附 15g,苏梗 15g,黄芪 30g,生石膏 15g,白茅根 15g,鸡内金 20g。茵陈 20g,厚朴 12g,白英 15g,麦冬 15g,知母 15g,麸炒苍术 15g,当归 15g,枳实 12g,龟甲 20g,延胡索 15g,白芷 10g,浙贝母 15g。21 剂,水煎服,日 1 剂,分 2 次温服。

四诊:服药后腹部胀满不明显,饮食不当后偶有烧心、反酸,纳可,寐安,大便偏稀,小便调,精神好转,舌红,苔薄黄、中间有剥脱,脉弦细。

治法:软肝化坚,佐以扶正。

方药:鳖甲 15g,山甲珠 15g,红景天 15g,田基黄 15g,冬葵果 15g,柴胡 10g,青皮 15g,香附 15g,苏梗 15g,黄芪 30g,瓦楞子 25g,珍珠母 20g,海螵蛸 25g,生石膏 15g,白茅根 15g,鸡内金 20g,茵陈 20g,厚朴 12g,白英 15g,麦冬 15g,知母 15g,麸炒苍术 15g,当归 15g,枳实 12g,龟甲 20g,浙贝母 15g。

随症加减治疗半年,患者腹部胀满不明显,余症均明显减轻。

按语:近年来大量研究发现,糖尿病也是肝硬化发生的高危因素之一。目前认为,肝炎病毒感染与糖尿病作为肝硬化发生的两大高危因素严重威胁国民健康,并且两者可共同作用促进肝硬化发生,然而发生机制尚不明确。本患者初期以化浊解毒为要,后期浊毒渐解,佐以扶正,叮嘱患者应注重改善生活方式和膳食控制代谢,并加强糖尿病的早期诊断及治疗。患者积极配合治疗年余,症状明显减轻,血糖控制良好。

医案十二

苏某,男,70 岁,离异。初诊:2015 年 11 月 14 日。

主诉:持续腹胀月余,乏力 1 周。

现病史:患者患有慢性乙型肝炎 10 年,1 个月前出现腹部胀满。现:腹胀、乏力,无恶心呕吐,纳呆,寐少,尿量少,舌暗红,苔薄黄腻,脉弦滑。

既往史:慢性乙型肝炎病史 10 年。否认高血压、糖尿病、冠心病病史,无结核及其他传染病史,无外伤、手术及输血史。

个人史:生于原籍,久居本地,生活居住环境良好,无不良嗜好。

婚育史:25 岁结婚,育 1 子,子体健。

查体:T 36.0℃,R 20 次 /min,P 70 次 /min,BP 123/84mmHg。发育正常,营养中等,全身皮肤及黏膜无黄染,心肺无异常,腹软,无压痛、反跳痛及肌紧张,肝脾肋下未及,肠鸣音正常,双下肢无水肿,生理反射存在,病理反射未引出。

实验室检查:2014 年 5 月河北省中医院上腹部 CT 平扫 + 强化示考虑肝硬化、脾大。2014 年 9 月 10 日河北省中医院血常规示 NEUT 76.5%,RBC 2.18×10^{12}/L,Hb 82g/L,PLT 32×10^9/L。

中医诊断:臌胀(浊毒内蕴)。

西医诊断:①肝硬化;②急性肠炎。

治法:化浊解毒。

方药:百合 15g,乌药 12g,当归 12g,川芎 12g,白芍 30g,白术 10g,三七粉 6g$^{(冲服)}$,茵陈 10g,黄连 12g,苦参 12g,半枝莲 15g,白花蛇舌草 15g,鸡骨草 12g,仙鹤草 15g,葛根 30g,香附 15g,茯苓 15g,木香 9g,生薏苡仁 30g,陈皮 15g,厚朴 15g,砂仁 12g,金银花 15g,青蒿 30g。7 剂,水煎服,日 1 剂,分 2 次温服。

医嘱:按时服药,禁食辛辣、油腻之品,慎起居。

二诊:服药 7 剂后腹胀较前减轻,乏力,无发热,无恶心呕吐,纳好转,寐少,尿量少,舌暗红,苔薄黄腻,脉弦滑。

治法:解毒化浊。

方药:百合 15g,乌药 12g,当归 12g,川芎 12g,白芍 30g,白术 10g,三七粉 6g$^{(冲服)}$,茵陈 10g,黄连 12g,苦参 12g,半枝莲 15g,白花蛇舌草 15g,鸡骨草 12g,仙鹤草 15g,葛根 30g,香附 15g,茯苓 15g,木香 9g,生薏苡仁 30g,陈皮 15g,厚朴 15g,砂仁 12g,夜交藤 15g。14 剂,水煎服,日 1 剂,分 2 次温服。

三诊:服药 14 剂后腹胀明显减轻,纳好转,寐好转,尿量少。

治法:解毒化浊,清热利湿。

方药:百合 15g,乌药 12g,当归 12g,川芎 12g,白芍 30g,白术 10g,三七粉 6g$^{(冲服)}$,茵陈 10g,黄连 12g,苦参 12g,半枝莲 15g,白花蛇舌草 15g,鸡骨草 12g,大腹皮 15g,车前子 15g,仙鹤草 15g,葛根 30g,香附 15g,茯苓 15g,木香 9g,生薏苡仁 30g,陈皮 15g,厚朴 15g,砂仁 12g,夜交藤 15g。14 剂,水煎服,日 1 剂,分 2 次温服。

四诊:药后患者腹胀不明显,纳可,寐安,大便可,小便调。舌红,苔薄黄,脉弦滑。

治法:利湿化浊,健脾益气。

方药:百合 15g,乌药 12g,当归 12g,川芎 12g,白芍 30g,白术 10g,三七粉 6g^(冲服),黄芩 12g,黄连 12g,茵陈 15g,大腹皮 15g,车前子 15g,仙鹤草 15g,葛根 30g,香附 15g,茯苓 15g,木香 9g,生薏苡仁 30g,陈皮 15g,厚朴 15g,砂仁 12g,夜交藤 15g。

辨证加减治疗 1 年,患者无明显不适。

按语:急性肠炎属中医学"泄泻"范畴。该病多因饮食不节或不洁损伤脾胃而致。脾主运化水湿及水谷精微,以升清为主。脾失健运则水谷不化,脾不升清,浊气并走大肠而致腹泻。本病病位虽在肠,但与脾密切相关。临床上常用单纯西医疗法,但效果往往不佳。本患者主要以化浊解毒为总要,佐以健脾益气止泻,取得较好效果。

医案十三

杜某,男,70 岁,已婚。初诊:2015 年 10 月 16 日。

主诉:间断性右胁胀满 2 年,加重 1 个月。

现病史:右胁胀满,伴神疲乏力,胃脘嘈杂,口苦咽干,牙龈易出血,纳呆,寐安,大便偏干,舌质暗红,苔黄腻,脉弦滑。

既往史:慢性乙型肝炎病史 10 年。否认高血压、糖尿病、冠心病病史,无结核及其他传染病史,无外伤、手术及输血史。

个人史:生于原籍,久居本地,生活居住环境良好,无不良嗜好。

婚育史:28 岁结婚,育 1 女,配偶及女儿均体健。

查体:T 36.6℃,R 18 次 /min,P 71 次 /min,BP 120/74mmHg。发育正常,营养中等,全身皮肤及黏膜无黄染,心肺无异常,腹软,无压痛、反跳痛及肌紧张,肝脾肋下未及,肠鸣音正常,双下肢无水肿,生理反射存在,病理反射未引出。

中医诊断:臌胀(浊毒内蕴)。

西医诊断:肝硬化。

治法:化浊解毒。

方药:茵陈 10g,黄连 12g,苦参 12g,半枝莲 15g,白花蛇舌草 15g,鸡骨草 12g,龙胆 15g,垂盆草 15g,五味子 15g,白茅根 6g,白及 10g,生白术 30g,茯苓 15g,生薏苡仁 30g,仙鹤草 15g,鳖甲 20g,龟甲 20g,鸡内金 15g,瓜蒌 15g。14 剂,水煎服,日 1 剂,分 2 次温服。

医嘱:按时服药,调畅情志,禁食辛辣、油腻之品,慎起居。

二诊:服药后右胁胀满、口苦减轻,牙龈易出血,胃脘嘈杂已除,大便畅,但仍有乏力、纳差,舌红,苔薄黄腻,脉弦细。

治法:解毒化浊,兼以扶正。

方药:茵陈 10g,黄连 12g,苦参 12g,半枝莲 15g,白花蛇舌草 15g,鸡骨草 12g,香附 15g,苏梗 12g,当归 9g,蒲黄 9g^(包煎),五灵脂 9g,垂盆草 15g,五味子 15g,白茅根 6g,白及 10g,生白术 30g,茯苓 15g,生薏苡仁 30g,仙鹤草 15g,鳖甲 20g,龟甲 20g,鸡内金 20g,瓜蒌 15g。14 剂,水煎服,日 1 剂,分 2 次温服。

三诊:药后右胁胀满、口苦咽干已除,乏力减轻,舌淡红,苔薄黄,脉弦细。

治法:利湿化浊,佐以扶正。

方药:茵陈 10g,黄连 12g,苦参 12g,半枝莲 15g,白花蛇舌草 15g,鸡骨草 12g,香附 15g,苏梗 12g,墨旱莲 15g,白英 15g,红景天 15g,黄芪 30g,当归 9g,蒲黄 9g^(包煎),五灵脂 9g,垂盆草 15g,白茅根 6g,白及 10g,生白术 30g,茯苓 15g,生薏苡仁 30g,仙鹤草 15g,鳖甲 20g,龟甲 20g,鸡内金 20g,瓜蒌 15g。14 剂,水煎服,日 1 剂,分 2 次温服。

四诊:药后患者右胁胀满未作,乏力较前减轻,纳可,寐安,舌淡红,苔薄黄,脉弦细。

治法:养肝和胃,利湿化浊。

方药:茵陈 10g,黄连 12g,苦参 12g,半枝莲 15g,白花蛇舌草 15g,鸡骨草 12g,百合 15g,乌药 12g,当归 12g,川芎 12g,白芍 30g,白术 10g,三七粉 6g^(冲服),香附 15g,苏梗 12g,墨旱莲 15g,白英 15g,红景天 15g,黄芪 30g,蒲黄 9g^(包煎),五灵脂 9g,垂盆草 15g,白茅根 6g,白及 10g,生薏苡仁 30g,仙鹤草 15g,鳖甲 20g,龟甲 20g,瓜蒌 15g。

辨证加减治疗 2 年,患者右胁胀未作,余症均除。

按语:患者初期以邪实为主,正气尚强,邪气尚浅,主要以化浊解毒为总要。浊毒日久,损伤脾胃,脉络闭阻,瘀血内停,日久结于胁下,形成癥块,邪气较深,正气较弱,治以化浊解毒,佐以软坚散结,健脾和胃。后期浊毒之邪渐解,软坚散结的同时佐以扶正,养肝和胃。患者坚持治疗 2 年余,右胁胀未作,余症均消,效果明显。

第九章　消化道肿瘤治验

一、概　　述

消化道肿瘤包括食管癌、胃癌及结直肠癌，是亚太地区的高发肿瘤。据相关报道，胃癌、食管癌、结直肠癌发病率分别居全国恶性肿瘤发病率的第3、第5、第6位，死亡率分别居全国恶性肿瘤死亡率的第3、第4、第5位。流行病学调查研究发现，消化道肿瘤的发生与膳食因素、遗传因素、地理因素及环境因素有关。多数消化道肿瘤患者确诊时已经处于中晚期，且总体预后较差，因此消化道肿瘤具有较高死亡率。上消化道肿瘤如食管癌、胃癌，通常具有地域差异，在亚太地区具有最高的发生率。如我国河南林州是世界上食管癌发生率最高的地区之一。下消化道肿瘤作为最常见的癌症，发病率在男性和女性中分别位于第3位和第4位。

随着生活节奏的加快和生活质量的提高，大众的饮食习惯和膳食结构较以往已经发生很大改变，膳食因素与肿瘤罹患风险的相关性越来越引起重视。生活中的膳食因素被认为是消化道肿瘤发生的主要风险因素之一，如高盐饮食与胃癌的发病风险有很高的相关性；亚硝酸盐、亚硝胺及其前体等亚硝基化合物的摄入，可能增加食管癌的罹患风险；高蛋白、高脂肪及碳水化合物等高热量饮食的大量摄入，可增加结直肠癌罹患风险。

消化道肿瘤是黏膜上皮及腺上皮细胞发生的恶性肿瘤。癌组织局限于黏膜和黏膜下层，未侵犯肌层者称早期癌；超越黏膜下层，侵犯肌层者称中晚期（进展期）癌。良性肿瘤仅占约2%，主要为恶性肿瘤，癌占绝大部分，肉瘤较为少见。癌在食管、胃和大肠较为多见，小肠极少发生癌。

1. 古代医家对消化道肿瘤的认识　中医学无消化道肿瘤的名称，但根据消化道肿瘤的临床表现，上消化道肿瘤如食管癌、胃癌可归属于"胃脘痛""反胃""噎膈""伏梁""癥瘕积聚"等范畴。最早记载，可追溯到《内经》。《素问》指出："胃脘当心而痛，上支两胁，膈咽不通。"《难经》云："心之积名曰伏梁，起脐上，大如臂，上至心下，久不愈，令人病烦心。"《金匮要略》曰："朝食暮吐，暮食朝吐,宿谷不化,名曰胃反。"这些都是类似于胃癌症状的描述。朱震亨曰:"其槁在上,近咽之下,水饮可行,食物难入,间或可入,食亦不多,名之曰噎;其槁在下,与胃为近,食虽可下,难尽入胃,良久复出,名之曰膈。"朱震亨将噎膈分为上下两种,上者可能为食管癌,下者可能为胃底贲门癌。《景岳全书·杂证谟·噎膈》曰:"噎膈一证,必以忧愁思虑,积劳积郁,或酒色过度,损伤而成。"在治疗方面,《景岳全书》曰:"治反胃之法……必宜以扶助正气,健脾养胃为主。"对疾病的预后也有一定的认识。《石室秘录》说:"反胃之症,虽一时不能遽死,然治之不得其宜,亦必死而后已。"

下消化道肿瘤中,大肠癌属于"肠覃""积聚"等范畴,《内经》中记载其因"邪气居其间""久留而内著"而成,有"肠覃""石瘕""肠风""脏毒"等诸多之证。《灵枢·水胀》曰:"肠覃如何? 岐伯曰:寒气客于肠外,与卫气相搏,气不得荣,因有所系,癖而内著,恶气乃起,瘜肉乃生。其始生也,大如鸡卵。"《灵枢·刺节真邪》云:"有所结,气归之,卫气留之,不得反,津液久留,合而为肠溜,久者数岁乃成……"

2. 现代医家对消化道肿瘤的认识　食管癌作为常见的消化道肿瘤,是食管黏膜上皮或腺体所发生的恶性肿瘤。我国是食管癌的高发国家,40 岁以上男性多发,早期可无明显症状,主要为进行性加重的不同程度的吞咽困难。病因与饮食习惯、环境因素、病毒感染如人乳头状瘤病毒(HPV)感染,以及遗传因素有关。

胃癌是胃黏膜上皮及胃腺上皮发生的恶性肿瘤,我国北方比南方发病率高,沿海比内地发病率高,高发人群是 40~60 岁男性,男女发病率之比为 2∶1。由于饮食结构的改变、工作压力增大以及幽门螺杆菌感染等原因,使得胃癌呈现年轻化倾向。发病与多种因素有关,如生活饮食习惯、环境因素、幽门螺杆菌感染及遗传等。胃癌早期无明显症状,或出现上腹不适、嗳气等非特异性症状,常与胃炎、胃溃疡等胃部慢性疾病症状相似,易被忽略。

大肠癌又称结直肠癌,包括结肠癌与直肠癌,是大肠黏膜上皮和腺体发生的恶性肿瘤。在我国,直肠癌最为常见,其次是结肠癌。老年人多见,青年患者逐年增多。发病与高营养而少纤维的饮食、高脂饮食及遗传等因素有关。此外,肥胖、心理情绪紧张也是大肠癌的危险因素。早期可无明显症状,随着疾病的进展,会出现各种消化道症状及全身症状。

3. 基于浊毒理论对消化道肿瘤的认识　胃癌病因不外有三:饮食不节或不洁;情志不畅,肝气犯胃;或受外邪。三者均可使胃腑损伤,胃气不行,胃失和降,脾亦不运,脾胃气机壅滞,功能失调,水反为湿,谷反为滞,日久则出现气滞、血瘀、湿阻、痰凝、浊毒诸症。而最重要的莫过于浊毒,浊毒伤阴耗血,阻滞气机,气机不利,肝失疏泄,脾胃升降失司,水津不布,水湿、痰饮、食积聚积不化,日久化生浊毒,浊毒凝滞成形而为病。由此可见,胃癌以气血津液亏虚为本,以浊毒内蕴为病机关键。治疗以健脾益气、养肝和胃、化浊解毒、软坚散结为大法。健脾益气、养肝和胃则脾胃康健,气血充实,肝胃条达,升降有序,浊毒化解,气血津液通畅;化浊解毒则浊毒化解,脏腑清灵,无以凝滞;软坚散结则凝结肿块逐渐消退,疾病康复。

大肠癌源于脾胃本虚,先天不足。脏腑亏虚是大肠癌发生的根本原因。《灵枢·百病始生》云:"风雨寒热,不得虚,邪不能独伤人……此必因虚邪之风,与其身形,两虚相得,乃客其形……是故虚邪之中人也……留而不去,传舍于肠胃之外,募原之间,留著于脉,稽留而不去,息而成积。"本虚以脾虚津液耗伤为主,其病因主要有禀赋不足,劳倦内伤,或饮食不节,恣食辛辣炙煿及刺激性食物,嗜好烟酒或情志失调,抑郁恼怒等,以致脾胃损伤。脾胃为后天之本,气血生化之源,输布水谷精微津液于全身各个脏腑。脾胃损伤则运化无力,生化无权,气血津液俱虚,肠道失养。《素问·灵兰秘典论》说:"大肠者,传道之官,变化出焉。"大肠的传导功能是胃的降浊功能的延伸。脾胃虚损,肠道传导功能失司,糟粕不能运化,顽痰宿湿阻滞肠间,缠绵难愈,痰湿久羁大肠而不去,水湿内蕴郁热日久化生浊毒,浊毒久蕴于肠腑,与气血胶结,气血不能充养,浊毒凝滞日久而发为本病。因此,本病源于脾胃虚弱,病机关键为浊毒内蕴。治疗本病,本着"治病求本"的原则,以健脾化浊解毒为大法,脾胃健则水谷运化正常,输布精微物质于全身,气血旺、津液足,气充则血行,气血通畅,肠腑得养。另外,脾健则湿浊无以生化,无浊毒内生之源,同时辅以化浊解毒,使浊祛毒除,肠腑康健则疾病自愈。

二、典型病例

医案一

许某,48岁,已婚,农民,河北省邯郸市人。初诊:2014年1月8日。

主诉:吞咽食物困难2个月。

现病史:患者2个月前无明显诱因出现吞咽食物困难,伴背部压抑感,于当地医院就诊,疑为食管癌,建议去上级医院治疗。遂于河北医科大学第四医院查电子胃镜示食管癌,距门齿34~39cm左侧壁见一不规则隆起环、1/2管腔、表面欠光滑,质地硬、脆,触之易出血,病变界限不清,周边浸润明显,管腔狭窄;病理学检查示鳞状上皮癌。现症见:吞咽食物困难,进食梗阻感,时进食后呕吐,呕吐物为食物及黏液,口苦口臭,纳少,日食1~2两,大便干、2~3日1行,小便调。2个月体重下降7kg,舌暗红,苔黄厚腻,脉弦细滑。

既往史：否认高血压、糖尿病、冠心病病史，无肝炎、结核及其他传染病史，无外伤、手术及输血史。

个人史：生于原籍，久居本地，生活居住环境良好，无特殊不良嗜好。

婚育史：20 岁结婚，育 1 子 1 女，配偶及子女均体健。

查体：T 36.4℃，R 20 次/min，P 72 次/min，BP 128/90mmHg。发育正常，营养中等，全身皮肤及黏膜无黄染，心肺无异常，腹软，无压痛、反跳痛及肌紧张，肝脾肋下未及，肠鸣音正常，双下肢无水肿，生理反射存在，病理反射未引出。

实验室检查：无。

中医诊断：噎膈（浊毒内蕴，湿热中阻）。

西医诊断：①食管癌；②慢性萎缩性胃炎。

治法：化浊解毒，清热利湿。

方药：白花蛇舌草 15g，半枝莲 15g，半边莲 15g，黄药子 6g，茵陈 15g，黄连 15g，黄芩 15g，全蝎 9g，蜈蚣 2 条，壁虎 9g，百合 15g，藿香 15g，佩兰 15g，陈皮 9g，半夏 9g，竹茹 9g，当归 15g，白芍 30g，瓜蒌 15g，三七粉 2g（冲服）。7 剂，水煎服，每日 1 剂，分 2 次温服。

二诊：患者服用半月中药后，进食后呕吐黏液和食物有所好转，仍有进食梗阻感，进流食舒，口干口苦，纳呆，大便可、1 日 1 行，舌暗红、苔黄腻，舌苔较前有所好转，脉弦细滑。

治法：化浊解毒，清热利湿。

方药：白花蛇舌草 15g，半枝莲 15g，半边莲 15g，黄药子 6g，茵陈 15g，黄连 15g，黄芩 15g，全蝎 9g，蜈蚣 2 条，壁虎 9g，藿香 15g，佩兰 15g，鸡内金 15g，半夏 9g，麦冬 12g，生地黄 12g，当归 15g，白芍 30g，瓜蒌 15g，三七粉 2g（冲服）。7 剂，水煎服，每日 1 剂，分 2 次温服。

三诊：服药后，患者进食梗阻感减轻，进软食和流食无明显不适，进食后未出现呕吐，口干口苦减轻，乏力，仍纳呆，大便可、1 日 1 行，舌暗红，苔薄黄腻，脉弦细。

治法：化浊解毒，清热利湿。

方药：白花蛇舌草 15g，半枝莲 15g，半边莲 15g，丹参 15g，茵陈 15g，黄连 15g，全蝎 9g，蜈蚣 2 条，藿香 15g，佩兰 15g，鸡内金 15g，半夏 9g，麦冬 12g，生地黄 12g，当归 15g，白芍 30g，三七粉 2g（冲服），黄芪 30g。7 剂，水煎服，每日 1 剂，分 2 次温服。

按语：本例患者浊毒内蕴，湿热中阻。李佃贵根据多年临床经验，认为治疗癌症要注重患者本身的正气，以提高患者的正气来遏制肿瘤的发展，提高患者生存质量，延长患者寿命，即"带瘤生存"。此例食管癌患者属于标实阶段，主要是浊毒内蕴，湿热中阻，治疗上主要以祛邪为主，采用化浊解毒、清热利湿法,同时注重维护患者正气,祛邪的同时予以扶正,从而取得了良好临床效果。

医案二

任某,男,66岁,已婚,农民,河北省石家庄市灵寿县人。初诊:2013年8月13日。

主诉:间断胃脘疼痛10年,加重1个月。

现病史:患者10年前无明显诱因出现上腹部疼痛,拒按,伴烧心泛酸,就诊于当地医院,查胃镜示萎缩性胃炎,病理示胃黏膜腺体肠上皮化生、不典型增生。诊为萎缩性胃炎。给予药物(具体不详)口服,症状缓解。后间断出现胃脘疼痛,口服上述药物尚能控制。1个月前,突然出现上腹疼痛难忍,喜按,伴嗳气、烧心、泛酸,继以药物口服控制病情,但间断性加重,故就诊于我院。急查胃镜示胃癌,病理示腺癌。现症:患者胃脘疼痛喜按,伴嗳气、堵闷,呕吐,不思饮食,消瘦,面色萎黄,口干苦,大便干,舌质红,苔黄厚腻,脉弦滑。

既往史:否认高血压、糖尿病、冠心病病史,无肝炎、结核及其他传染病史,无外伤、手术及输血史。

个人史:生于原籍,久居本地,生活居住环境良好,吸烟10年,每天10余支。

婚育史:20岁结婚,育1子2女,配偶及子女均体健。

查体:T 36.5℃,R 18次/min,P 76次/min,BP 114/72mmHg。发育正常,营养中等,全身皮肤及黏膜无黄染,心肺无异常,胃脘部压痛,腹软,无压痛、反跳痛及肌紧张,肝脾肋下未及,肠鸣音正常,双下肢无水肿,生理反射存在,病理反射未引出。

实验室检查:河北省中医院查胃镜示胃癌,病理示腺癌。

中医诊断:胃脘痛(浊毒内蕴,瘀血阻滞)。

西医诊断:胃癌。

治法:化浊解毒,化瘀消积。

方药:白花蛇舌草15g,半枝莲15g,半边莲15g,茵陈15g,黄连12g,板蓝根15g,苦参12g,黄芩12g,绞股蓝12g,蒲黄9g(包),鸡骨草15g,五灵脂15g,延胡索15g,白芷15g,蒲公英15g,砂仁9g,丹参15g,桃仁10g,全蝎9g,三棱6g,莪术6g,鸡内金15g,焦三仙各10g,芦荟0.5g。7剂,水煎服,每日1剂,早晚温服。

医嘱:按时服药,进松软易消化食物,调畅情志,忌辛辣、油腻、刺激之品,戒怒。

二诊:药后患者胃脘痛稍缓解,嗳气、堵闷感较前减轻,呕吐减少,不思饮食,气短乏力,口干苦,大便质可,舌质红,苔黄腻,脉弦滑。

治法:化浊解毒,化瘀消积。

方药:白花蛇舌草 15g,半枝莲 15g,半边莲 15g,茵陈 15g,黄连 12g,板蓝根 15g,苦参 12g,黄芩 12g,绞股蓝 12g,蒲黄 9g^(包),鸡骨草 15g,五灵脂 15g,延胡索 15g,白芷 15g,蒲公英 15g,砂仁 9g,丹参 15g,桃仁 10g,全蝎 9g,蜈蚣 2 条,三棱 6g,莪术 6g,鸡内金 15g,焦三仙各 10g。14 剂,水煎服,每日 1 剂,分 2 次温服。

三诊:药后患者胃脘痛减,夜间偶有发作,嗳气、堵闷感较前减轻,呕吐减少,食欲渐增,自觉体力好转,口苦,大便质可,舌质红,苔薄黄腻,脉弦滑。

治法:化浊解毒,化瘀消积。

方药:白花蛇舌草 15g,半枝莲 15g,半边莲 15g,茵陈 15g,黄连 12g,板蓝根 15g,苦参 12g,黄芩 12g,绞股蓝 12g,蒲黄 9g^(包),鸡骨草 15g,五灵脂 15g,延胡索 15g,白芷 15g,蒲公英 15g,砂仁 9g,丹参 15g,桃仁 10g,壁虎 6g,全蝎 9g,蜈蚣 2 条,三棱 6g,莪术 6g,鸡内金 15g,焦三仙各 10g。14 剂,水煎服,每日 1 剂,早晚温服。

四诊:药后患者胃脘偶有隐痛,嗳气、堵闷偶作,时有呕吐,食欲可,口苦,大便质可,舌质红,苔薄黄,脉弦滑。

治法:化浊解毒,扶正祛邪。

方药:蒲黄 9g^(包),五灵脂 15g,延胡索 15g,白芷 15g,蒲公英 15g,砂仁 9g,黄芪 15g,党参 12g,白术 9g,全蝎 9g,三棱 6g,莪术 6g,鸡内金 15g,焦三仙各 10g,百合 12g,乌药 12g,当归 9g,白芍 30g,云苓 15g,紫豆蔻 12g,三七粉 2g^(冲),川芎 9g。14 剂,水煎服,每日 1 剂,早晚温服。

五诊:药后患者胃脘疼痛不显,嗳气、堵闷明显减轻,呕吐消失,食欲可,口苦,大便质可,舌质红,苔薄黄,脉弦滑。

治法:化浊解毒,扶正祛邪。

方药:蒲黄 9g^(包),五灵脂 15g,延胡索 15g,白芷 15g,蒲公英 15g,砂仁 9g,黄芪 15g,党参 12g,白术 9g,全蝎 9g,三棱 6g,莪术 6g,鸡内金 15g,焦三仙各 10g,百合 12g,乌药 12g,当归 9g,白芍 30g,云苓 15g,紫豆蔻 12g,三七粉 2g^(冲),川芎 9g。

患者诸症均减,药已中的,前方辨证加减继服 3 个月,后改为口服"茵连和胃颗粒""养胃舒软胶囊"巩固治疗,随访半年,病情稳定。

按语:胃癌乃由于正气虚损,阴阳失调,邪毒阻于胃络所致。笔者认为,其病机关键在于"浊毒"。浊毒阻于中焦,气机壅塞,血瘀不行,毒瘀互结,久而形成肿块。治疗以化浊解毒,化瘀消积为法。治疗开始,患者正气尚存,可采用解毒抗癌攻伐毒邪,日久癌毒耗伤人体正气,治以扶正祛邪;1 个月过后,患者症状明显好转,笔者谨守病机,在前方基础上加减应用 3 个月,收效甚佳。继用成药巩固治疗,以防毒邪留恋,复伤人体。

医案三

万某,男,56岁,已婚,农民。初诊:2005年3月18日。

主诉:间断胃脘痞满6个月。

现病史:患者缘于6个月前无明显诱因出现胃脘部痞满不适,餐后加重,间断服用舒肝快胃丸等药物后缓解不明显,且逐渐加重。15天前于河北医科大学第四医院查电子胃镜示胃癌累及贲门;病理示胃体少许腺癌组织(低分化),刷片找到癌细胞。查上消化道造影示钡剂于食管下段充盈不良,黏膜不规则,充盈缺损,贲门管壁变硬,胃底小弯侧可见一钡斑。考虑贲门癌波及食管下段及胃底。拟予手术及化疗,患者欲求中医治疗,遂来我院就诊。现胃脘部痞满不适,伴嗳气、胃脘部隐痛,口干口苦,纳呆,乏力,大便黏腻不爽、2~3次/d,小便尚调。舌暗红,苔黄腻,脉弦滑。

既往史:否认高血压、糖尿病、冠心病病史,无肝炎、结核及其他传染病史,无外伤、手术及输血史。

个人史:生于原籍,久居本地,生活居住环境良好,有饮酒史30年,无吸烟史及特殊饮食嗜好。

婚育史:23岁结婚,育1子,配偶及儿子均体健。

查体:T 36.5℃,R 18次/min,P 74次/min,BP 125/80mmHg。发育正常,营养中等,全身皮肤及黏膜无黄染,心肺无异常,腹软,剑突下轻压痛,无反跳痛及肌紧张,肝脾肋下未及,肠鸣音正常,双下肢无水肿,生理反射存在,病理反射未引出。

实验室检查:电子胃镜(河北医科大学第四医院2005年3月3日)示胃癌累及贲门;病理示胃体少许腺癌组织(低分化),刷片找到癌细胞。上消化道造影(河北医科大学第四医院2005年3月4日)示钡剂于食管下段充盈不良,黏膜不规则,充盈缺损,贲门管壁变硬,胃底小弯侧可见一钡斑。考虑贲门癌波及食管下段及胃底。

中医诊断:胃痞(浊毒内蕴)。

西医诊断:胃恶性肿瘤。

治法:化浊解毒,健脾和胃。

方药:茵陈15g,黄连9g,厚朴12g,枳实9g,清半夏9g,炒白术9g,代赭石30g,竹茹9g,炒鸡内金15g,莪术9g,全蝎9g,蜈蚣2条。10剂,水煎服,每日1剂,分2次温服。并配合顺铂规范化疗。

医嘱:清淡饮食,少量多餐,忌辛辣油腻之品,调畅情志。

二诊:药后患者胃脘部痞满、嗳气、胃痛均减轻,化疗后出现腹胀、恶心,舌暗红,苔黄腻,脉弦滑。

治法:化浊解毒,健脾和胃。

方药:茵陈 15g,黄连 9g,厚朴 12g,枳实 9g,清半夏 9g,炒白术 9g,代赭石 30g,竹茹 9g,炒鸡内金 15g,莪术 9g,全蝎 9g,蜈蚣 2 条,焦槟榔 12g,生姜 9g,炒莱菔子 15g。20 剂,水煎服。每日 1 剂,分 2 次温服。

三诊:药后患者胃脘部痞满、嗳气明显好转,胃痛消失,偶有恶心、口干、纳呆,体力较前增强,纳可,寐可,大便仍黏腻不爽,舌暗红,苔薄黄腻,脉弦细。

治法:化浊解毒,健脾和胃。

方药:茵陈 15g,黄连 9g,厚朴 12g,枳实 9g,清半夏 9g,炒白术 9g,代赭石 30g,竹茹 9g,炒鸡内金 15g,莪术 9g,全蝎 9g,蜈蚣 2 条,焦槟榔 12g,生姜 9g,炒莱菔子 15g,沙参 12g,麦冬 12g。20 剂,水煎服。每日 1 剂,分 2 次温服。

患者后连续服用此方,2 个月后复查上消化道造影示口服钡剂原病变处管壁僵硬,扩张受限,钡剂通过可;上段食管未见扩张;胃充盈可,管壁完整,未见充盈缺损及龛影,十二指肠未见异常。与前片相比好转。1 年后回访,患者自诉无明显不适。

按语:本例患者早期症状不太典型,仅以间断胃脘痞满为主要症状,经上消化道造影及胃镜和病理检查后,诊断为贲门胃腺癌。患者饮食不节,脾胃受损,水谷运化失司,日久酿生浊毒,浊毒内蕴,发为癌病。故当以化浊解毒为治疗大法。方中茵陈、黄连化浊解毒,为君;厚朴、枳实宽中理气,清半夏燥湿消痞,共为臣;炒白术健脾燥湿,代赭石、竹茹和胃降逆,全蝎、蜈蚣解毒散结,鸡内金、莪术合用健脾消食开胃,共为佐使。诸药合用,共奏化浊解毒之效。后方中加焦槟榔行下焦之气,生姜止呕。方中多为燥湿之品,故后方中加沙参、麦冬以滋阴润燥,是为反佐,并予化疗相结合应用,标本兼治,疗效确切。

医案四

蔡某,男,75 岁,已婚,退休干部。初诊:2007 年 8 月 6 日。

主诉:胃痛、反酸 2 个月。

现病史:患者 2 个月前饮食不节后出现胃痛、反酸,伴纳呆、消瘦、乏力,在河北医科大学第四医院查电子胃镜示胃癌,后住院行胃癌根治术治疗。术后病理示腺癌,浸透肌层达浆膜,淋巴结 1/10。术后患者情绪低落,仍觉胃脘部隐痛,反酸,乏力,善太息,纳少,二便尚调。舌淡红,苔薄白,脉弦细。

既往史:否认高血压、糖尿病、冠心病病史,否认肝炎、结核等传染病史,无外伤、手术及输血史。

个人史:生于原籍,久居本地,生活居住环境良好,无特殊不良嗜好。

婚育史:23 岁结婚,育 1 子 1 女,配偶及子女均体健。

查体:T 36.3℃,R 18 次 /min,P 87 次 /min,BP 110/78mmHg。发育正常,营养不良,全身皮肤及黏膜无黄染,心肺无异常,腹胀满,剑突下轻压痛,无反跳痛及肌紧张,肠鸣音正常,双下肢无水肿,生理反射存在,病理反射未引出。

实验室检查:电子胃镜(河北医科大学第四医院 2007 年 6 月 5 日)示胃癌。术后病理示腺癌,浸透肌层达浆膜,淋巴结 1/10。

中医诊断:胃脘痛(脾虚肝郁)。

西医诊断:胃癌术后。

治法:健脾益气,疏肝和胃。

方药:炒白术 9g,云茯苓 15g,姜半夏 9g,黄连 9g,吴茱萸 3g,绿萼梅 9g,旋覆花 15g,煅赭石 20g,酸枣仁 15g,生姜 9g,大枣 6 枚。30 剂,水煎服,每日 1 剂,分 2 次温服。

医嘱:调畅情志,清淡饮食,少量多餐,忌辛辣油腻之品。

二诊:药后患者胃脘部疼痛基本消失,反酸明显减轻,仍于饮食不慎或情志不调后胃脘部疼痛,甚至牵及两胁肋,口干口苦,体力较前恢复,食欲增加,夜寐好转,大便偏干、1~2 日 1 行,小便尚调,舌质红,苔薄黄腻,脉弦。

治法:健脾益气,疏肝和胃,抗癌解毒。

方药:炒白术 9g,云茯苓 15g,姜半夏 9g,黄连 9g,吴茱萸 3g,绿萼梅 9g,旋覆花 15g,煅赭石 20g,酸枣仁 15g,郁金 15g,大黄 3g,全蝎 9g,蜈蚣 2 条。30 剂,水煎服,每日 1 剂,分 2 次温服。

三诊:药后患者胃痛、反酸、乏力、纳差等症状消失,饮食正常,二便调,舌质红,苔薄黄腻,脉弦。

治法:健脾益气,疏肝和胃,抗癌解毒。

方药:炒白术 9g,云茯苓 15g,姜半夏 9g,黄连 9g,吴茱萸 3g,绿萼梅 9g,旋覆花 15g,煅赭石 20g,酸枣仁 15g,郁金 15g,大黄 3g,全蝎 9g,蜈蚣 2 条。30 剂,水煎服,每日 1 剂,分 2 次温服。

药后未诉明显不适,连续服用健脾益气兼抗癌解毒中药 5 年,每 6 个月复查胃镜及上腹部彩超,未发现复发转移。

按语:胃癌术后正气已虚,尤其是老年人,体质更差,加之脾胃为后天之本,所以健脾益气为胃癌术后之基本治法,待患者正气稍强,方可酌加解毒抗癌之品,以标本兼治,防患于未然。患者初诊时,脾胃气虚,故予炒白术、茯苓健脾益气,煅赭石、旋覆花合用降逆和胃,黄连配伍吴茱萸(为左金丸)可清肝降逆,绿萼梅疏肝理气;生姜、大枣取桂枝汤中姜、枣相合之意,一方面顾护胃气,防止寒凉之药的损伤,另一方面则升腾胃气,以达"保胃气、存津液"的目的。后期患者正气稍强,肝气不舒,有化火之势,故加大黄、郁金清肝火,防肝木乘土;加全蝎、蜈蚣解毒散结,防止肿瘤复发转移。

医案五

贾某,女,62 岁,已婚。初诊:2009 年 9 月 27 日。

主诉:泄泻、便血 1 年。

现病史:患者于 2008 年底因大便次数增多、黏液多、大便带血,伴有腹痛,里急后重,在当地医院就诊。查便常规:白细胞 25~45 个 /HP,红细胞 35~60个 /HP。考虑为细菌性痢疾,经抗生素及中草药治疗后症状有所缓解出院,但饮食不当时仍大便次数增多,偶可见大便带血,患者未予重视,间断在当地口服中草药治疗控制。2009 年 5 月再次病情加重,大便黏液多,大便带血,腹痛、里急后重,经抗生素及中草药治疗不能缓解,并于右上腹可触及一鸡蛋大小包块,伴有触痛,质地偏硬,便行钡灌肠检查,于结肠肝曲部位发现肠腔狭窄充盈缺损,遂到当地肿瘤医院行剖腹探查,术中发现结肠肝曲肿块约3.4cm×4.5cm,向腔内突出,表面伴糜烂出血,且于肝门附近有 3 个结节状物,质地硬,表面粗糙,最大者 3.2cm×2.8cm,最小者 1.5cm×2.0cm,因靠近肝门静脉,肝脏肿块无法切除,术中仅将结肠肿物切除,并行活检。术后病理示低分化腺癌。遂予 MFV 方案化疗,4 周 1 个疗程,共行 2 个疗程后因化疗反应不能耐受,遂中止化疗前来本院门诊。现症:面色晦暗,神疲乏力,气短懒言,眼睑色淡,纳少恶心,腹痛嗳气,大便糊状、1 日 3~5 行,舌暗淡,苔白腻,脉沉细。

既往史:否认高血压、糖尿病病史;无肝炎、结核及其他传染病史;无外伤史,4 个月前行剖腹探查术。

个人史:生于原籍,住地无潮湿之弊,条件尚可。

婚育史:21 岁结婚,育 1 子 1 女,身体尚健。

查体:T 36.5℃,R 22 次 /min,P 82 次 /min,BP 110/90mmHg。发育正常,体形消瘦,全身皮肤黏膜无黄染,心肺无异常;腹部平软,未见肠型、胃型蠕动波,无腹壁静脉曲张。全腹无压痛、反跳痛及肌紧张。未触及包块,肝脾肋下未及,肠鸣音正常。

实验室检查:血常规示 WBC $3.2×10^9$/L,N 58%,Hb 67g/L。便常规示红细胞 3~5 个 /HP,白细胞 0~2 个 /HP,潜血(±)。

中医诊断:肠癖(脾虚蕴湿,毒结大肠)。

西医诊断:结肠癌。

治法:健脾化湿,解毒抗癌。

方药:黄芪 30g,当归 12g,太子参 15g,生白术 30g,茯苓 15g,白豆蔻 10g,杏仁 10g,枳实 15g,厚朴 10g,生薏苡仁 15g,竹叶 10g,何首乌 15g,凌霄花15g,炒槐花 10g,红藤 10g,败酱草 10g,鳖甲 15g,阿胶珠 20g,山药 20g,鸡血藤30g,代赭石 15g,鸡内金 30g,生麦芽 30g,香橼 15g,姜黄 9g,清半夏 12g,绞股蓝 9g。7 剂,水煎服,每日 1 剂,分 2 次温服。

医嘱:按时服药,进软食,忌辛辣刺激之品,戒怒。

二诊:药后患者有里急后重感,神疲乏力,气短懒言,眼睑色淡,纳少恶心,腹痛嗳气,大便糊状、1 日 3~5 行,舌暗淡,苔白腻,脉沉细。

治法:清热燥湿,化浊解毒。

方药:黄连 15g,白花蛇舌草 15g,绞股蓝 9g,儿茶 10g,秦皮 10g,广木香 9g,砂仁 9g,瓜蒌 15g,厚朴 15g,麸炒枳实 15g,姜黄 9g,清半夏 12g,醋香附 15g,苏梗 15g,青皮 15g,柴胡 15g,甘草 6。7 剂,水煎服,每日 1 剂,分 2 次温服。

三诊:药后患者腹泻、便血明显减轻,感乏力。舌暗淡,苔薄白腻,脉沉细。

治法:养肝和胃,健脾养心。

方药:白芍 30g,当归 9g,百合 12g,乌药 12g,川芎 9g,炒白术 6g,茯苓 15g,炒鸡内金 15g,豆蔻 12g,三七粉 2g,党参 15g,黄芪 15g,川朴 15g,枳实 15g,砂仁 9g,清半夏 12g,麦冬 15g,甘草 6g,大枣 9 枚。每日 1 剂,水煎服,分 2 次温服。

以此方为基础,辨证加减服药治疗 1 年。

按语:患者初期以大便次数增多、黏液多、大便带血,伴有腹痛、里急后重为主要临床表现,中医辨证为脾虚蕴湿、毒结大肠,故治疗上以健脾化湿、解毒抗癌为主。经治疗,患者泄泻、便血明显好转。因本病主要病机为脾虚蕴湿,故此阶段治疗主要以健脾化湿为主。辨证治疗 1 年,患者总体状态良好,但余症不清,中医辨证为浊毒内蕴,治疗以化浊解毒为主,经治疗患者症状明显好转。

医案六

张某,男,42 岁,已婚。初诊:2010 年 3 月 8 日。

主诉:大便 7 日 1 行,无便意 3 个月,加重 1 个月。

现病史:患者 2009 年 12 月因大便无痛性便血,进食差并逐渐消瘦、乏力等,在山东临淄某医院做"电子肠镜"等检查,确诊为"直肠癌",行手术治疗,并进行化疗。术后无便意,大便困难,自服"泻药"效果不明显。近 1 个月来大便困难,无便意,伴有脘腹胀满、纳呆、无排气,故来我院就诊。现患者脘腹胀满、口干、纳呆,无便意,大便困难、量少、7 日 1 行,舌红苔黑腻,脉弦细。

既往史:高血压 10 年,血压最高为 150/110mmHg。直肠癌术后,否认其他外伤史。

个人史:生于原籍,住地无潮湿之弊,条件尚可。

婚育史:25 岁结婚,育 1 子 1 女,身体尚健。

查体:T 36.2℃,R 20 次 /min,P 80 次 /min,BP 120/80mmHg。发育正常,体形消瘦,全身皮肤黏膜无黄染,心肺无异常;腹部平软,未见肠型、胃型蠕动波,无腹壁静脉曲张。全腹无压痛、反跳痛及肌紧张。未触及包块,肝脾肋下未及,肠鸣音减少。

实验室检查:血常规正常。电子肠镜(2010 年 3 月河北省中医院)示结肠黑变病。

中医诊断:便秘(气阴两虚,浊毒内蕴)。

西医诊断:①直肠癌术后;②结肠黑变病。

治法:益气养阴,化浊解毒。

方药:党参 15g,玄参 15g,生地黄 15g,生何首乌 15g,当归 15g,砂仁 9g,藿香 15g,佩兰 15g,莱菔子 15g,槟榔 12g,瓜蒌 15g,芦荟 1g,厚朴 15g,麸炒枳实 15g,姜黄 9g,清半夏 12g,茵陈 15g,黄连 12g,半枝莲 15g,半边莲 15g,黄芩 12g,苦参 12g,板蓝根 15g,白花蛇舌草 15g,绞股蓝 12g,鸡骨草 15g。7 剂,水煎服,每日 1 剂,分 2 次温服。

医嘱:按时服药,定期复查电子肠镜。进软食,忌辛辣刺激之品,戒怒。

二诊:药后患者脘腹胀满缓解,大便量稍增多,仍 7 日 1 行。舌红,苔薄黄腻,脉弦细。

治法:滋阴润肠,理气通便,化浊解毒。

方药:火麻仁 15g,郁李仁 15g,柏子仁 15g,瓜蒌 15g,黄连 15g,广木香 9g,砂仁 9g,焦槟榔 12g,生地黄 15g,生何首乌 15g,当归 15g,炒莱菔子 15g,芦荟 0.5g,厚朴 15g,麸炒枳实 15g,姜黄 9g,清半夏 12g,茵陈 15g,半枝莲 15g,半边莲 15g,黄芩 12g,苦参 12g,板蓝根 15g,白花蛇舌草 15g,绞股蓝 12g,鸡骨草 15g。7 剂,水煎服,每日 1 剂,分 2 次温服。

三诊:药后患者脘腹胀满基本消失,大便可、2~3 日 1 行。舌红,苔薄黄,脉弦细。

治法:滋阴润肠,解毒。

方药:火麻仁 15g,郁李仁 15g,柏子仁 15g,瓜蒌 15g,广木香 9g,砂仁 9g,焦槟榔 12g,生地黄 15g,生何首乌 15g,当归 15g,大腹皮 15g,鸡内金 15g,厚朴 15g,麸炒枳实 15g,姜黄 9g,清半夏 12g,茵陈 15g,半枝莲 15g,半边莲 15g,黄芩 12g,苦参 12g,板蓝根 15g,白花蛇舌草 15g,绞股蓝 12g,鸡骨草 15g。7 剂,水煎服,每日 1 剂,分 2 次温服。

医嘱:饮食清淡,多食粗纤维食物以促进胃肠蠕动,注意作息规律,情绪应保持平和,禁食辛辣、油腻之品。

按语:患者因直肠癌术后出现大便困难,7 日 1 行,伴脘腹胀满,舌红,苔黑腻,中医辨证为浊毒内蕴,气阴耗伤。术后损伤人体正气,气虚则大肠推动无力,故没有便意,大便困难;阴虚则大肠无以润,大便干。舌苔黑腻说明手术及化疗后正气虚损,脏腑功能失常,不能将体内的毒素排出体外,导致浊毒内蕴,进而更影响脾升胃降之功能,所以患者没有便意。故治疗上以益气养阴,化浊解毒为主。经治疗,患者腹部胀满明显好转,排气次数增多,出现便意,大便逐渐正常、2~3日1行,患者饮食增加。再经治疗,患者症状明显好转,后期治疗以益气滋阴、化浊解毒为主,一方面巩固疗效,另一方面提高人体正气,以缓解手术及放疗给身体带来的损伤,提高生活质量,预防癌症复发。

第十章　口腔溃疡治验

一、概　　述

　　口腔溃疡俗称"口疮"。口疮之名,首出于《内经》。《素问·气交变大论》云:"岁金不及,炎火乃行……民病口疮。"《素问·五常政大论》云:"少阳司天,火气下临,肺气上从……鼻窒口疡。"《本草纲目》称之为"口疮""口疳""口吻疮""口麋"。

　　西医学认为,口腔溃疡是一种常见的发生于口腔黏膜的溃疡性损伤疾病,多见于唇内侧、舌尖、舌腹、颊黏膜、前庭沟、软腭等部位,因这些部位的黏膜缺乏角质化层或角化较差。口腔溃疡发作时疼痛剧烈,局部灼痛明显,严重者还会影响饮食、说话,对日常生活造成极大不便;可并发口臭、慢性咽炎、便秘、头痛、头晕、恶心、乏力、烦躁、发热、淋巴结肿大等全身症状。

　　1. 古代医家对口腔溃疡的认知　古代医家对口疮病因病机的认识众多,大致从火热致病、寒邪致病、脾气凝滞、肾虚气虚、上盛下虚等方面言之。薛己所著《口齿类要》作为我国第一部口腔疾病专著,提出从三焦诊治口疮的原则:"口疮,上焦实热,中焦虚寒,下焦阴火,各经传变所致,当分别而治之。"病在上焦,病机关键为心火上炎。《证治准绳》云:"心脉布舌上,若心火炎上,熏蒸于口,则为口舌生疮。"病在中焦胃,病机关键主要为胃热上扰。病在下焦肝,病机关键为肝经郁热,多见于女性患者,常随情绪波动或月经周期而复发或加重。

　　《本草纲目》载有治疗口腔溃疡的验方90余种,对其病机、治法及方药的论述颇具特色,许多药物至今仍为临床所用,具有极高的实用价值;认为口腔溃疡的病机与热、湿、虚等有关,善用桔梗,取其引药上行、直达溃疡病所之义,巧用柴胡,达到升清阳、散邪热,治疗口腔溃疡的目的。《本草纲目》所列口腔溃疡的治法众多,除采用内服药物外,尚有诸多外治之法,内容极其丰富,如外敷法(掺、涂、擦等)、含漱法、贴脐法、贴足心法等,屡显神效。

　　2. 现代医学对口腔溃疡的认识　现代医学认为,口腔溃疡的发生是多种因素综合作用的结果,包括局部创伤、精神紧张、食物、药物、营养不良、激素水平改变及维生素或微量元素缺乏。系统性疾病、遗传、免疫及微生物在口腔溃疡的发生、发展中可能起重要作用。如缺乏微量元素锌、铁,缺乏叶酸、维生素B_{12}以及营养不良等,可降低免疫功能,增加口腔溃疡发病的可能性;血链球菌及幽门螺杆菌等细菌也与口腔溃疡关系密切。口腔溃疡与胃溃疡、十二指肠溃疡、溃疡性结肠炎、局限性肠炎、肝炎等有关。研究表明,30%~48%的口腔溃疡患者有消化道疾病,如腹胀、腹泻或便秘等。口腔溃疡通常预示机体可能有潜在系统性疾病。对于口腔溃疡的治疗,以消除病因、增强体质、对症治疗为主;治疗方法应坚持全身治疗和局部治疗相结合,中西医治疗相结合,生理和心理治疗相结合。需要引起注意的是,经久不愈,大而深的舌溃疡,有可能是一种癌前病损,极易癌变,必要时做活检以明确诊断。

3. 李佃贵对口腔溃疡的认识

（1）病因病机:口腔溃疡的发生虽然在口,但与五脏六腑的关系密切。《灵枢·脉度》曰:"心气通于舌……脾气通于口。"《灵枢·经脉》云:"胃足阳明之脉……入上齿中,还出挟口,还唇……"《素问·奇病论》云:"少阴之脉,贯肾,系舌本。"脾开窍于口,心开窍于舌,肾脉连咽系于舌本。上述经文说明,口腔溃疡与心、脾、肾等脏腑功能失调关系密切。临床辨证首分虚实,火又需辨别"虚火"与"实火"之不同。《素问·气交变大论》云:"岁金不及,炎火乃行……民病口疮。"《诸病源候论》云:"腑脏热盛,热乘心脾,气冲于口与舌,故令口舌生疮也。""实火"为心脾热盛、浊毒内蕴。情志不畅,急躁焦虑,或饮食失节,或嗜食辛辣炙煿之物,导致心脾积热,积热蕴积而成浊毒。浊毒性似火邪,伤津耗气,性善炎上,灼伤肌血,血肉溃腐而成溃疡。"虚火"为阴虚不足,虚火上炎。肝肾不足,阴液亏虚,阴亏于下,火炎于上,灼伤肌血,血肉溃腐而成溃疡。"实火"多见于口腔溃疡早期,"虚火"多见于反复发作的口腔溃疡。"实火"口腔溃疡与"虚火"口腔溃疡临床表现不同。《医宗金鉴》曰:"大人口破分虚实,艳红为实淡红虚,实则满口烂斑肿,虚白不肿点微稀。""实火"溃疡形成不规则,基底色黄平坦,周围充血,发红水肿,可伴有口热口臭、口渴欲饮,牙龈红肿出血,小便短赤,大便干结,舌质红,苔黄厚或黄厚腻,脉弦数或洪。"虚火"溃疡大小不等,多为米粒大小,渗出少,基底平,色淡稍红,周围微红,易反复发作,可伴有心烦口渴,不欲多饮,手足心热,盗汗,心悸失眠,大便偏干,面色潮红,舌质偏红,苔薄黄少津,脉沉细数。

（2）治疗:当从火治。"实火"型口腔溃疡治宜清热泻火为主;"虚火"型口腔溃疡治宜养阴清热为主。常用药物有酒黄连、黄芩、茵陈、儿茶、青黛、升麻、牡丹皮等。黄连苦寒,《名医别录》中记载"治口疮"。酒黄连善清上焦火热,用于口疮。黄芩苦寒,疗上热,"乃上中二焦药,能降火下行"。茵陈苦辛、微寒,清湿热。儿茶苦涩、微寒,清热敛疮,用于口疮。青黛咸、寒,清热解毒凉血,《要药分剂》载其"除热解毒……兼能凉血",《岭南采药录》载其"可涂疮及痄腮。又治眼热有膜及吐血,内服之"。酒黄连、黄芩、茵陈、儿茶、青黛用于"实火"型浊毒内蕴口腔溃疡。升麻辛、微甘、微寒,清热解毒,升举阳气,《名医别录》载其"主……中恶腹痛……口疮",《药性论》载其"除心肺风毒热壅闭不通,口疮,烦闷";取其升发上升之性,又能清热解毒,用于口腔溃疡疗效较好。牡丹皮苦辛,微寒,清热凉血化瘀,《本草纲目》载其"和血,生血,凉血。治血中伏火,除烦热"。牡丹皮善清血,又能活血,凉血而不留瘀,疗虚热常与生地黄配伍。生地黄甘寒,养阴清热、凉血生津,养阴而不滋腻,清热而不伤津。生地黄、牡丹皮常用于"虚火"型口腔溃疡。

二、典型病例

医案一

袁某,男,32 岁,已婚,职工,石家庄人。初诊:2010 年 6 月 13 日。

主诉:反复口腔溃疡 2 年,加重 7 天。

现病史:患者 2 年前出现口腔溃疡,以后每因情绪紧张及工作紧张时出现,间断服用中药,症状好转。最近因工作紧张出现口腔溃疡,故来就诊。现症:口腔溃疡,溃疡处鲜红、疼痛,口臭,口干口苦,胃脘部痞闷,食后加重,嗳气,目痒,纳少,寐可,大便干、2~3 日 1 行,舌紫红,苔黄腻,脉弦滑。

既往史:否认高血压、糖尿病、冠心病病史,无肝炎、结核及其他传染病史,无外伤、手术及输血史。

个人史:生于原籍,久居本地,生活居住环境良好,吸烟 10 年,每天 10 余支。

婚育史:26 岁结婚,育 1 子,配偶及儿子均体健。

查体:T 36.4℃,R 20 次/min,P 80 次/min,BP 125/80mmHg。发育正常,营养中等,全身皮肤及黏膜无黄染,心肺无异常,腹软,无压痛、反跳痛及肌紧张,肝脾肋下未及,肠鸣音正常,双下肢无水肿,生理反射存在,病理反射未引出。

实验室检查:无。

中医诊断:口疮(肝火犯胃,胃火上炎)。

西医诊断:口腔溃疡。

治法:疏肝理气,清泻胃火。

方药:香附 15g,紫苏 12g,茵陈 15g,黄连 15g,黄芩 12g,清半夏 9g,竹茹 9g,佛手 12g,广木香 9g,芦荟 0.5g。7 剂,水煎服,每日 1 剂,分 2 次温服。

医嘱:按时服药,禁食辛辣油腻刺激性食物,调节紧张情绪,戒烟。

二诊:药后患者口腔溃疡、疼痛明显减轻,目痒好转,仍有胃脘部堵闷,口臭,口干口苦,嗳气,纳少,寐可,大便干、2日1行,舌红苔黄腻,脉弦滑。

治法:疏肝理气,清泻胃火。

方药:香附15g,紫苏12g,茵陈15g,黄连15g,黄芩12g,广木香9g,枳实12g,厚朴9g,佩兰15g,炒莱菔子15g,芦荟1g。7剂,水煎服,每日1剂,分2次温服。

三诊:药后患者口腔溃疡消失,目痒消失,胃脘部痞闷、嗳气减轻,仍有口臭,口干口苦,纳增,寐可,大便可、1日1行,舌红苔薄黄腻,脉弦细。

治法:疏肝理气,养肝和胃。

方药:百合20g,乌药12g,白术9g,茯苓12g,枳实12g,川朴9g,茵陈15g,黄连15g,砂仁15g,紫豆蔻15g,佩兰15g,芦荟0.5g。7剂,水煎服,每日1剂,分2次温服。

四诊:药后患者口腔溃疡未再发生,多食后仍有胃脘部痞闷,偶嗳气,口臭、口干口苦减轻,纳可,寐可,大便可、1日1行,舌红苔薄黄腻,脉弦细。

治法:养肝和胃,化浊解毒。

方药:百合20g,乌药12g,白术9g,茯苓12g,白花蛇舌草15g,儿茶9g,青黛9g,茵陈15g,黄连12g,藿香15g,佩兰12g,砂仁15g,紫豆蔻15g,枳实15g,川朴12g。7剂,水煎服,每日1剂,分2次温服。

辨证加减服用1个月。

按语:患者初期以口腔溃疡鲜红、疼痛为主要表现,因工作紧张诱发,中医辨证为肝火犯胃、胃火上炎,故治疗上以疏肝理气、清泻胃火为主,经治疗后,口腔溃疡疼痛逐渐减轻至消失;胃火减轻后,治疗以疏肝理气、养肝和胃为主。经治疗后,总体状况好转,但余症不清,辨证为浊毒内蕴,治疗以化浊解毒、养肝和胃为主。患者积极配合治疗3个月,未再有口腔溃疡发生,胃脘无不适症状。

医案二

邓某,女,26岁,已婚,职员,石家庄人。

主诉:口腔黏膜溃疡4天。

现病史:患者6天前与同学生气后心情一直不畅,4天前自觉口腔内疼痛,影响饮食,遂来诊治。现症:口腔内疼痛,影响饮食。伴口干苦,心情烦躁,小便热赤,大便偏干不畅,舌红、苔黄,脉弦数。

既往史:否认高血压、糖尿病、冠心病病史,无肝炎、结核及其他传染病史,无外伤、手术及输血史。

个人史:生于原籍,久居本地,生活居住环境良好,无特殊饮食等不良嗜好。

婚育史:26 岁结婚,未育,配偶体健。

查体:T 36.2℃,R 18 次/min,P 72 次/min,BP 109/75mmHg。发育正常,营养中等,全身皮肤及黏膜无黄染,心肺无异常,腹软,无压痛、反跳痛及肌紧张,肝脾肋下未及,肠鸣音正常,双下肢无水肿,生理反射存在,病理反射未引出。

实验室检查:无。

中医诊断:口疮(肝郁化火,胃热炽盛)。

西医诊断:口腔溃疡。

治法:疏肝解郁,清胃泻火。

方药:柴胡 15g,黄芩 12g,枳壳 9g,龙胆 9g,炒栀子 9g,泽泻 6g,木通 6g,车前子 9g,生地黄 20g,木瓜 10g,乌梅 10g,半夏 10g,白芷 9g。7 剂,水煎服,每日 1 剂,分 2 次温服。

医嘱:按时服药,禁食辛辣、油腻、刺激性食物,调畅情志。

二诊:药后患者口腔内疼痛明显减轻,饮食无大碍。口干口苦明显减轻,无心情烦躁。小便可,大便调畅,舌偏红、苔薄黄,脉弦。

治法:疏肝解郁,清胃泻火。

方药:柴胡 15g,黄芩 12g,枳壳 9g,龙胆 9g,炒栀子 9g,泽泻 6g,木通 6g,车前子 9g,生地黄 20g,木瓜 10g,乌梅 10g,半夏 10g,白芷 9g。7 剂,水煎服,每日 1 剂,分 2 次温服。

三诊:药后患者口腔内疼痛消失,无口干口苦。纳可,寐安,二便调畅。舌淡红、苔薄白,脉和缓。查体:口腔黏膜溃疡已愈合。

治法:疏肝解郁,清胃泻火。

方药:柴胡 15g,黄芩 12g,枳壳 9g,龙胆 9g,炒栀子 9g,泽泻 6g,木通 6g,车前子 9g,生地黄 20g,木瓜 10g,乌梅 10g,半夏 10g,白芷 9g。7 剂,水煎服,每日 1 剂,分 2 次温服。

医嘱:按时服药,禁食辛辣、油腻、刺激性食物,调畅情志。

按语:口腔溃疡属中医"口疮"范畴。本案患者肝气不疏、郁而化火、循经而上,熏灼口腔局部,致使黏膜溃烂,口干口苦。肝木横逆犯胃,胃气阻滞,郁而化火,热伤津液,则大便干燥。火热上扰于胸,扰动心神,故见心情烦躁。以上诸症,究其本源,皆因于肝胃之火,故治以疏肝解郁,清胃泻火。方以龙胆泻肝汤加减。方中龙胆上泻肝胆实火,下清下焦湿热;黄芩、栀子具有苦寒清热泻火之功;泽泻、木通、车前子清热利湿,使湿热从水道而出;肝主藏血,肝经有热,易耗伤阴血,故用生地黄滋阴清热,养血凉血;柴胡引诸药入肝胆之经,配以枳壳理气宽中;辅以木瓜、乌梅柔肝;半夏燥湿和胃;白芷引经直达阳明,理气止痛。综观全方,泻中有补,利中有滋,使火降热清,湿浊分清,诸症自除。

医案三

赵某,男,19 岁,未婚,学生。初诊:2010 年 3 月 11 日。

主诉:反复口腔溃疡 7 年。

现病史:患者自幼无明显诱因经常发生口腔溃疡,间断服用中药、21 金维他、葡萄糖酸锌、维生素 B_2,症状时好时坏。近来口腔溃疡复发,故来就诊。现症:口腔溃疡,其色淡红,伴有胃脘胀满、痞闷,食后加重,神疲乏力,纳差,寐可,大便稀溏、1 日 2 行,舌淡苔白,脉细弱。

既往史:否认高血压、糖尿病、冠心病病史,无肝炎、结核及其他传染病史,无外伤、手术及输血史。

个人史:生于原籍,久居本地,生活居住环境良好,无特殊不良嗜好。

婚育史:患者未婚。

查体:T 36.6℃,R 19 次 /min,P 78 次 /min,BP 110/70mmHg。发育正常,营养欠佳,全身皮肤及黏膜无黄染,心肺无异常,腹软,胃脘部轻压痛,肝脾肋下未及,肠鸣音正常存在,双下肢无水肿,生理反射存在,病理反射未引出。

实验室检查:电子胃镜(河北省中医院 2010 年 3 月 11 日)示慢性浅表性胃炎。

中医诊断:口疮、痞满(脾胃虚弱)。

西医诊断:①口腔溃疡;②慢性浅表性胃炎。

治法:健脾利湿,理气和胃。

方药:茯苓 15g,炒白术 6g,白芍 30g,当归 9g,百合 12g,乌药 12g,川芎 9g,炒鸡内金 15g,豆蔻 12g,三七粉 2g$^{(冲服)}$,厚朴 15g,麸炒枳实 15g,姜黄 9g,清半夏 12g,绞股蓝 9g,藿香 15g,佩兰 12g,陈皮 9g,升麻 9g,广木香 9g,扁豆 15g,炒莱菔子 15g。7 剂,水煎服,每日 1 剂,分 2 次温服。

医嘱:按时服药,禁食辛辣、油腻性食物。

二诊:药后患者口腔溃疡创面缩小,色淡红,仍进食后胃脘胀满、痞闷,神疲乏力,食欲好转,多食后不适,寐可,大便稀溏、1 日 2 行,舌淡红,苔白,脉细弱。

治法:健脾利湿,理气和胃。

方药:茯苓 15g,炒白术 6g,白芍 30g,当归 9g,百合 12g,乌药 12g,川芎 9g,炒鸡内金 15g,豆蔻 12g,三七粉 2g$^{(冲服)}$,厚朴 15g,麸炒枳实 15g,姜黄 9g,清半夏 12g,绞股蓝 9g,藿香 15g,佩兰 12g,陈皮 9g,广木香 9g,扁豆 15g,炒莱菔子 15g,紫苏 15g,砂仁 15g。7 剂,水煎服,每日 1 剂,分 2 次温服。

三诊:药后口腔溃疡消失,胃脘部胀满减轻,仍进食后胀满不适,神疲乏力,有食欲,不敢多食,寐可,大便不成形、1 日 1 行,舌淡红苔白,脉细。

治法:健脾和胃。

方药:茯苓 15g,炒白术 6g,白芍 30g,当归 9g,百合 12g,乌药 12g,川芎 9g,炒鸡内金 15g,豆蔻 12g,三七粉 2g^(冲服),山药 15g,太子参 15g,砂仁 15g,藿香 12g,陈皮 9g,广木香 9g,扁豆 15g,炒莱菔子 15g。7 剂,水煎服,每日 1 剂,分 2 次温服。

四诊:药后患者未再发生口腔溃疡,胃脘部偶有胀满不适,乏力好转,纳增,寐可,大便成形、1 日 1 行,舌淡红苔薄白,脉细。

治法:健脾和胃。

方药:茯苓 15g,炒白术 6g,白芍 30g,当归 9g,百合 12g,乌药 12g,川芎 9g,炒鸡内金 15g,豆蔻 12g,三七粉 2g^(冲服),山药 15g,砂仁 15g,藿香 12g,陈皮 9g,半夏 9g,广木香 9g,扁豆 15g,炒莱菔子 15g。7 剂,水煎服,每日 1 剂,分 2 次温服。

后辨证加减服用 1 个月,以巩固疗效。

按语:患者初期以口腔溃疡伴有胃脘痞满为主要临床表现,中医辨证为脾胃虚弱,治疗以健脾利湿为主;经治疗后口腔溃疡痊愈,以胃脘部不适为主要表现,再治疗以健脾和胃为主,从根本上治病求本;经患者积极配合治疗,最终痊愈。

医案四

薛某,女,51 岁,已婚,石家庄人。初诊:2013 年 11 月 10 日。

主诉:反复口腔溃疡 2 年,加重 7 天。

现病史:患者于 2 年前无明显诱因出现口腔溃疡,未曾系统治疗,症状时重时轻。现症:口腔溃疡,溃疡处疼痛,口中异味,口干口苦,胃脘部痞闷,食后加重,嗳气,目痒,纳寐可,大便干、2~3 日 1 行,舌红苔黄腻,脉弦滑。

既往史:否认高血压、糖尿病病史,无肝炎、结核及其他传染病史,无外伤、手术史。

个人史:生于原籍,住地无潮湿之弊,条件尚可。

婚育史:25 岁结婚,育 1 子,身体尚健。

查体:T 36.8℃,R 21 次 /min,P 76 次 /min,BP 130/80mmHg。发育正常,体形消瘦,全身皮肤黏膜无黄染,心肺无异常;腹部平软,未见肠型、胃型蠕动波,无腹壁静脉曲张。剑突下压痛,无反跳痛及肌紧张。未触及包块,肝脾肋下未及,肠鸣音正常。

实验室检查:无。

中医诊断:口疮(肝火犯胃,胃火上炎,浊毒内蕴)。

西医诊断:口腔溃疡。

治法:疏肝理气,清泻胃火,化浊解毒。

方药:茵陈15g、黄连15g、黄芩12g、半夏9g、竹茹9g、佛手12g、广木香9g、香附15g、紫苏15g、柴胡15g、陈皮9g。14剂,水煎服,每日1剂,分2次温服。

二诊:患者服药14剂后,口腔溃疡消失,胃脘部痞闷、嗳气减轻,仍伴有口干口苦,纳增,寐可,大便可、1日1行,舌红苔薄黄腻,脉弦细。

治法:疏肝理气,清泻胃火,化浊解毒。

方药:茵陈15g、黄连15g、半夏9g、香附15g、紫苏15g、柴胡15g、陈皮9g、砂仁15g、紫豆蔻15g、川朴15g、枳实15g。14剂,水煎服,每日1剂,分2次温服。

三诊:患者服药14剂后,口腔溃疡未再发生,胃脘无明显不适,纳可,寐可,大便可、1日1行,舌红苔薄黄腻,脉弦细。

治法:疏肝理气,清泻胃火,化浊解毒。

方药:茵陈15g、黄连15g、半夏9g、香附15g、紫苏15g、柴胡15g、陈皮9g、砂仁15g、紫豆蔻15g、川朴15g、枳实15g。7剂,水煎服,每日1剂,分2次温服。

6个月未发口腔溃疡,胃脘无明显不适。

按语:患者因工作紧张诱发口腔溃疡。肝失条达,胃失和降,脾失健运,致湿热中阻,浊毒内蕴,肝火犯胃,胃火上炎而发口腔溃疡。舌红苔黄腻,脉弦滑,均为浊毒内蕴之象。方中黄连为除湿热之佳品,长于清胃肠湿热,可泻火解毒、清胃止呕、解渴除烦、消痞除满;茵陈苦能燥湿,寒能清热,善渗利湿热。二药都归胃经,相伍使用能有效去除湿热浊毒之邪,使诸症较快缓解,共为君药。黄芩清热燥湿,泻火解毒,为臣药。紫豆蔻和砂仁同用,化浊解毒、祛湿健脾之功更著;半夏燥湿除痞;广木香辛温香散,能升能降,通理三焦之气,尤其善行胃肠之气而止痛。诸药合用,共奏化浊解毒和胃之功。

医案五

苏某,女,48岁,已婚,石家庄人。初诊:2016年1月13日。

主诉:反复口腔溃疡6年,加重7天。

现病史:患者6年前出现口腔溃疡,以后每因情绪不畅及工作紧张时出现口腔溃疡,间断服用中药,症状好转。最近因情绪不畅出现口腔溃疡,故来就诊。现症:口腔溃疡,溃疡处疼痛明显,口干口苦,胃脘部偶有疼痛,食后加重,纳少,寐欠佳,大便干、2~3日1行,舌暗红,苔黄腻,脉弦滑。

既往史:否认高血压、糖尿病、冠心病病史,无肝炎、结核及其他传染病史,无外伤、手术及输血史。

个人史:生于原籍,久居本地,生活居住环境良好,无不良嗜好。

婚育史:26岁结婚,育1女,配偶及女均体健。

查体:T 36.4℃,R 17次/min,P 70次/min,BP 125/80mmHg。发育正常,营

养中等,全身皮肤及黏膜无黄染,心肺无异常,腹软,无压痛、反跳痛及肌紧张,肝脾肋下未及,肠鸣音正常,双下肢无水肿,生理反射存在,病理反射未引出。

中医诊断:口疮(肝气犯胃,湿热中阻)。

西医诊断:口腔溃疡。

治法:疏肝理气,清泻湿热。

方药:茵陈15g,黄连15g,黄芩12g,清半夏9g,竹茹9g,佛手12g,广木香9g,藿香9g,防风9g,甘草6g,瓜蒌15g,生石膏30g,芦荟0.5g。7剂,水煎服,每日1剂,分2次温服。

医嘱:按时服药,禁食辛辣、油腻、刺激性食物,调节紧张情绪。

二诊:药后患者口腔溃疡、疼痛明显减轻,口干口苦好转,仍有胃脘部疼痛,纳少,寐欠佳,大便干、2日1行,舌红,苔黄腻,脉弦滑。

治法:疏肝理气,清泻胃火。

方药:茵陈15g,黄连15g,黄芩12g,广木香9g,佩兰15g,炒莱菔子15g,藿香9g,防风9g,甘草6g,瓜蒌15g,生石膏30g,夜交藤15g,合欢皮15g,延胡索15g,鸡内金15g,芦荟1g。7剂,水煎服,每日1剂,分2次温服。

三诊:药后患者口腔溃疡消失,胃脘部疼痛减轻,仍口干口苦,纳增,寐可,大便可、1日1行,舌红,苔薄黄腻,脉弦细。

治法:疏肝理气,养肝和胃。

方药:茵陈15g,黄连15g,砂仁15g,紫豆蔻15g,生石膏30g,佩兰15g,藿香12g,栀子9g,瓜蒌15g,枳实15g,厚朴15g。7剂,水煎服,每日1剂,分2次温服。

四诊:药后患者口腔溃疡未再发生,多食后仍有胃脘部疼痛,偶嗳气,口干口苦减轻,纳可,寐可,大便可、1日1行,舌红,苔薄黄腻,脉弦细。

治法:疏肝理气,化浊解毒。

方药:茵陈15g,黄连12g,藿香15g,佩兰12g,砂仁15g,紫豆蔻15g,枳实15g,川朴12g,延胡索15g,白芷10g,莱菔子10g,炒槟榔15g。7剂,水煎服,每日1剂,分2次温服。

辨证加减服用2个月。

按语:李佃贵治疗复发性口腔溃疡,依据疮疡特点、舌质舌苔和脉象而辨病性及脏腑。如症见溃疡以两颊及唇或舌尖部为主,多为心脾积热,药用栀子、莲子心等;症见口腔溃疡经久不愈,反复发作,舌红少苔,脉细数,多为虚火上炎,药用黄柏、牛膝、知母等。若溃疡疼痛难忍,加用细辛以止痛。患者初期以口腔溃疡疼痛、口干口苦为主要表现,因情绪不畅时诱发,辨证为肝气犯胃、湿热中阻,故治疗上以疏肝理气、清泻湿热为主;经治疗后,口腔溃疡疼痛逐渐减轻至消失,肝火减轻,再治疗则以疏肝理气、清泻胃火为主。经治疗后,总体状况好转,但余症不清,辨证为浊毒内蕴,治以化浊解毒为主。患者积极配合治疗4个月,未再有口腔溃疡发生,胃脘无不适症状。

第十一章 杂病治验

一、概　述

目前,杂病与当代的自然、社会环境关系密切。随着近代工业文明的兴起和城市的发展,人类在创造巨大财富的同时,也把废气和废物排入天地之间。"浊毒"物质充斥全球每个角落以及人的机体之中。

浊毒可分为外浊毒与内浊毒。外浊毒包括天之浊毒、地之浊毒。内浊毒指人之浊毒。天之浊毒常见为空气污染、噪声、电磁辐射、光辐射及空气中的致病微生物等。地之浊毒常见为污染的土壤和海洋、污染的食物、污染的饮用水、日用品及微塑料等。人之浊毒常见为情志不畅生浊毒、饮食不节或不洁生浊毒、不良习惯生浊毒及代谢障碍生浊毒。"浊毒化"是对当今人类面临的多种疾病病因病机的高度概括,其中"浊毒化"致脾胃损伤尤为重要。"内伤脾胃,百病由生。"李杲根据《内经》"正气存内、邪不可干""邪之所凑、其气必虚",明确提出"百病皆由脾胃衰而生也","脾全借胃土平和,则有所受而生荣,周身四脏皆旺,十二神守职,皮毛固密,筋骨柔和,九窍通利,外邪不能侮也","胃虚则五脏六腑、十二经、十五络、四肢皆不得营运之气,而百病生焉"。中医学认为,脾胃为后天之本、气血生化之源,脾胃内损则不能化生气血,气血虚弱则内不能运营及营养全身,外不能抵御外邪侵袭,故而发生各种疾病。

人之浊毒的常见病因为情志、饮食及不良习惯。人是社会人,有思想、有灵魂,不只是物质躯体。现代人生活紧张、劳累,压力大,生活节奏快,易焦虑、紧张、忧愁,各种不良情绪皆可影响脾胃气机。中医认为,脾胃斡旋气机居中,气机上下升降、内外出入,均有赖于脾胃。七情所伤使脾胃升降失司。《临证指南医案》说:"脾宜升则健,胃宜降则和。"在饮食方面,饮食不节或饮食不洁,或恣食辛辣炙煿之物或油腻之物,则脾胃受损,运化水谷精微及津液失职。在运动方面,《素问·宣明五气》说:"五劳所伤:久视伤血,久卧伤气,久坐伤肉,久立伤骨,久行伤筋,是谓五劳所伤。"要劳逸结合,适当活动。电脑、手机等视频终端的普及,工作性质的变化,使一大批人工作时处于久视、久坐的状态,既伤气血,又伤肌肉。《素问·痿论》曰:"脾主身之肌肉。"因此,久视、久坐不仅伤血、伤肉,还包括"伤脾"的内涵。因此,情志、饮食与运动均可使脾胃受损,一是脾胃虚损,气血生化乏源,四肢脏腑失其濡养;二是脾胃气机的升降失宜,上下出入不畅,气机逆乱;三是脾胃运化功能失职,运化水谷精微及津液不力,水湿停聚,聚湿生痰,痰瘀互结,日久凝结而成浊毒,浊毒内蕴,百病由生。

对于杂病的治疗,本着"治病求本""标本缓急"的原则。针对当前"浊毒化"的时代,提出了"化浊毒"的治疗大法。浊毒的治疗不是单纯的攻邪,既固本(脾肺肾)以清源,又解毒以澄流。注重治未病,防治结合。根据多年临床经验,总结了治疗浊毒的六大治则和21种治法。六大治则为宣肺化浊解毒、健脾化浊解毒、益肾化浊解毒,固本以清源;透表化浊解毒使浊毒从汗液而排、通腑泄浊解毒使浊毒从大便而出、渗湿化浊解毒使浊毒从小便而出,解毒以澄流。具体21种治法为芳香化浊解毒法、燥湿化浊解毒法、渗湿化浊解毒法、健脾化浊解毒法、祛痰化浊解毒法、清热化浊解毒法、行气化浊解毒法、温阳化浊解毒法、疏肝化浊解毒法、通腑泄浊解毒法、逐水泄浊解毒法、透表化浊解毒法、散结化浊解毒法、补肾化浊解毒法、凉血化浊解毒法、活血化浊解毒法、以毒攻毒法、安神化浊解毒法、通经化浊解毒法、剔络化浊解毒法、涤秽化浊解毒法。

二、典型病例

医案一

张某,男,32岁,已婚,职员,石家庄人。初诊:2013年11月6日。

主诉:婚后不育2年。

现病史:患者婚后2年不育,为求中医药治疗而来诊。现症:阴茎勃起正常,房事后腰酸,性欲低下,神疲乏力,纳呆,寐可,大便每日1次、基本成形,小便色淡黄,舌淡红,苔白,脉沉细。

既往史:否认高血压、糖尿病、冠心病病史,无肝炎、结核及其他传染病史,无外伤、手术及输血史。

个人史:生于原籍,久居本地,生活居住环境良好。无烟酒等不良嗜好。

婚育史:30岁结婚,未育。配偶体健。

查体:T 36.5℃,R 20次/min,P 82次/min,BP 125/85mmHg。发育正常,营养中等,全身皮肤及黏膜无黄染,心肺无异常,腹软,无压痛、反跳痛及肌紧张,肝脾肋下未及,肠鸣音正常,双下肢无水肿,生理反射存在,病理反射未引出。

实验室检查:精液密度 3 600 万 /ml,活率 37%,A 级 3%,B 级 12%,C 级 22%,D 级 63%,液化 20 分钟。

中医诊断:不育(精血亏虚,冲任虚寒)。

西医诊断:不育症。

治法:补肾填精,调理冲任。

方药:蛇床子 10g,桑椹子 15g,楮实子 10g,女贞子 10g,菟丝子 20g,覆盆子 15g,枸杞子 20g,车前子 15g,沙苑子 15g,五味子 10g。15 剂,水煎服,每日 1 剂,分 2 次温服。

医嘱:按时服药,禁食辛辣、油腻、刺激性食物,调节紧张情绪。

二诊:自诉服用前方后,腰酸减轻,时有乏力,腹胀,纳可,寐可,大便每日 1 次、基本成形,小便可,舌淡红,苔白,脉沉细。

治法:补肾填精,调理冲任。

方药:蛇床子 10g,桑椹子 15g,楮实子 10g,女贞子 10g,菟丝子 20g,覆盆子 15g,枸杞子 20g,车前子 15g,沙苑子 15g,五味子 10g,萆薢 15g,茯苓 10g。15 剂,水煎服,每日 1 剂,分 2 次温服。

三诊:患者房事后腰酸消失,性欲正常。纳可,寐可,二便可,舌淡红,苔薄白,脉细缓。

实验室检查:精液密度 4 700 万 /ml,活率 67%,A 级 23%,B 级 22%,C 级 14%,D 级 33%,液化 20 分钟。

治法:补肾填精,调理冲任。

方药:蛇床子 10g,桑椹子 15g,楮实子 10g,女贞子 10g,菟丝子 20g,覆盆子 15g,枸杞子 20g,车前子 15g,沙苑子 15g,五味子 10g,萆薢 15g,茯苓 10g。20 剂,水煎服,每日 1 剂,分 2 次温服。

医嘱:告知患者精液已经正常,可以准备生育。

按语:弱精子症多由冲任虚损,精络失养所致。肾精亏虚,不能濡养骨骸筋肉,则腰酸乏力,性欲低下。精血足则冲任得养,精络充则精子活跃有力。患者性生活后腰酸明显,神疲乏力,小便淡黄色,舌淡红,苔薄白,双脉沉细。综合脉症,为精血亏虚,冲任虚损所致。冲任虚损,精子化生乏源,精络不充,则精子失去气血濡养而导致活力低下,病位在肾经睪丸精络,治予五子衍宗丸补肾填精而取效。

医案二

李某,男,45岁,已婚,职员,石家庄人。初诊:2013年6月20日。

主诉:尿频、淋沥不断,排尿无力1年。

现病史:患者于1年前无明显诱因出现尿频,经多方求治,无明显疗效,为求中医药治疗而来诊。现症:白天30分钟1次小便,尿量虽少但尿意频繁、淋沥不断,排尿无力,尿后有排尿不尽感,平卧位症状减轻,站立位症状明显。纳呆,寐欠佳,大便可。舌淡红,苔薄白,脉细弱。

既往史:否认高血压、糖尿病、冠心病病史,无肝炎、结核及其他传染病史,无外伤、手术及输血史。

个人史:生于原籍,久居本地,生活居住环境良好,吸烟10余年,每天近20支。

婚育史:22岁结婚,育1子,配偶及儿子均体健。

查体:T 36.0℃,R 18次/min,P 78次/min,BP 130/86mmHg。发育正常,营养中等,全身皮肤及黏膜无黄染,心肺无异常,腹软,无压痛、反跳痛及肌紧张,肝脾肋下未及,肠鸣音正常,双下肢无水肿,生理反射存在,病理反射未引出。

实验室检查:尿常规及前列腺液正常;尿流率检查提示膀胱顺应性差,膀胱储尿量减少。

中医诊断:气淋(脾气虚弱)。

西医诊断:低顺应性膀胱。

治法:补脾益气升阳。

方药:黄芪20g,人参10g,甘草5g,炒白术15g,当归15g,陈皮15g,升麻5g,柴胡10g,桔梗10g,乌药15g。7剂,水煎服,每日1剂,分2次温服。

医嘱:按时服药,禁食辛辣、油腻、刺激性食物,调节紧张情绪,戒烟。

二诊:患者药后排尿有力,能够憋尿,50分钟1次小便,而且尿不尽感消失。纳可,寐可,大便可,舌淡红,苔薄白,脉细。

治法:补脾益气升阳。

方药:黄芪20g,人参10g,甘草5g,炒白术15g,当归15g,陈皮15g,升麻5g,柴胡10g,桔梗10g,乌药15g,徐长卿20g。15剂,水煎服,每日1剂,分2次温服。

三诊:患者自诉服完药后症状全部消失,纳可,寐可,舌淡红,苔薄白,脉细。

治法:补脾益气升阳。

方药:黄芪20g,人参10g,甘草5g,炒白术15g,当归15g,陈皮15g,升麻

5g,柴胡 10g,桔梗 10g,乌药 15g,徐长卿 20g。15 剂,水煎服,每日 1 剂,分 2 次温服。

随访半年未复发。

按语:"中气不足,溲便为之变。"(《灵枢·口问》)尿频的病位虽然在膀胱,但临床发现与中气不足有关。脾升胃降,为一身气机枢纽,脾气不足而下陷,则胞系了戾而表现为尿频无度。若循常法补肾缩尿,往往南辕北辙而不效。治当调补脾气,脾气升则胞系调节有度,尿频自然缓解。本证表现为尿频、尿后余沥,循常理当用桑螵蛸散,但本证临床症状与体位有关,舌淡脉细弱,脾虚之象明显。张锡纯曰:"三焦之气化不升则不降。"本证之气淋,因脾虚下陷,都于下焦,滞其升降流行之机,致胞系了戾而尿频无度;用升提药,提其胞而转正之,胞系不了戾,小便自然趋于正常。

医案三

韩某,女,64 岁,已婚,退休。石家庄人。初诊:2012 年 9 月 26 日。

主诉:排便困难 1 年。

现病史:患者 1 年前出现排便困难,曾喝蜂蜜及练气功,病情无明显好转,且排便日渐困难,痛苦异常,为求中医药治疗而来诊。现症:排便困难,大便干燥、3~5 日 1 次。伴有下腹憋胀,夜间难以安睡。舌暗红,苔薄黄,脉弦细。

既往史:否认高血压、糖尿病、冠心病病史,无肝炎、结核及其他传染病史,无外伤、手术及输血史。

个人史:生于原籍,久居本地,生活居住环境良好,无烟酒等不良嗜好。

婚育史:23 岁结婚,育 1 子 1 女,配偶及子女均体健。

查体:T 36.2℃,R 20 次/min,P 76 次/min,BP 136/85mmHg。发育正常,营养中等,全身皮肤及黏膜无黄染,心肺无异常,腹软,无压痛、反跳痛及肌紧张,肝脾肋下未及,肠鸣音正常,双下肢无水肿,生理反射存在,病理反射未引出。

实验室检查:下消化道造影未见异常。

中医诊断:便秘(气滞血瘀,阴虚肠燥)。

西医诊断:习惯性便秘。

治法:行气活血,养阴通腑。

方药:生地黄 15g,玄参 15g,麦冬 15g,当归 12g,瓜蒌 20g,川朴 15g,枳实 15g,赤芍 15g,桃仁 20g,丹参 15g,何首乌 20g,川楝子 15g,火麻仁 20g。7 剂,水煎服,每日 1 剂,分 2 次温服。

医嘱:按时服药,禁食辛辣、油腻、刺激性食物,调节紧张情绪。

二诊:患者排便每 3 日 1 次,质可。下腹憋胀减轻,夜寐欠安。舌暗红,苔薄白,脉弦细。

治法:行气活血,养阴通腑。

方药:生地黄 15g,玄参 15g,麦冬 15g,当归 12g,瓜蒌 20g,川朴 15g,枳实 15g,赤芍 15g,桃仁 20g,丹参 15g,何首乌 20g,川楝子 15g,火麻仁 20g,合欢花 20g。14 剂,水煎服,每日 1 剂,分 2 次温服。

三诊:患者排便通畅,每 1~2 日 1 次,质可。无下腹憋胀,纳可,夜寐安。舌暗,苔薄白,脉弦细。

治法:行气活血,养阴通腑。

方药:生地黄 15g,玄参 15g,麦冬 15g,当归 12g,瓜蒌 20g,川朴 15g,枳实 15g,赤芍 15g,桃仁 20g,丹参 15g,何首乌 20g,川楝子 15g,火麻仁 20g,合欢花 20g。14 剂,水煎服,每日 1 剂,分 2 次温服。

四诊:患者诸症消失,纳可,寐安,二便调。嘱其平时注意多食蔬菜水果,定时排大便。

随访半年,患者病情无复发。

按语:习惯性便秘是临床上的多发病,不仅老年人多发,在青年人群中也很常见。《素问》云:"大肠者,传道之官,变化出焉。"六腑以通为用,以降为和,若大便滞于大肠,致腑气滞而不通,传导失司,久滞不通从火而化,火热之邪不伤胃津,必伤肾液;久病入络,瘀血内阻,因此该病病机总属气滞血瘀,阴虚肠燥。治疗当采用行气活血,养阴通腑法。方中枳实、川朴、桃仁、赤芍、川楝子、丹参行气解郁、活血通络;何首乌、当归、生地黄、玄参、麦冬、瓜蒌、火麻仁滋养阴液、润肠通便。该方配伍药证相应,疗效十分满意。有资料显示,习惯性便秘患者中,女性发病率显著高于男性。中医认为,女性以阴血为体,以阴血为用,因经、带、胎、产正常的生理功能,多损伤阴血,阴血亏损,肠道失于濡润,故易致便秘。因久病不愈,故亦有络脉瘀阻。临床上,中医多用攻下法治疗便秘,应用大黄、番泻叶、芦荟等中药,但该治法适用于阳明腑实证之大便干结不下而急下存阴,中病即止,否则会损伤阴液。若习惯性便秘亦用攻下药物,多致阴液进一步亏虚而疗效不著,故当用润下药以缓图之。

医案四

赵某,男,60 岁,已婚,干部,石家庄正定人。初诊:2014 年 10 月 17 日。

主诉:间断呃逆 1 个月,加重 1 天。

现病史:患者于 1 个月前出现呃逆,经治疗未见明显好转,1 天前呃逆加重,为求中医药治疗而来诊。现症:呃逆,胃脘胀满堵闷,生气后加重,口干,口苦,腹胀,嗳气,纳差,大便尚可。舌红,苔黄厚腻,脉弦细。

既往史:既往胆囊炎病史 5 年。否认高血压、糖尿病、冠心病病史,无肝炎、结核及其他传染病史,无外伤、手术及输血史。

个人史:生于原籍,久居本地,生活居住环境良好,吸烟20年,每天10余支。

婚育史:25岁结婚,育1女,配偶及女儿均体健。

查体:T 36.2℃,R 19次/min,P 86次/min,BP 130/80mmHg。发育正常,营养中等,全身皮肤及黏膜无黄染,心肺无异常,腹软,无压痛、反跳痛及肌紧张,肝脾肋下未及,肠鸣音正常,双下肢无水肿,生理反射存在,病理反射未引出。

实验室检查:正定县人民医院电子胃镜示反流性食管炎。

中医诊断:呃逆(气机郁滞,胃气上逆)。

西医诊断:膈肌痉挛。

治法:和胃降逆,疏肝理气。

方药:柴胡15g,黄芩9g,枳壳15g,陈皮9g,丁香6g,柿蒂6g,香附12g,广木香6g,荔枝核15g,炙甘草6g,白芍12g,川芎9g,清半夏12g,黄连6g。7剂,水煎服,每日1剂,分2次温服。

医嘱:按时服药,禁食辛辣、油腻、刺激性食物,保持心情愉悦,戒烟。

二诊:药后患者胃脘胀满较前好转,仍时有呃逆,口干口苦好转,纳增,二便调,舌红,苔薄黄腻,脉弦细。

治法:和胃降逆,疏肝理气。

方药:柴胡15g,黄芩9g,枳壳15g,陈皮9g,丁香6g,柿蒂6g,香附12g,广木香6g,荔枝核15g,炙甘草6g,白芍12g,川芎9g,清半夏12g,黄连6g,竹茹9g,旋覆花15g。7剂,水煎服,每日1剂,分2次温服。

三诊:患者偶有呃逆,时于饮食不慎后胃脘不适,无口干口苦,纳寐可,二便调,舌红,苔薄黄,脉弦细。

治法:和胃降逆,疏肝理气。

方药:柴胡15g,黄芩9g,枳壳15g,陈皮9g,丁香6g,柿蒂6g,香附12g,广木香6g,荔枝核15g,炙甘草6g,白芍12g,川芎9g,清半夏12g,黄连6g,竹茹9g,旋覆花15g。14剂,水煎服,每日1剂,分2次温服。

医嘱:嘱患者清淡饮食,调节情志。

按语:肝喜条达,主疏泄而藏血,其经脉布胁肋,循少腹。情志不遂,木失条达,肝失疏泄,则致肝气郁结。气为血帅,气行则血行,气郁则血行不畅,肝经不利,横逆犯胃,逆气动膈而发此病。治宜疏肝理气。方中用柴胡疏肝解郁,为君药。香附理气疏肝,助柴胡以解郁;川芎行气活血而止痛,助柴胡以解肝经之郁滞;二药相合,增其行气之功,为臣药。陈皮、枳壳理气行滞,白芍、甘草养血柔肝、缓急止痛,为佐药。甘草兼调诸药,亦为使药之用。诸药相合,共奏疏肝行气之功,配合柿蒂、丁香温中降逆止呃。

医案五

李某,女,40岁,已婚,职员,石家庄人。初诊:2014年9月10日。

主诉:郁郁不乐2年余,加重伴两胁胀满10天。

现病史:患者于2年前因母亲患胃癌去世,逐渐伴烦躁、焦虑易激惹,曾诊断为抑郁症。经治疗未见明显好转,为求中医药治疗而来诊。现症:心中郁郁不乐,两胁胀满,情绪不畅时症状加重,嗳气不畅,时有反酸,精神欠佳,纳差,夜寐欠安,二便调。舌红,苔薄白,脉弦。

既往史:否认高血压、糖尿病、冠心病病史,无肝炎、结核及其他传染病史,无外伤、手术及输血史。

个人史:生于原籍,久居本地,生活居住环境良好,无烟酒等不良嗜好。

婚育史:21岁结婚,育2子,配偶及儿子均体健。

查体:T 36.3℃,R 20次/min,P 82次/min,BP 120/80mmHg。发育正常,营养中等,全身皮肤及黏膜无黄染,心肺无异常,腹软,无压痛、反跳痛及肌紧张,肝脾肋下未及,肠鸣音正常,双下肢无水肿,生理反射存在,病理反射未引出。

实验室检查:电子胃镜示慢性浅表性胃炎。彩超示肝胆脾胰肾未见异常。

中医诊断:郁证(肝气郁滞)。

西医诊断:焦虑抑郁症。

治法:疏肝理气,解郁醒脾。

方药:柴胡9g,芍药12g,枳实15g,香附12g,川芎9g,陈皮12g,炙甘草6g,荔枝核15g。7剂,水煎服,每日1剂,分2次温服。

医嘱:按时服药,禁食辛辣、油腻、刺激性食物,调节情绪,保持心情舒畅。

二诊:药后患者两胁胀满稍好转,偶有嗳气,反酸基本消失,精神尚可,纳寐好转,但每遇情绪刺激时即见烦躁,闷闷不乐,二便调,舌红,苔薄白,脉弦。

治法:疏肝理气,解郁醒脾。

方药:柴胡9g,芍药12g,枳实15g,香附12g,川芎9g,陈皮12g,炙甘草6g,荔枝核15g,紫菀12g,桔梗12g,刺五加15g,合欢皮15g,生龙骨15g,生牡蛎15g。14剂,水煎服,每日1剂,分2次温服。

三诊:药后患者无不适症状,偶有闷闷不乐,纳可,寐可,二便可,舌红,苔薄白,脉细。

按语:"郁病虽多,皆因气不周流,法当顺气为先。"(《证治汇补·郁症》)朱震亨《丹溪心法》亦曾提出"气郁""血郁""痰郁""火郁""湿郁""食郁"等六郁观点。柴胡疏肝散出自《景岳全书》。肝主疏泄,性喜条达,其经脉布胁肋、循少腹。若情志不遂，木失条达，则致肝气郁结，经气不利，故见胁肋疼痛、胸闷、脘腹胀满；肝失疏泄，则情志抑郁易怒、善太息；脉弦为肝郁不舒之征。遵《内经》"木郁达之"之旨，治宜疏肝理气。方中柴胡疏肝解郁，用以为君。香附理气疏肝而止痛，川芎活血行气以止痛，二药相合，助柴胡以解肝经之郁滞，并增行气活血止痛之效，共为臣药。陈皮、枳实理气行滞，芍药、甘草养血柔肝、缓急止痛，均为佐药。甘草调和诸药，为使药。诸药相合，共奏疏肝行气、活血止痛之功。细思一诊后虽症状减轻，但肝郁仍在，故在原方基础上加紫菀、桔梗；两药均入肺经，肺主一身之气，使全身气机运行通畅，则肝郁自除。同时配合刺五加、合欢皮、生龙骨、生牡蛎等镇静敛神，亦即《注解伤寒论》中"龙骨、牡蛎……收敛神气而镇惊"，故收全效。

医案六

郑某，女，10 岁，学生，陕西西安人。初诊：2014 年 9 月 5 日。

主诉：盗汗 1 个月。

现病史：患者盗汗 1 个月，家属为求中医药治疗而带其来诊。现症：夜间汗多不止，牙唇抽动，心烦喜啼，手足发凉。纳差，寐欠安。舌红苔黄，脉弦细。

既往史：否认高血压、糖尿病、冠心病病史，无肝炎、结核及其他传染病史，无外伤、手术及输血史。

个人史：生于原籍，久居本地，生活居住环境良好。无特殊饮食等不良嗜好。

婚育史：未婚未育。

查体：T 36.5℃，R 20 次 /min，P 88 次 /min。发育正常，营养中等，全身皮肤及黏膜无黄染，心肺无异常，腹软，无压痛、反跳痛及肌紧张，肝脾肋下未及，肠鸣音正常，双下肢无水肿，生理反射存在，病理反射未引出。

实验室检查：无。

中医诊断：盗汗（湿热内蕴）。

西医诊断：出汗。

治法：化湿解毒，固表止汗。

方药：金银花 6g，连翘 6g，鲜芦根 10g，钩藤 3g，竹叶 3g，栀子 6g，焦山楂 3g，生甘草 2g，生牡蛎 12g，浮小麦 18g，麻黄根 3g。7 剂，水煎服，每日 1 剂，分 2 次温服。

医嘱：按时服药，禁食辛辣、油腻、刺激性食物。

二诊：患者服药 1 周后，出汗减少，手足稍温，但仍心烦不安，纳好转，大便调。舌红苔薄黄，脉弦细。

治法：化湿解毒，固表止汗。

方药:金银花 6g,连翘 6g,鲜芦根 10g,钩藤 3g,竹叶 3g,栀子 6g,焦山楂 3g,生甘草 2g,生牡蛎 12g,浮小麦 18g,麻黄根 3g,朱砂 0.2g^(冲)。7 剂,水煎服,每日 1 剂,分 2 次温服。

三诊:药后患者出汗症状基本消失,心烦消失,寐可。

治法:化湿解毒,固表止汗。

方药:金银花 6g,连翘 6g,鲜芦根 10g,钩藤 3g,竹叶 3g,栀子 6g,焦山楂 3g,生甘草 2g,生牡蛎 12g,浮小麦 18g,麻黄根 3g,朱砂 0.2g^(冲)。30 剂,水煎服,每日 1 剂,分 2 次温服。

医嘱:为巩固疗效,嘱其继续服药 1 个月。

按语: 中医对盗汗很早就有比较深刻的认识,《内经》中称"寝汗"。"寝"是指睡觉,很显然"寝汗"就是在睡觉的时候出汗。到了汉代,医圣张仲景在《金匮要略》一书中形象地用"盗汗"命名在睡梦中出汗这种病证。方中金银花、连翘、鲜芦根可祛风解表,从而可固表;钩藤缓解手足抽动症状;竹叶、栀子可清心火,利湿热;生牡蛎、浮小麦、麻黄根均可固表敛汗,生甘草调和诸药。

"汗为心液",若盗汗长期不止,心阴耗伤十分严重,应积极治疗。依据中医基本理论和多年的临床经验,湿热内壅是本病的基本病机,以化湿解毒为基本治法,临证加减,疗效显著。

医案七

刘某,男,42 岁,已婚,职员,河北衡水人。初诊:2014 年 12 月 11 日。

主诉:双眼干涩伴视物模糊年余。

现病史:患者于 1 年前出现双眼干涩不适,伴视物模糊,经使用滴眼液后无明显疗效,为求中医药治疗而来诊。现症:双眼干涩,视物模糊,用眼过度为甚,爪甲无华,心烦易怒,腰酸痛,易汗出,纳可,寐差,大便可,舌质红,苔黄腻,脉弦滑。

既往史:否认高血压、糖尿病、冠心病病史,无肝炎、结核及其他传染病史,无外伤、手术及输血史。

个人史:生于原籍,久居本地,生活居住环境良好,吸烟 10 余年,每天 20 支。

婚育史:23 岁结婚,育 1 子,配偶及儿子均体健。

查体:T 36.4℃,R 18 次/min,P 84 次/min,BP 112/78mmHg。发育正常,营养中等,全身皮肤及黏膜无黄染,心肺无异常,腹软,无压痛、反跳痛及肌紧张,肝脾肋下未及,肠鸣音正常,双下肢无水肿,生理反射存在,病理反射未引出。

实验室检查:无。

中医诊断:白涩症(浊毒内蕴,肝肾不足)。

西医诊断：眼干燥症。

治法：化浊解毒，滋补肝肾。

方药：龟甲 15g，鳖甲 15g，生熟地黄各 15g，牡丹皮 12g，山茱萸 15g，枸杞子 15g，菊花 15g，天麻 15g，草决明 15g，夏枯草 15g。14 剂，水煎服，每日 1 剂，分 2 次温服。

医嘱：按时服药，禁食辛辣、油腻、刺激性食物，戒烟。

二诊：药后患者眼干涩、视物模糊明显减轻，腰酸痛，心烦易怒，易汗出均缓解，纳可，寐一般，大便质可、日 1 次，舌红苔薄黄腻，脉弦滑。

治法：化浊解毒，滋补肝肾。

方药：龟甲 15g，鳖甲 15g，生熟地黄各 15g，牡丹皮 12g，山茱萸 15g，枸杞子 15g，菊花 15g，天麻 15g，草决明 15g，夏枯草 15g，青葙子 15g，沙苑子 15g。14 剂，水煎服，每日 1 剂，分 2 次温服。

三诊：药后患者诸症基本不明显，纳寐可，大便调。舌红，苔薄黄，脉弦。

治法：化浊解毒，滋补肝肾。

方药：龟甲 15g，鳖甲 15g，生熟地黄各 15g，牡丹皮 12g，山茱萸 15g，枸杞子 15g，菊花 15g，天麻 15g，草决明 15g，夏枯草 15g，青葙子 15g，沙苑子 15g。14 剂，水煎服，每日 1 剂，分 2 次温服。

医嘱：嘱患者注意饮食，少食辛辣、刺激及油腻性食物，节约用药，不要熬夜。继续调养 1 个月。

按语：患者骤然变换地域环境，身处高原苦寒之地，身体功能调控失常，脾胃运化失司，湿浊内停，郁久化热成毒，浊毒内蕴，阻滞中焦以致健运失司，脾肾亏虚则阳不温煦，神疲乏力，腰酸，寐差；五脏六腑皆上注于目而为之精，肝受血而能视，肝肾不足，精血亏虚不能上注于目，则眼干涩、视物不清；肝血不足则爪甲无华，心烦易怒；舌红，苔薄黄腻，脉弦细滑，皆属浊毒内蕴、肝肾亏虚之象。方中龟甲、鳖甲滋阴潜阳；生熟地黄、牡丹皮、山茱萸、枸杞、天麻滋补肝肾；菊花、草决明、夏枯草清热疏风、化浊解毒。诸药合用，共奏化浊解毒、滋补肝肾之功。

医案八

许某，男，4 岁，石家庄人。初诊：2014 年 3 月 5 日。

主诉：晨起眼睑浮肿 1 年，加重 3 个月。

现病史：患者于 1 年前无明显诱因出现眼睑浮肿，经检查诊断为"肾病综合征"，近 3 个月病情加重，为求中医药治疗而来诊。现症：眼睑浮肿晨起明显，纳寐可，大便稍干、1~2 日 1 行，小便泡沫多。舌红，苔薄黄腻，脉弦细。

既往史：否认高血压、糖尿病、冠心病病史，无肝炎、结核及其他传染病史，无外伤、手术及输血史。

个人史:生于原籍,久居本地,生活居住环境良好,无特殊饮食等不良嗜好。

婚育史:未婚未育。

查体:T 36.3℃,R 22 次 /min,P 88 次 /min。发育正常,营养中等,全身皮肤及黏膜无黄染,心肺无异常,腹软,无压痛、反跳痛及肌紧张,肝脾肋下未及,肠鸣音正常,双下肢无水肿,生理反射存在,病理反射未引出。

实验室检查:尿蛋白(+++)。

中医诊断:水肿(浊毒内蕴,肾络瘀阻)。

西医诊断:肾病综合征。

治法:化浊解毒、通络。

方药:藿香 6g,黄连 6g,黄芩 6g,黄柏 6g,黄芪 10g,白术 6g,白芍 9g,当归 6g,茯苓 9g,甘草 6g。15 剂,水煎服,每日 1 剂,分 2 次温服。

医嘱:按时服药,禁食辛辣、油腻、刺激性食物。

二诊:患者服药半月后,现仍小便沫多,大便质可、日 1 行,晨起眼睑浮肿减轻,纳寐可。舌红,苔薄黄,脉弦细。

治法:化浊解毒、通络。

方药:藿香 6g,黄连 6g,黄芩 6g,黄柏 6g,黄芪 10g,白术 6g,白芍 9g,当归 6g,茯苓 9g,甘草 6g,石韦 6g。15 剂,水煎服,每日 1 剂,分 2 次温服。

三诊:药后患者晨起眼睑浮肿消失,小便仍有泡沫但较前减轻,纳寐可,大便调。舌红,苔薄黄,脉弦细。

治法:化浊解毒、通络。

方药:藿香 6g,黄连 6g,黄芩 6g,黄柏 6g,黄芪 10g,白术 6g,白芍 9g,当归 6g,茯苓 9g,甘草 6g,石韦 6g。15 剂,水煎服,每日 1 剂,分 2 次温服。

医嘱:按时服药,继续中药调理半年。

按语:肾病综合征是一种免疫性疾病,因此控制此病的病程进展是关键。患者由于体质虚弱,感受外邪,蕴于体内,酿湿生热,化生浊毒,浊毒内蕴,损伤肾络,导致水运失调,遂出现眼肿等。方中藿香醒脾和胃、开胃进食、和中止呕、解暑祛湿,为君药。黄连大苦大寒,为除湿热之佳品,长于清胃肠湿热,可泻火解毒、清胃止呕、解渴除烦、消痞除满。黄芩、黄柏均有清热燥湿解毒的功效;黄芪、白术均有补脾固卫之功,可增强机体抵抗力;当归、白芍均可养阴柔肝养血;茯苓具有渗湿利水、健脾和胃、宁心安神的功效;甘草可调和诸药。

附　篇

健康养生心悟

何谓养生？养生是指通过养精神、调饮食、练形体、慎房事、适寒温等各种方法实现的一种综合性强身益寿活动。而中医养生，就是以传统中医理论为指导，遵循阴阳五行生化收藏之变化规律，对人体进行科学调养，保持生命健康活力。中医养生理论的形成渊源于《周易》。《周易》内涵丰富，其哲学思想是中医养生理论的基础，为中医养生理论的形成提供了丰富的哲学土壤。

道家文化为中医养生理论也注入了丰富的内涵，自古有"医道相通"之说。道家思想"春夏养阳，秋冬养阴"更注重人应顺应自然之性。道家养生有其特色，中药剂型如膏、丹、丸、散都受道家的影响。

《内经》被认为是现存最早、最完整的古典医学养生著作。《内经》的成书，为中医养生理论的形成奠定了基础；书中阐述了众多养生学理论，其见解为后世所传颂。

庄子是道家的代表人物之一。他遵循道家所提倡的"顺其自然""少私寡欲""无为不争"思想，以此保持内心的宁静和人性的纯洁、无私无欲、与世无争，始终保持心灵的恬惔虚静。衍生出的道家养生内容包括形神兼养、顺应自然、动静结合、审因施养四点。庄子养生以要求精神为根本，同时养护身体，两者不可偏废。

庄子也继承了老子的"无为"养生思想，提出"静则无为……无为则俞俞，俞俞者忧患不能处，年寿长矣"（《庄子·天道》），意思是说：如果心神安静就没有非分之念，没有非分念头就能时常保持心身康乐愉快，心身平静安乐，忧患就不会留在心中，因此，平静无为的人通常能够长寿。庄子所讲求的内心豁达与安详，事实上也是现代人所追求的养生境界，与老子提倡的"淡然无为，神气自满"也是一脉相承的。

庄子在传承老子养生的基础上开创了自己的养生思想。庄子一生追求精神上的逍遥自在，试图达到一种不需要依赖外力而能成就的一种逍遥自在的境界。庄子处世哲学的起点，是"尽人事、安天命、任逍遥"。因此，他的养生思想多重视内在德行的修养，德行充足，生命自然流露出一种自足的精神力量。

庄子告诉人们要顺其自然、安于本分,在人世复杂的环境中,秉持修护精神的原则,则不论遇到多么困难的事情,都可以迎刃而解,面对人生活的各种状态,都能够游刃有余。

佛家有一个"颠倒众生"的说法。认为:凡人其实是活在一种颠倒状态之中的,活在当下却本末倒置、因果颠倒,并未认清生命的本质。因此,人们总是向外求,越求越放不下,越求心越累,越累病越多。佛家认为,人要保持健康长寿,不在于生活上的物质优越,肉体上的健康体魄,而是在于是否有一颗平和仁慈之心,广做善事,这是养生的根本。佛家认为,心理的健康与否,与人的健康长寿有着密切的关系。自然灾害、冷暖人生、生老病死、行为举止、言语冲突都可能使人产生喜怒哀乐的情绪,从而导致心理失去平衡。因此,学会调整心理平衡,保持处世坦然的心态,是人们安身立命、延年益寿的关键。佛家在"修善因,积善果"的思想基础上提出"相随心变",主张做人要讲爱心、善心、感恩、回报、宽容、孝顺、诚实、奉献,认为完全健康的人应该做到关爱生命,热爱社会,助人为乐,心胸开阔,告诫人们"笑"是医病治病的最好方法。

佛家主张素食养生,认为如果吃荤就要杀生,这是因循佛家"诸恶莫作,众善奉行,自净其意"修行理念而提出的。佛家在养生方面还讲求"吐纳",主要是针对呼吸方法,认为人在精神郁闷、气力不足的时候,如果到了一个空气新鲜的地方,深深转换几次呼吸,精神状态马上就会好起来,身体也会轻松很多,这就是去浊换清的佛家呼吸方法。

真、善、忍是佛家追求的真谛,讲求悟性、心如止水、超越自我和超越生死,其中也包含了修身养性、返璞归真,强调心平气和、形神统一的养生思想。这样的养生思维被后世太极拳文化体系所吸纳。在佛家养生中,要求眼观口,口问心,追求内心的通明达观与外在行动的统一。太极拳在讲究内外兼修的习练之道时也希望达到一种"由内发于外,并由外敛于内,内外交修"的境界,这是太极拳对佛家养生思想的最好融汇与应用。

《黄帝外经》是一部与《黄帝内经》紧密联系的中医典籍,据说久已失传,但书中玄妙精深的养生之道——"颠倒之术"一直在民间广泛流传。其精髓就是:人如果不知道"颠倒之术",就很容易未老先衰,而懂得运用"颠倒之术"的人,就可"精固神全,形体不弊,老而不衰"。《灵枢·岁露论》说:"人与天地相参也,与日月相应也。"简述了"天人相应理论",遵循自然规律,做到"和于阴阳,调于四时"。《素问·标本病传论》指出:"病有标本,刺有逆从","凡刺之方,必别阴阳,前后相应,逆从得施,标本相移。故曰:有其在标而求之于标,有其在本而求之于本,有其在本而求之于标,有其在标而求之于本。故治有取标而得者,有取本而得者,有逆取而得者,有从取而得者。故知逆与从,正行无问,知标本者,万举万当,不知标本,是谓妄行"。《素问·上古天真论》有云:"上古之人,其知道者,法于阴阳,和于术数,食饮有节,起居有常,不妄作劳,故能形与神俱,而尽终其天年,度百岁乃去。"其文强调了顺应自然,调理阴阳的重要性。《素问·四气调神大论》云:"圣人不治已病治未病,不治已乱治未乱……夫病已成而后药之,乱已成而后治之,譬犹渴而穿井,斗而铸锥,不亦晚乎!"文中强调了古人治未病的重要思想。《素问·阴阳应象大论》所云"是以圣人为无为之事,乐恬憺之能,从欲快志于虚无之守,故寿命无穷,与天地终,此圣人之治身也",强调了古人调和心志的重要思想。后世张仲景所著《金匮要略》也记录了大量的养生方法。张介宾《景岳全书》中的"先天后天论"也对养生理论的完善作出了重要贡献。

(一)四季养生

中医讲养生重在"道、法、规"。"故智者之养生也,必顺四时而适寒暑,和喜怒而安居处,节阴阳而调刚柔,如是则僻邪不至,长生久视。"也就是说,凡懂得养生之道的人,都懂得四时节令变化,适应气候的寒暑,调节喜怒的情绪,注意正常的饮食起居,节制阴阳的偏颇,调剂刚柔的活动。这样,四时不正的邪气就难以侵袭人体,从而获得长寿而不易衰老。

所谓一年之计在于春,《素问·四气调神大论》说:"春三月,此谓发陈。天地俱生,万物以荣,夜卧早起,广步于庭,被发缓形,以使志生,生而勿杀,予而勿夺,赏而勿罚,此春气之应,养生之道也。"春季时的养生在于生。第一,春季是万物复苏的季节,适宜夜卧早起以适应朝气蓬勃、生意盎然的春气,同时随意恬惔地披发缓行于庭院之中,无论精神上还是身体上都不用有负担和束缚。第二,于己于人都围绕一字要诀——"生",扶持而不杀害,给予而不剥夺,奖赏而不惩罚。万事万物包括自身都处于生机盎然的状态。回归到具体就要求我们戒杀生,如宰杀牲畜、践踏草坪之类的都不适宜。相对地,看不到杀害,于自身也就多一分安宁,多一分生气。总而言之,春季养生在于:一要保暖防寒,二要早睡早起,三要慎避风邪,四要精神愉快,五要勤于运动,六要美容保健。

夏季是个烦人的季节,漫漫长夏,知了叫响个不停,烈日烘烤着大地也容易点燃人们的郁怒之火。这时,一方面我们需要的是平静地对待它,同样要夜卧早起,即使面对炎炎夏日煎灼也不要厌烦暴躁。要觉得好像有自己喜爱的事物在外面一样,用微笑去面对它。目的是保持一颗平静的心境,这有点像心静自然凉的意味。另一方面,夏季主令暑气,《素问·举痛论》说"炅则气泄",又《素问·刺志论》云"气虚身热,得之伤暑",可见夏季的暑热很容易使人汗出开泄和扰动心神,不是仅仅靠心静自然凉就可以避免的。所以,炎热又劳累之时找个较阴凉之地休息,经常吃西瓜、喝绿豆汤之类以避暑解暑,还是很有必要的。当然，现代和古代不同了。人们可以待在空调房里免受高温之苦。需要注意的是，空调房属于人为创造的一种违逆四时自然规律的特殊环境，"非其时而有其气"，久处空调房内亦容易使人体阴阳失衡，滋生空调病之类的健康问题。总而言之，夏季养生在于：一要早睡早起，二要防暑取凉，三要防晒护肤，四要情绪欢畅，五要动静结合，六要饮食卫生，七要冬病夏治。

秋风一吹，满城落叶。首先，秋气主肃杀，为了舒缓秋气劲急肃杀之气，宜做到早睡早起，与鸡俱兴，保持精神意志的安定。其次，就是要收敛神气，不让自己的意志外散出去，免受秋之肃杀之气的伤害。具体到生活则需要保持一颗安宁内守的心境。秋气多燥，而燥易伤肺，故应多注重口鼻防护及多吃如蜂蜜、梨之类的润肺之品。总而言之，秋季养生在于：一要早睡早起，二要适当"秋冻"，三要清静养神，四要适当运动，五要护肤保健，六要润肺护肝。

《素问·四气调神大论》说："冬三月，此谓闭藏。水冰地坼，无扰乎阳，早卧晚起，必待日光，使志若伏若匿，若有私意，若已有得，去寒就温，无泄皮肤，使气亟夺。此冬气之应，养藏之道也。"又《素问·生气通天论》说："阳者，卫外而为固也。"冬季天气最为寒冷而卫外之阳气又最为微弱，故易感受疾病。此时养生（治未病）的关键在于"无扰乎阳"。第一，早睡晚起，必须待到太阳完全出来的时候才起床最好。意思就是待到阳气充盛的时候再起来活动，避免阳气被寒气侵损。第二，去寒就温，因冬令寒气，寒邪易伤阳气，故要懂得冬季的养生避忌，天冷添衣，洗澡、换衣时注意保暖防受寒，以防护阳气不受侵损。第三，无泄皮肤，就是不要使皮肤开泄出汗而令阳气损失。总而言之，冬季养生在于：一要早睡晚起，二要防冻保暖，三要安静自若，四要保养精气，五要饮食调节，六要冬令滋补。

《黄帝内经》有谓"人以天地之气生，四时之法成"，又谓"阴阳者，天地之道也，万物之纲纪，变化之父母，生杀之本始，神明之府也，治病必求于本"。由此可见，人体的生长发育，与自然界万事万物的阴阳变化是息息相应、浑然一体的。正如明代医家张介宾所言："春应肝而养生，夏应心而养长，长夏应脾而养化，秋应肺而养收，冬应肾而养藏。"

在自然界中，一年四季各有特点，概括而言，就是春温而生、夏热而长、秋凉而收、冬寒而藏，年复一年，周而复始。在这四个季节之间，又是一个不可分割的整体，是一个连续演变的过程。四者之中，生长属阳，以应春夏之阳气升发，收藏属阴，以应秋冬阴气之收藏，如果没有春夏的生长，也就谈不上秋冬的收藏。正所谓冬至一阳生，阳长阴消，故有春之温、夏之热；夏至一阴生，阴长阳消，故有秋之凉、冬之寒。因此，四时阴阳理应是万物生长发育、壮大消亡的根本原因。

自然如此，人应若何？答案只有一个，那就是人作为天地之间最重要的一员,应当也必须顺应自然变化的大规律,按照四时气候变化的规律来调整自己,适应天气寒暑特点,按照生、长、化、收、藏的内在规律来养生保健,"以此养生则寿",不可逆而行之。古今大量的养生实践经验告诉我们:身体要想健康,人欲延年益寿,就必须切实遵循大自然的变化规律,根据季节的寒温特点而安排自己的日常生活和行为规范,如此而为,才有可能成为养生保健的圣贤之士。

(二)饮食养生

饮食是每天必不可少的。中医认为,饮食不节或饮食不洁是后天导致疾病的主要原因。饮食种类很多,以低盐、低糖、素食为先,荤素搭配,多色多样即为合理。记住十六字"稳定粮食,保证果菜,增加奶类,调整肉蛋"尤为重要。也就是说:人体每日膳食应有粮食、豆类、水果、蔬菜四大主食,加配奶、鱼、肉、蛋4类保护食物,佐调少量盐、油、糖、醋4种佐料,才能保证正常均衡的营养。过量、不足、不节、不洁都会给人体带来伤害,导致疾病。

饮食之五味,即酸、苦、甘、辛、咸。人体通过五味饮食来获取脏腑之气,维持人体正常的生理活动。五味调,则各脏腑功能协调,人乃安和。《素问·宣明五气》载:"五味所入:酸入肝,辛入肺,苦入心,咸入肾,甘入脾,是为五入。"表明正常情况下饮食五味对脏腑的补养作用具有一定的针对性。《素问·生气通天论》说:"是故谨和五味,骨正筋柔,气血以流,腠理以密,如是则骨气以精,谨道如法,长有天命。"说明五味调和,各滋养所属,则骨骼强壮,筋脉柔和不拘急,气血运行正常,腠理致密,正气充盛,邪无所侵。五味失调,则各脏腑功能失衡,病即而生。《素问·生气通天论》云:"味过于酸,肝气以津,脾气乃绝。味过于咸,大骨气劳,短肌,心气抑。味过于甘,心气喘满,色黑,肾气不衡。味过于苦,脾气不濡,胃气乃厚。味过于辛,筋脉沮弛,精神乃央。"中医强调整体平衡观。人是一个有机的整体,五脏六腑相互联系,各自不衰不盛则功能正常;五味偏嗜,会导致脏腑功能失衡,不能相制相用,内生杂病。饮食五味各有其用,酸者收涩、甘者和缓、苦者泄泻、辛者发散、咸者软坚,对人体均有重要调节作用。现代医学表明,辛者可以促进血液循环,甘者可补气养血,酸者可健脾开胃,苦者可明目泻火,咸者可治疗便秘,这与中医学所示饮食五味的作用相吻合。因此,要保持身体长健,需调和五味。

孙思邈《备急千金要方》载:春"省酸增甘,以养脾气",夏"省苦增辛,以养肺气",长夏"省甘增咸,以养肾气",秋"省辛增酸,以养肝气",冬"省咸增苦,以养心气"。指出应当根据季节的改变选择适当性味的食物,以养五脏六腑。因此,饮食应随季节的更替而灵活变动,以和天地之气,保护机体。

春天饮食养生:五行属木,五脏在肝,五色主青,在味为酸。饮食可佐加青色蔬菜、水果、酸性食物等以养肝疏肝。建议喝茶饮方:菊花、玫瑰花、枸杞子。每天茶饮方用之可养肝明目。高血压、高血脂、大便干结者酌加炒决明子。

夏天饮食养生:五行属火,五脏在心,五色主红,在味为苦,饮食可佐加红色、苦味蔬菜,红色水果,以清心清火安神。建议喝茶饮方:莲子心、苦丁茶、炒栀子、菊花。每天茶饮方用之可清心除烦,除湿利尿。苦瓜杏仁汤更宜。

秋天饮食养生:五行属金,五脏在肺,五色主白,在味为辛,饮食可佐加白色蔬菜、水果、辛味食品以养肺润肺,止咳化痰。建议茶饮方:麦冬、胖大海、甘草,以润肺止咳,清肺利咽。如痰多便秘,可酌加瓜蒌皮、橘皮,效果更好。

冬天饮食养生:五行属水,五脏在肾,五色主黑,在味为咸,饮食可佐加黑色蔬菜、水果、咸味食品。建议茶饮方:黑枸杞、山茱萸、西洋参,以补肾填精,益气固本。阴虚有热加知母,阳虚有寒加淫阳藿叶,大便干加当归。

传统的饮食文化倡导的是一种养生健身以及延年益寿的作用。这种传统饮食文化的价值就是通过饮食调养、平衡,补益内在的精神,通过调整人体的阴阳五行关系,达到内部系统以及器官功能的协调性与平衡性,进而实现健康、长寿的养生之道。明代著名养生家高濂曾经说过,饮食就是人的根本所在,就是通过阴阳运用、五行相生等方式调节。

基于历史渊源的角度,饮食养生是一种结合各种养生方法的古老方式。神农尝百草表明了古人在饮食上通过主观能动性避害就利,这种意识是一种超越了动物饮食本能的方式,包括了人类饮食养生的基础文化内涵。而在《黄帝内经》《汤液经》等书籍中,就已经记载了古人通过饮食调配烹饪养生的方式。在古代,饮食养生已经成为了一种以五行学说为基础框架的理论知识。而《黄帝内经》则将饮食文化奠定在一个较为重要的地位,总结、提出了饮食养生的基础原则,要做到"谨和五味""食饮有节"。到了汉唐时期,逐步完善了传统的饮食思想,张仲景、孙思邈、崔浩、刘休等开始重视研究食物中的养生遣疾价值,也更为关注饮食卫生。而陈直、邹铉、忽思慧等的研究则强调了饮食的食补食调之道。忽思慧撰写了中国第一部关于饮食养生学及营养学的著作《饮膳正要》,在书籍中对历代朝野食养食疗的精粹进行了收录,更为关注饮食的避忌问题。明清时期,饮食养生逐渐成熟,明代养生家李梴、龚廷贤、清代养生家曹庭栋、顾仲则等均指出了饮食养生的重要性。

古代养生学中重视的是"顺应自然,天人相应"的养生理论。在中国菜的烹饪发展过程中,中国烹饪饮食的变化与发展也是一种在哲学、养生思想之下产生的一种观念。例如,儒家崇尚礼乐,重视的就是饮食时宜;道家崇尚自然,饮食讲究的就是养生;阴阳家以及医家重视的就是阴阳五行,四气五味;释家倡导禁欲修行,饮食讲究素食等等。这些饮食观念均对中国菜系与饮食产生了深远影响,对此,有"医食同源"之说。明代医学家李时珍认为"饮食者,人之命脉也"。在人的身体中,阴阳运行、五行相生,均与饮食有着重要的作用。饮食适宜可以补充人体需求的各种养分,而通过饮食可预防很多疾病。医食同源是饮食养生的鲜明特色,讲究的是"食用、食养、食疗、食忌"之说。医食同源的思想观念也形成了具有特色的中国菜,本质上是一种灌浆医疗与食养紧密结合的体现。

中国的饮食养生文化源远流长,在发展中积累形成了较为丰富的内容与方法,是世界饮食文化中的瑰宝。从价值的角度来说,中国的饮食文化将养生作为目标,是一种独特的饮食文化。基于饮食文化的角度分析,食养与食疗、药养与药疗相互依赖,而饮食与药物在不同的状况之下有着不同的作用。中国饮食养生强调的就是食饮有方,饮食配伍;同时也倡导食饮有节,合理配伍,做到五味调和、烹调得法以及食宜清淡等基础性原则。中国菜讲究因时以食、因时调节,重视饮食避忌。

不仅如此,饮食养生同样也有禁忌。《金匮要略》曰:"六畜自死,皆疫死,则有毒,不可食之。""果子落地经宿,虫蚁食之者,人大忌食之。""肉中有朱点者,不可食之。""生米停留多日,有损处,食之伤人。""诸肉及鱼,若狗不食,鸟不啄者,不可食。"现代还发现,发芽的土豆、河豚、野蘑菇等,对人体有毒,如果误食也会危害健康。除此之外,在日常生活中,要控制腌制品、烟熏和炭烤食物的摄入,这些食品如果在加工过程中不科学,容易出现致癌物质,对人体造成伤害。

中医养生学很重视食物的禁忌,特别是在发生疾病时,应结合病情,对食物有所选择。《灵枢·五味》曰:"肝病禁辛,心病禁咸,脾病禁酸,肾病禁甘,肺病禁苦。"痰湿或脾湿患者忌食肥肉、猪油、奶酪、油炸之品;内热患者忌食酒、姜、蒜、辣椒、葱、花椒等辛辣之品;痰热证、风热证、斑疹疮疡患者忌食鱼、蟹、虾、海鱼、干贝、羊肉等腥膻之品;外感初起或脾虚纳呆患者忌食糯米、肉类等黏滑之品;脾胃虚寒患者忌食冷饮冷食等生冷之品;哮喘、动风等旧病易发患者,除忌食上述辛辣、腥膻之品外,还需慎食鸭头、猪头、驴头、鸡头肉等特殊食物。一般而言,寒证慎食生冷之品;热证忌食辛辣之物;脾胃虚弱者忌食生冷黏滞油腻之物。某些食物与药物或食物与食物之间存在禁忌,按照中医古代文献记载,如服人参、黄芪、何首乌,忌食萝卜;服甘草、黄连、桔梗、乌梅、薏苡仁、莲子,忌食猪肉;服薄荷忌食鳖肉;服人参忌山楂,恶黑豆;吃鳖鱼忌食苋菜;服白术忌食大蒜;服人参、土茯苓、威灵仙、铁剂忌食茶叶;吃螃蟹忌荆芥、柿子等。如《调疾饮食辩》曰:"病人饮食,借以滋养胃气,宣行药力,故饮食得宜,足为药饵之助,失宜,则反与药饵为仇。"

在进食时同样应有所注意,如应当细嚼慢咽,以便让食物和淀粉酶充分接触,以助消化。古语有云"食不言",即在吃饭时不要说话,以免引起呛咳等。

另外,吃饭时要保持良好的情绪;生气郁闷时,机体气机运行不畅,也不利于食物的消化和吸收。饭后要勤漱口,保证口腔的清洁。此外,还需进行饭后保养,适当活动,如孙思邈主张"食毕摩腹,能除百病""食毕行步踟蹰则长生"等。孔子主张"不时不食""不多食"。《吕氏春秋·季春纪·尽数》载:"食能以时,身必无灾。"《备急千金要方·养性·养性序》强调:"不欲极饥而食,食不可过饱;不欲极渴而饮,饮不欲过多。"说明日常饮食应有节制,不可过饥或过饱,且应定时定量。饮食过饱,脾胃运化不及,易伤胃气,且过多的食物积滞于中,易蕴而化热,影响脾胃气机升降,出现胃痛、反酸、痞满等;若邪热下迫大肠,肠中气机壅阻,气滞血瘀则下利脓血,结滞不散则成痔疮。如《素问·生气通天论》言:"因而饱食,筋脉横解,肠澼为痔。"另外,过饥也不利于身体健康。《灵枢·五味》说:"故谷不入,半日则气衰,一日则气少矣。"过饥则脾胃生化乏源,水谷之精难以充养全身,长此以往,正气亏虚,疾病乃生。

摄入食物的性质也要冷热适宜,且其冷热温度也应有度。膳食应注意冷热均衡。万物皆有度,若寒热不节制,会影响胃肠功能,导致疾病的产生。如《灵枢·师传》云:"食饮者,热无灼灼,寒无沧沧。寒温中适,故气将持,乃不致邪僻也。"《素问·阴阳应象大论》云:"水谷之寒热,感则害于六腑。"孙思邈也强调:"热食伤骨,冷食伤肺,热无灼唇,冷无冰齿。"所言不同,然其意一致。饮食物具有寒、热、温、凉、平性之别,在选用时,首先需明确自己的体质类型,年龄、性别、体质不同,择食也有差别。因为年龄、性别、体质的差异,在饮食调养上也会有所不同。从年龄上讲,不同的阶段,摄入的重点也不同。青少年时期,生长发育迅速,营养要全面均衡,注意补充蛋白质和热能;中年时期,身体各方面的功能已成熟,可根据需要,日常饮食即可;老年人,免疫力低下,胃肠消化功能欠佳,宜清淡饮食,并重视钙、铁、锌等微量元素的摄入。性别上,《灵枢·五音五味》云:"妇人之生,有余于气,不足于血,以其数脱血也。"由于女性特有的生理,日常宜多食红枣、红糖、猪肝、花生、红豆、桂圆等补血之品;而男性以肾为根本,膳食上宜多选鲈鱼、黑米、黑木耳、栗子等。就体质而言,根据"虚则补之,实则泻之"的原理,阳虚者,宜食温阳之品为佳;阴虚者,补阴为要;气血不足者,宜多食补气生血之物;痰湿者,饮食以健脾化湿祛痰为原则等。而平性之品,性味平和,多作用和缓,各种体质者皆可食用。

《素问·异法方宜论》载:"东方之域,天地之所始生也,鱼盐之地,海滨傍水,其民食鱼而嗜咸……""南方者,天地所长养,阳之所盛处也""西方者,金玉之域,沙石之处……其民华食而脂肥""北方者,天地所闭藏之域也……其民乐野处而乳食""中央者,其地平以湿,天地所以生万物也众,其民食杂而不劳……"地域不同,气候、环境、生活方式及饮食习惯也存在差异,机体的生理和病理特点也不尽相同,因此,食养也须参考地域差异。北方天气寒冷,其人体质壮实,饮食厚浊,在进补时可选羊肉、狗肉等大温大热之品;南方人,体质柔弱,宜选用鸡肉、猪肉等温补之品。西北地区,干燥多风,燥易伤肺,宜多吃百合、银耳、梨、蜂蜜等滋阴润肺之品。东南沿海地区,地势低洼,湿气重,应适当食用健脾利湿之薏苡仁、冬瓜、扁豆、冬笋、玉米等。

(三)情志养生

情志是指人的情感和心理活动,中医称"七情",即喜、怒、忧、思、悲、恐、惊7种情绪。正常的七情活动能调和气血,疏通筋骨,安和五脏,对人体生理功能起着协调作用,不会致病。若七情失调太过或不及,突然、强烈、长期的情志刺激,使脏腑气血功能紊乱,就会导致疾病的发生。情志养生是指通过维持稳定、中和的情绪,保持良好的身心状态,从而取得预防和治疗疾病的效果。魏晋时期,嵇康在《答向子期难养生论》中指出:"养生有五难:名利不灭,此一难也;喜怒不除,此二难也;声色不去,此三难也;滋味不绝,此四难也;神虑转发,此五难也。"下士养身,中士养气,上士养心。笔者认为,情志养生是中国传统养生保健的核心和关键,以道德品质修养为根本,以精神心理调养为主干,以情趣爱好培养为枝叶。

苏轼主张"养生先养心",在《问养生》中提出了情志养生的核心理念——"余问养生于吴子,得二言焉:曰和,曰安"。他认为安心是安身的基础,若要身安,先要心安,内心安宁,心态稳定,才能适应环境,求得生存。只有保持内心的安宁,顺应自然,才能获得人与自然、心理、社会的和谐统一,完全符合《素问·上古天真论》所云"夫上古圣人之教下也,皆谓之虚邪贼风,避之有时,恬惔虚无,真气从之,精神内守,病安从来。是以志闲而少欲,心安而不惧,形劳而不倦,气从以顺,各从其欲,皆得所愿"的思想。儒家经典《中庸》有云:"中也者,天下之大本也;和也者,天下之达道也。致中和,天地位焉,万物育焉。"庄子的养生之道集中在"养神"和"养形"两方面。《庄子·在宥》曰:"女神将守形。""抱神以静,形将自正。必静必清,无劳女形,无摇女精,乃可以长生。"从庄子的角度来说,作为生命存在的两个条件,精神与肉体是既互相区别,同时又相互依赖、相互作用的,这种形神相依的思想后来也为嵇康所继承。嵇康曾云:"齐万物兮超自得,委性命兮任去留。"他认识到物质生活的满足并不是幸福之源,内心充实才能获得真正的愉悦这一真谛,引导人们不要为外在的物质条件所束缚,而应努力地去追求精神的充实和内心的平和。《灵枢·本神》云:"故智者之养生也,必顺四时而适寒暑,和喜怒而安居处,节阴阳而调刚柔,如是则僻邪不至,长生久视。""节制"一直为释、儒所推崇,而佛家讲究的克戒,如戒杀生、戒偷盗、戒淫、戒妄语、戒饮酒等即为节制的表现。孔子一贯倡导"修身""克己",认为"少之时,血气未定,戒之在色;及其壮也,血气方刚,戒之在斗;及其老也,血气既衰,戒之在得"。从中医理论看,"节制"就是调和情志,防止七情过盛,达到身心的和谐统一。中医学的养生方法无论是外在调养还是内心调节,都是以"和"为前提的。

过喜伤心:心在志为喜,喜则气缓。可见心慌、心悸、失眠、多梦、健忘、胸闷、汗出、头晕、头痛、心前区疼痛,甚至神志错乱、喜笑不休、悲伤欲哭、惊恐不安等症状;可导致一些精神、心血管、脑血管方面疾病发生,严重者可危及生命。

过怒伤肝:肝在志为怒,怒则气上。表现为肝失疏泄、肝气郁结、肝血瘀阻、肝阳上亢之证;可见胸胁胀满、烦躁不安、急躁易怒、头昏目眩、面红目赤、口苦咽干、闷闷不乐、嗳气、呃逆、善太息等,严重者肝阳上亢,可致脑中风,甚至危及生命。

过悲伤肺:肺在志为悲,悲则气消。可使肺气抑郁、宣降失调、耗散气阴,出现胸闷欲哭,喘息不得平卧、咳嗽咽干、语言嘶哑、少气无力、感冒、汗出等。

过思伤脾:脾在志为思,思则气结。可致脾失健运、脾胃不和,表现为升降失常、运化无力、气血不足的嗳气、泛酸、恶心、呕吐、腹胀、腹泻、头晕目眩、心慌气短、乏力、贫血等。

过恐(惊)伤肾:肾在志为恐,恐则气下,惊则气乱。惊恐过度耗伤肾气,使肾气下陷,可见腰膝酸软、遗精滑泄、二便失禁、下肢水肿;严重者惊恐,甚至危及生命,突然死亡。

刘完素主张情志所伤,皆因五志过极,化火生热,出现情志病变,认为情志失调可致病狂,即"多怒为狂……怒为肝志,火实制金,不能平木,故肝实则多怒而为狂也"(《素问玄机原病式》)。所以,我们平常要控制五志,防止化火。对情志失调,治则主张"益肾水,降心火"。张从正善用攻邪法,对于情志致病也有所提及,如"贫家之子,不得纵其欲,虽不如意而不敢怒,怒少则肝病少;富家之子,得纵其欲,稍不如意则怒多,怒多则肝病多矣"(《儒门事亲·过爱小儿反害小儿说》),故其认为情志养生也很有必要,对情志失调病机主张平心火。朱震亨认为,情志失调会损伤人体阴精,进而容易导致人体衰老或产生疾病,故其强调晚婚节欲对养生的重要性,同时提出了"三虚之日不可同房",以此避免人气不足情况下再度耗损阴精。

刘完素对火热论病机有五志过极皆为热甚说,主张"六欲七情,为道之患"。对于七情六欲,刘完素主张"形神劳则燥不宁,静则清平也。是故上善若水,下愚如火",即学会节制情欲,使自身情志活动宁静的如水一般,才是健康养生之道。同时,刘完素认为肾水不能克制过度生长的心火则发生情志病,如"将息失宜而心火暴甚,肾水虚衰不能制之,则阴虚阳实,而热气怫郁……由五志过极,皆为热甚故也",所以其认为情志病的治疗关键为泻心火、补肾水。张从正将情志病的发病原因分为"五志"和"七情",如他在《儒门事亲·九气感疾更相为治衍》中指出"五志所发,皆从心造。故凡见喜怒悲惊思之证,皆以平心火为主",可见其认为人体的情志病多由心火亢胜引起,治疗时应以泻心火为主,这为后世养生提供了理论依据,即保持心情正常能够寿比天地。"以情治情"具体为"悲可以治怒,以怆恻苦楚之言感之;喜可以治悲,以谑浪亵狎之言娱之;恐可以治喜,以迫遽死亡之言怖之;怒可以治思,以污辱欺罔之言触之;思可以治恐,以虑彼志此之言夺之"(《儒门事亲·九气感疾更相为治衍》)。如张从正运用"喜胜悲"治疗1例,患者因大悲致使气结于心下胃脘而见疼痛结块,以喜胜悲,悲消则气散而痛止,病愈。朱震亨在《格致余论·饮食色欲箴序》中指出"眷彼昧者,徇情纵欲,惟恐不及,济以燥毒",故而认为纵欲过度,引起相火妄动容易伤及人体阴精,导致疾病发生,故应该控制色欲;这对于处在网络信息高速发展时代的人也是很适用的,毕竟现在网络上的诱惑过多,学会"收心",更是对保持自身健康尤为重要。朱震亨对节欲观也作出了具体描述,即逢三虚不可同房。"三虚"即指一年之虚、一月之虚、一日之虚。一年之虚主要为夏、冬季节;一月之虚即为月缺之时;一日之虚即为大风大雾、雷电交加等天气不佳及自身情绪不稳或劳累时。朱震亨认为,这些情况下更应节欲。就情志病的养生而言,三大医家有不同的目的,如刘完素为防止情志化火产生疾病,张从正为防止情志本身损害脏腑产生疾病,朱震亨为防止情志损伤阴精导致疾病,但都强调应当节欲,对后世养生有很大的指导意义。现代社会,情志致病的例子比比皆是,消极的情志危害也越来越大,所以对于现代人来说,情志养生也是十分必要的。

《黄帝内经》云:"人有五脏化五气,以生喜、怒、思、忧、恐。"又曰:"怒伤肝,悲胜怒""喜伤心,恐胜喜""思伤脾,怒胜思""忧伤肺,喜胜忧""恐伤肾,思胜恐"。这些理论认为,情志活动与人体脏腑关系密切,一旦超出正常范围,就会对人的生理造成损害。在《黄帝内经》中,关于情志变化而引发疾病的问题,进行了较多阐述,这也是中医情志养生理论形成的基础。在《黄帝内经》中,情志学说已经体系化,这体现在《素问·阴阳应象大论》所阐述的"五志说"上,初步确立了"情志"概念及范畴。

关于情志养生,《黄帝内经》倡导应静养。《素问·阴阳应象大论》说:"人有五脏化五气,以生喜怒悲忧恐。"指出五脏精气是情志活动的物质基础。《素问·举痛论》又云:"怒则气上,喜则气缓,悲则气消,恐则气下。"也就是说,气血是可被情志所影响的。于是提出了一个观点,"外不劳形于事,内无思想之患,以恬愉为务,以自得为功,形体不敝,精神不散,亦可以百数"。《素问·上古天真论》认为应坚守虚静的状态,寻求内心的安宁,清心寡欲,不要被物欲所左右,在实现"恬惔虚无""精神内守"的基础上,才能促使脏腑的气血和畅,维持人的身心健康状态。现代人攀比心态较重,由于外在生活条件、社会地位的不同,使得心理容易失衡,从而郁结在体内,进而对身体健康造成负面影响,诱导疾病发生。如《素问·上古天真论》云:"美其食,任其服,乐其俗,高下不相慕。"也就是说,要避免情志伤害问题的发生,主要是要实现人际关系的融洽,真正融入社会环境。《灵枢·通天》将太阳、少阳、太阴、少阴、阴阳和平作为人之体质划分的依据,指出阴阳协调是健康的最佳体质类型。因为,阴阳无论哪一方面突出,都会导致身体不协调,而只有"阴阳和平之人,居处安静,无为惧惧,无为欣欣,婉然从物,或与不争,与时变化,尊则谦谦"。在情志层面,要做到顺物不争,懂得变通,与人为善,只有这样才能实现情志的顺达,而只有长期处在这种和谐的境界,才能避免各种贪、嗔、痴等情绪的影响,从而达到身心健康发展的养生目标。

《黄帝内经》主张情志活动应少欲,这不是我们所说的闲散空虚,而是要实现"志闲少欲"与"精神专直"的结合,呈现出不偏颇、不执着的中和状态。关于志闲少欲,主要是要做到少欲和心安,即"是以志闲而少欲,心安而不惧,形劳而不倦,气从以顺,各从其欲,皆得所愿"(《素问·上古天真论》),这样才能达到气顺中和的目的,才能"嗜欲不能劳其目,淫邪不能惑其心,愚智贤不肖不惧于物,故合于道"。只有在不被占有外物的欲望所牵绊的情况下,心才会平和,那么也就会让自己的各个脏器有序运行,达到百病不生的良好养生效果。《黄帝内经》所提倡的"少欲"不是整天无事可做、庸碌无为,不是精神没有丝毫寄托之处、无聊度日,而是要以"少欲"为原则指标,做到"精神专直",即"志意和则精神专直,魂魄不散,悔怒不起,五脏不受邪矣"(《灵枢·本脏》)。精神专直是聚精会神的一种状态,在生活中可以起到很好的养生作用,达成"魂魄不散,悔怒不起,五脏不受邪"的境界。在生活中,一些富于"精神专直"意味的活动,如太极拳、钓鱼等,都是自我调养身体的良好方式,有利于清静养神,让心理与身体处于最好状态。适度而不偏颇,中和的养生精神,不过分追求"精神专直",因为这会耗费心力,郁结浊气;也不会过度沉溺娱乐,这样会导致人体过度劳累,久而久之,可造成早衰,更会患病。所以,应该劳逸结合,达到中和的养生效果。

受中国传统文化的影响,修德在中国的传统养生中被放在了重要位置,甚至被看作是"养生之根"。孔子提出"仁者寿""吾日三省吾身"等观点。老子认为"祸莫大于不知足,咎莫大于欲得"。明代吕坤指出:"仁可长寿,德可延年,养德尤养生之第一要也。"清代石成金《长生秘诀》认为:"善养生者,当以德行为主,而以调养为佐。二者并行不悖,体自健而寿命自可延长。"反之,如果未能养德则必定为祸。如孙思邈《备急千金要方》指出:"德行不充,纵服玉液金丹,未能延寿。"那么应该如何修德?首先,积善为本。《荀子·劝学》云:"积善成德，而神明自得，圣心备焉。"《增广贤文》称："善必寿考，恶必早亡。"明代龚廷贤称："积善有功，常存阴德，可以延年。"其次，心思纯正。孔子曰：《诗》三百，一言以蔽之，曰'思无邪'。"正如《素问·上古天真论》云："恬惔虚无，真气从之，精神内守，病安从来。"《大藏经》云："思无邪僻是一药，行宽心和是一药，心平气和是一药，心静意定是一药。"再次，志存高远。《周易》云："天行健，君子以自强不息。"《道德经》称："胜人者有力，自胜者强。"正如屈原《离骚》所说："路漫漫其修远兮，吾将上下而求索。"最后，淡泊名利。"不汲汲于富贵，不戚戚于贫贱。"（《汉书·扬雄传》）陶渊明《归去来兮辞》称："富贵非吾愿，帝乡不可期。"《养生三字经》云："过花甲，是老年。欲长寿，养为先。贵知足，常乐观。平心态，少病缠。名不贪，利不沾。甘淡泊，不为钱。无荣辱，无忧患。戒奢侈，重节俭。养性情，人和善。"《增广贤文》云："为人莫做亏心事，半夜敲门心不惊。"良好的道德情操可以消除各种负面的影响，解除心理应激，令心绪宁静、充实、安乐。"君子坦荡荡，小人长戚戚。"安然处世，则气血调畅，"心安而不惧"。

养生家认为，静养最重要在于养心。心是人的主宰，也是精气神的主宰。炼精、调气、凝神，都须先从养心开始。"心静则神清，心定则神凝，心虚则神守，心灭则神存。"萧天石认为："养心之要，在养得此心一团寂寞恬淡，虚静无为；养得此心一团活泼真机，生趣盎然；养得此心一团廓大无伦，性天浑然。"《素问·举痛论》云："喜则气和志达，荣卫通利。"欢愉喜悦的情绪，能使气血营卫畅达无滞。《素问·生气通天论》指出："清静则肉腠闭拒，虽有大风苛毒，弗之能害。"《素问·痹论》称："阴气者，静则神藏，躁则消亡。"清静利于养神养气。嵇康《养生论》也认为："神躁于中，而形丧于外。"心神清明，则血气和平，所谓"正气存内，邪不可干"。

重淡泊之道。七情是对情感活动的总结。七情调和，则身心健康；七情太过，乃致病之源。《金刚经》说："应如是生清净心，不应住色生心，不应住声香味触法生心。应无所住而生其心。"这与《黄帝内经》"恬惔虚无，真气从之，精神内守，病安从来"之论有异曲同工之妙。老子主张养生需"致虚极，守静笃"。庄子认为，人生本"无"，终归于"无"，要活得逍遥自在，游刃有余，不追逐名利，不牵绊于物欲。葛洪认为："常其宽泰自居，恬淡自守，则身形安静，灾害不干。"孙思邈《千金翼方·养性》云："老子曰：人生大限百年，节护者可至千岁。如膏用小炷之与大炷，众人大言而我小语，众人多繁而我小记，众人悖暴而我不怒。"人体精、气、神为灯油，若灯芯粗大，则油易尽，只有注重修心养性，淡泊处世，节护之下生命自可延长。如儒家称："欲寡则心自诚。"（程灏、程颐《二程全书·元丰己未》）佛子论："恬淡是养心第一法。"（弘一《格言别录》）诸葛亮在《诫子书》中谈到"非淡泊无以明志，非宁静无以致远"。此为养德性之精粹。

亦如梁漱溟所说："情贵淡,气贵和。惟淡惟和,乃得其养。苟得其养,无物不长。"苏轼《与二郎侄书》云:"凡文字,少小时须令气象峥嵘,彩色绚烂,渐老渐熟,乃造平淡。其实不是平淡,绚烂之极也。"人生中的"淡"也是与之相通的。历尽人生,遍尝百味之后,自然就能体悟洪应明《菜根谭》所说"风恬浪静中,见人生之真境;味淡声希处,识心体之本然"。《庄子·刻意》曰:"平易恬淡,则忧患不能入,邪气不能袭,故其德全而神不亏。"《菜根谭》云:"宠辱不惊,闲看庭前花开花落;去留无意,漫随天外云卷云舒。"此中有道蕴、有禅意,此即为淡泊。

重宁静之道。"百忧感其心,万事劳其形,有动于中,必摇其精。"(欧阳修《秋声赋》)针对这种情况,明代万全《养生四要》指出:"心常清静则神安,神安则精神皆安,明此养生则寿,殁世不殆。"曾国藩认为"心静胜神医",提倡"以志帅气""以静养身"。养生首养心,调形先调神。宁静是养心调神重要的环境因素、方式方法以及目标,可以说中医养生的首要功夫在"静"。陆游云"心安病自除";朱熹称"心平则气自和",宁静利于守神。这就是《黄帝内经》所说的"精神内守",儒家所谓的"定而后能静""善养吾浩然之气",道家所谓的"内观""意守丹田",佛家所谓"禅定"等功夫。陶渊明诗云:"结庐在人境,而无车马喧。"明代钱琦《钱子语测·法语篇》云:"人心能静,虽万变纷纭,亦澄然无事。不静,则燕居闲暇,亦冲然靡宁。静在心,不在境。"只有心静,才会终有"采菊东篱下,悠然见南山"的闲适。佛家有"六根清净"之说,"耳不听恶,心不想恶,眼不观恶,鼻不闻恶,舌不尝恶,意不念恶",能做到这6条,即"无色声香味触法""远离颠倒梦想"。正如《素问·上古天真论》所论:"呼吸精气,独立守神,肌肉若一,故能寿蔽天地,无有终时。"

重知足之道。因受中国传统文化的影响,"知足常乐"被认为是精神养生的一条大道。人生在世,欲望太多,欲壑难平,常言道"人心不足蛇吞象",知足太难!知足应该算是一种境界。"事能知足心常惬,人到无求品自高。"知足者或因求知而"一箪食一瓢饮"足矣,或因好学而"三月不知肉味"。老子认为:"祸莫大于不知足。"不知满足,进而追求,定招灾祸。知其足,不妄求,"无智亦无得","心无挂碍,无挂碍故,无有恐怖",反而常常满足,也才能全德保身。《佛遗教经》说:"知足之法,即是当乐安隐之处。知足之人,虽卧地上,犹为安乐;不知足者,虽处天堂,亦不称意。不知足者,虽富而贫;知足之人,虽贫而富。不知足者,常为五欲所牵,为知足者之所怜愍,是名知足。"一语道破了知足养生的"天机"。明清之际的《解人颐》云:"终日奔波只为饥,方才一饱便思衣。衣食两般皆俱足,又想娇容美貌妻。娶得美妻生下子,恨无田地少根基。买到田园多广阔,出入无船少马骑。槽头扣了骡和马,叹无官职被人欺。县丞主簿还嫌小,又要朝中挂紫衣。……若要世人心里足,除是南柯一梦西。"所以,唐寅所说的"不炼金丹不坐禅,不为商贾不耕田。闲来写就青山卖,不使人间造孽钱",便更显出其特别的价值来。

重进取之道。《荀子·荣辱》云:"自知者不怨人,知命者不怨天;怨人者穷,怨天者无志。"我们认同知足之道,但是如果一个人过于安守现状,生命失去追求,那么作为养生则是不充分的。"眼前多少难甘事,自古男儿当自强。"人生会遇到很多困难,只有积极进取,才能跨越这些难关,到达更高的境界。"老当益壮,宁移白首之心;穷且益坚,不坠青云之志。"(《滕王阁序》)"精神不运则愚,血脉不运则病。"如老年人若满足于已有的成绩,不求进取,那么智力可能会急剧衰退。"试看春残花渐落,便是红颜老死时。"相反,如果生命仍不断有所追求,大脑不断被使用,那么记忆、思维、语言的衰退并非是必然的。"莫道桑榆晚,为霞尚满天。"(刘禹锡《酬乐天咏老见示》)明代文征明 89 岁时仍可作小楷书,眼不花,手不抖,神完气足,一丝不苟,精妙绝伦。"老骥伏枥,志在千里。"勤于用脑与善于用脑的老年人,老而不衰,不断创造,不断进取,而不断进取也成就了他们的长寿和健康。"精神不用则废,用之则振,振则生,生则足。""百尺竿头须进步,十方世界是全身。"王安石有句云:"纵是泰山强压顶,怎奈鹏鸟早飞腾。借得雄风成亿兆,何惧万里一征程!"这样的生命,这样的生活,既是幸福的,更是健康的。

重友爱之道。现代社会生活节奏快,工作压力大,交际圈子小,人们在身体疲惫的同时,容易感到心灵的孤寂和压抑。而友爱之道包括爱人、爱家、爱国,可以帮助我们跳出自己的小圈子,感到生活的美好和自身的存在。"慈母手中线,游子身上衣"说的是亲情;"人生得一知己足矣,斯世当以同怀视之"说的是友情;"日日思君不见君,共饮长江水"说的是爱情;"苟利国家生死以,岂因祸福避趋之"说的是爱国情。孔子说:"仁者寿。"孟子云:"与人为善。"明代医学家张介宾亦云:"欲寿,唯其乐;欲乐,莫过于善。"明代冯梦龙云:"恩德相结者,谓之知己;腹心相照者,谓之知心。"一个人多行善事,乐于助人,帮助他人摆脱困境,自己也会感到充实和快乐;心存善良,就会活得堂堂正正。"丈夫会应有知己,世上悠悠何足论。"(唐代张谓)所以我们一方面要善于帮助他人,从中赢得别人的尊重和真诚的友谊;另一方面,又要善于求助于人,通过别人的帮助,使自己的心情变得开朗。"人生所贵在知己,四海相逢骨肉亲。"

因此,情志养生非常重要,七情顺达则五脏安和,气血条达,百病无生。

(四)运动养生

提到运动养生,就要引入一个概念,即中医身体观。与传统儒家和道家身体观相比,中医身体观突破了以往"即身言心"和"观念大于身体"的身道传统,将生物学身体置于本体性地位,"更加注重对构成生命躯体各基本要素的关注,如脏腑、形体官窍、精、气、血、津液等等"。在儒家和道家身体观中,生命具有一定的工具属性——儒家的身体可以牺牲,道家的身体容或支离。有时为了立功立名,便可以"舍生取义",而有时为了体天下之至道,便可以"化观生死""达观形变"。与之相对,中医身体观认为生命本身是最重要的,更为务实,"在大小宇宙互动的医家视域中,身体的运营、养护等诸问题,确实有非常现实的意义",不能为追求外物而去做有害于本体生命的事情。虽然天地之间万物俱全,但没有什么比人更为宝贵的,所谓"天复地载,万物悉备,莫贵于人"(《素问·宝命全形论》)。东汉张仲景《伤寒论》明确指出,身体是人的根本,"竞逐荣势,企踵权豪,孜孜汲汲,惟名利是务"这般"役于外物"的行为,完全是舍本逐末的"崇饰其末,忽弃其本,华其外而悴其内"(《伤寒卒病论集》),而"惟明者居然能护其本,近取诸身"(《伤寒论·伤寒例》)。

传统运动养生起源于原始巫舞,但在《黄帝内经》出现之后,运动养生之术便与中医学说持久地保持关联。中医倡导"天人感应"的身体观,"人与天地相参也,与日月相应也"(《灵枢·岁露论》)。这只是身体构造与自然物象的一一对应,更是运行规律上的彼此相联。自然界不是一成不变的,而是永远处在运行变化之中,与之对应的身体便也自然具有恒动的属性,即"天主生物,故恒于动;人有此生,亦恒于动"(《格致余论·相火论》),"夫物之生从于化,物之极由乎变"(《素问·六微旨大论》)。中医认为,宇宙的变化充满盛衰,气候的变化有太过不及,与天地万物的这种自然变化相对应,人体的气血变化则可以表现为出入升降四方面,如果出入升降变化之道停止,那么生物也就没有了生命,即"升降出入,无器不有"和"出入废则神机化灭,升降息则气立孤危"(《素问·六微旨大论》)。为了保持身体的这种恒动性,运动是最重要的外在方法。在秦汉时期黄老道学和医学典籍中,始终以"流水不腐,户枢不蠹"作喻来倡导运动养生,其中最广为引用的是《吕氏春秋·季春纪》中的那段话,即"流水不腐,户枢不蝼,动也。形气亦然,形不动则精不流,精不流则气郁"。《吕氏春秋》所提出的"形动—气动"的运动养生逻辑,在汉简医籍中得到了进一步的解释——"夫流水不腐,户枢不蠹,以其动。动则实四肢而虚五脏,五脏虚则玉体利矣。夫乘车食肉者,春秋必泄,不泄则脉烂而死"。汉简医籍所提出的并非简单气体流通观,而是将气动与脏腑虚实联系起来,对准系统性的"形动—气动—脏虚"的运动养生逻辑。不过,虽然中医身体观肯定了运动的合理性,但在运动安全、运动时令和运动形式上,中医学家则结合其独特的身体观和病因学说,从个体健康的角度提出了有别于儒道身体观的运动养生要求。

中医承认人的生命安全有赖于组织器官完备的血肉之躯,保全生命便要保全这个具有解剖学特征的身体,而在自然条件和物质条件相对较差的古代社会,远离影响身体健康的"不内外因"是个体生命得以维持保全的先决条件。

基于这样的中医身体观和致病"不内外因"的运动安全认识，古人认为蹴鞠、马球、射猎等体育活动具有一定的危险性。当然，这不是说古人不能从事这类体育活动，只是这些体育活动背后所造成的身体观是儒家对这类体育活动的态度，从古代谏臣对具有一定危险性的体育活动劝告禁止的上疏进言中可以窥见。如："今陛下好陵阻险，射猛兽，卒然遇轶材之兽，骇不存之地，犯属车之清尘，舆不及还辕，人不暇施巧，虽有乌获、逢蒙之伎，力不得用，枯木朽株尽为害矣。是胡越起于毂下，而羌夷接轸也，岂不殆哉！虽万全无患，然本非天子之所宜也。"（司马相如《谏猎疏》）"臣闻千金之子，坐不垂堂；百金之子，立不倚衡。以此言之，天下之主，不可履险乘危明矣。……臣窃闻陛下犹自走马射帖，娱悦近臣，此乃无禁乘危，窃为陛下有所不取也。"（《旧唐书·孙伏伽列传》）"薛仁贵……子讷……弟楚玉……生子嵩……嵩好蹴鞠。隐士刘钢劝止曰：'为乐甚众，何必乘危邀暴刻欢。'"（《新唐书·薛仁贵传》）"臣伏见陛下听朝之暇，以击球为乐。臣思此事有三不宜：……轻万乘之贵，逐广场之娱，地虽平，至为坚确，马虽良，亦有惊蹶，或因奔击，失其控御，圣体宁无亏损？太后岂不惊惧？三不宜也。臣望陛下念继承之重，止危险之戏"（《辽史·圣宗纪》）"养身之道，犹置烛然，室闭之则坚，风暴之则泪。陛下轻万乘，习嬉娱，跃马操弓，捕鱼玩兽。迩复不惮远游，冒寒暑，涉关河，膳饮不调，肴蔌无择，诚非养生道也。"（《明史·夏良胜列传》）

在陈言的致病三因论中，自然界的风、寒、暑、湿、燥、火等气候变化被划入"外因"。从中医身体观而言，气化的身体想要避免外因致病，便需要顺应自然界的变化，因时而动地进行养生，即"人之动止，本乎天地"（《中藏经·人法于天地论》），"智者之养生也，必顺四时而适寒暑"（《灵枢·本神》）。自然界存在着因时而变的"生、长、化、收、藏"的规律，"夫五运之政，犹权衡也，高者抑之，下者举之，化者应之，变者复之。此生长化成收藏之理，气之常也。失常则天地四塞矣"（《素问·气交变大论》）。对人的健康来说，就是维持这种与天地运行相应的平衡状态，过则求返，因时而动。"因时而动"要与人不同阶段的气血运行规律相结合。不同年龄段，人们的身体活动能力有所改变，这种不同的产生与气血五脏的关系密切。"人生十岁，五脏始定，血气已通，其气在下，故好走。二十岁，血气始盛，肌肉方长，故好趋。三十岁，五脏大定，肌肉坚固，血脉盛满，故好步。四十岁，五脏六腑十二经脉，皆大盛以平定，腠理始疏，荣华颓落，发颇斑白，平盛不摇，故好坐。五十岁，肝气始衰，肝叶始薄，胆汁始灭，目始不明。六十岁，心气始衰，苦忧悲，血气懈惰，故好卧。七十岁，脾气虚，皮肤枯。八十岁，肺气衰，魄离，故言善误。九十岁，肾气焦，四脏经脉空虚。百岁，五脏皆虚，神气皆去，形骸独居而终矣。"（《灵枢·天年》）

因此，运动应该有度，应根据年龄、体质、自身疾病的不同而采取适度的运动,以不乏不累为妥。中医认为,久坐、久视、久卧、久立、久行是5种劳伤致病因素,故过度运动、过度劳累可导致诸多疾病。因此,行、立、坐、卧、视等都要适度,顺其自然,不能超负荷大量运动,这样才能达到运动养生之目的。

《道德经》曰:"人法地,地法天,天法道,道法自然。"道法自然是中医养生的基本原则。中医认为,养生要做到起居、饮食、运动符合自然规律并保持平和乐观的心态。一个人的健康,关系着个人和家庭的幸福;14亿人的健康,决定着国家和民族的未来。只有人人健康,才有全民健康。民体康健,则国运昌隆。如何实现人人健康?大医孙思邈在《备急千金要方》中说:"余缅寻圣人设教,欲使家家自学,人人自晓。君亲有疾不能疗之者,非忠孝也。"

中医养生是以中国古代的天、地、生、文、史、哲为深厚底蕴,以中医理论为坚实基础,集各地各族人民养生智慧为一体,融会道、儒、释及历代养生家、医学家的养生体验和研究成果,形成的有关健康长寿研究的理论和实践体系。而中医养生文化正是一种可以人人普及的"家家自学,人人自晓"的大道至简的知识和智慧。解决中国人的健康问题,要用中国式的方法。英国学者李约瑟曾说:"在世界文化当中,唯有中国人的养生学是其他民族所没有的。"中医养生文化源远流长,几千年来在维护中华民族的健康方面起着不可磨灭的作用。在新的时代条件下,中医养生以其独特的优势顺应了历史的发展潮流,是人们实现健康长寿这一美好愿望的必由之路,也是国家持续发展的保障。

悠悠数千年的中华民族奋斗史和中医养生发展史告诉我们,中国古代人民追求健康长寿、以享"天年"。先贤在追求健康长寿的过程中,虽经历了无数失败,走了许多弯路,但最终探索出一条通向长寿的通衢大道,即通过养生而却病延寿、尽享天年,达到"百岁而动作不衰",并在此过程中发展出了博大精深的养生体系。迨至现代,随着社会经济的盛强和中医学的发展,人们对健康的追求愈加炽烈,更与中华民族伟大复兴的中国梦紧密相连。

优 秀 论 文
李佃贵教授浊毒证用药经验介绍

吕金仓 白亚平

李佃贵倡导浊毒学说,并在浊毒理论指导下,创立国家级中医药重点实验室——浊毒实验室。他以擅长治疗脾胃病名噪全国,以化浊解毒之法扭转萎缩性胃炎伴有肠上皮化生、腺体异型增生等癌前病变,收效良好。笔者作为第五批全国老中医药专家学术经验继承工作继承人,随师学习,受益良多。现将李老治疗浊毒证用药经验介绍如下。

1. 浊毒证含义 浊毒作为中医学的一个术语,它的含义有广义和狭义之分。广义的浊毒泛指一切对人体有害的不洁物质,包括天之浊毒、地之浊毒和人之浊毒;而狭义的浊毒则指由多种原因导致脏腑功能紊乱、气血运行失常而化生的病理产物,同时又作为致病因素诱发或加重疾病。因此,浊毒是一种致病因素,同时也是一种病理产物[1]。

浊毒证主要临床表现为面色瘀暗无光泽,口中黏腻异味,纳呆,脘腹胀满,大便黏滞不畅,舌红、苔腻,脉弦细滑。浊毒证以病程缠绵、滞脾碍胃、阻滞气机、耗气伤阴、易积成形、蕴久生变为致病特点。浊毒的产生与致病,同五脏六腑关系密切。脾运失常,胃纳失职,肝不疏泄,胆不决断,肺失宣肃治节,大肠传导失职,心脉阻塞,小肠不分清浊,肾失于司二便之职,膀胱储尿排尿功能不济,三焦水道不畅,皆为化生浊毒之缘由,又为致病之原因。可见浊毒致病范围甚广。浊毒证可单独存在,也常与气滞血瘀、食积湿阻、气虚阴伤等证并见。医者若能明了浊毒含义及治法,对提高中医临床疗效,尤其对疑难重症的治疗具有指导意义。

古人用"湿与热和,如油入面"来形容湿热证的缠绵难愈。浊为湿之甚,毒为热之极,浊与毒合,病程更漫长,致病更复杂,患病更深重。湿宜燥,浊宜化,热宜清,毒宜解。李老用芳香化浊毒、苦寒解浊毒、畅气散浊毒、通下祛浊毒四法治疗浊毒证,用药经验独特。

2. 芳香化浊毒 以芳香避秽、化湿醒脾为主要功效的药物,称芳香化湿药。本类药物气味芳香,性偏温燥,多入膀胱、脾、小肠经,能芳香醒脾、温燥化湿、辛散利气,有宣化中焦湿浊、健运脾胃、疏通气机、消胀除痞、化湿醒脾、开胃进食的作用。李老常将藿香、佩兰、砂仁、紫豆蔻并用,治疗浊毒证浊重毒轻者。

李老认为,藿香与佩兰均为芳香化湿浊要药,相须为用则藿香馨香而不燥烈、温煦而不燥热,芳香化浊,清热祛暑,和胃止呕,里湿化而脾胃醒,开胃增食之功益彰。砂仁配蔻仁,可宣通三焦气机,芳香化浊,醒脾开胃,和中消食[2]。四药合用,健脾和胃,芳香温化,浊毒证见舌苔白腻或水滑者,即可用之。四药对浊毒证患者的口中黏腻、大便黏滞、纳呆等症状,具有针对性治疗作用。

因为芳香药物具有辛温特性,极易伤阴化热,助生热毒,因此,李老在应用以上诸药时,多与苦寒燥湿药如茵陈、黄连、黄芩、黄柏、苦参,清热解毒药如白花蛇舌草、半边莲、半枝莲、蒲公英、青黛,滋阴养血药如当归、白芍、百合、麦冬、玄参等配伍使用。

3. 苦寒解浊毒 性味苦寒,具有清热燥湿作用的药物,称清热燥湿药。本类药物性味苦寒,清热之中具解毒之力,并兼化浊功效,用于浊毒证的治疗,契合病机。李老常将茵陈、黄连、黄芩、苦参并用,"以苦化浊,用寒解毒",尤其适用于浊毒证浊轻毒重的治疗。

李老认为,茵陈配黄连,解毒化浊之功最著。茵陈具有清热利湿、解毒抗炎的功效,尤善保肝;黄连清热燥湿,泻火解毒,尤善厚肠胃。二药相配,化浊解毒,并利肝胆,尤其适用于浊毒蕴于肝胆肠胃者。浊毒证凡见舌红或赤、舌苔黄腻,口臭,口舌生疮,大便黏滞伴肛门灼热,小便短赤者,恒用二药。现代人因为摄入膏粱厚味过多,往往导致大便黏滞不畅;李老善用茵陈、黄连,辅以半边莲、半枝莲、白头翁,患者服用后,很快大便成形、易解。湿浊重者加入苦参,以助茵陈化湿之力;热毒重者加入黄芩,增强黄连解毒之功。

因为苦寒燥湿药久用伤阴,过用伤胃,李老常将芳香化浊药、滋阴养血药配伍应用。如治疗口臭、口舌生疮,在燥湿化浊毒的同时,加入滋阴降火之品,常用茵陈、黄连,辅以青黛、儿茶、生地黄,取效迅速。

4. 畅气散浊毒 凡具有疏畅气机、调整脏腑、消除气滞功能的药物,称理气药,用于治疗气滞、气郁和气逆等证。临床常用的理气药有陈皮、青皮、香附、姜黄、柴胡、厚朴、枳实、枳壳、木香、槟榔、大腹皮等。李老善用此类药物调治浊毒证。

传统分类方法将理气药大致分为疏肝理气药、健脾理气药、宽胸理气药等。李老将理气药分为"横行"和"纵行"两类,分别用香附、青皮、柴胡、姜黄

"横行"肝气,用枳实、厚朴、槟榔、木香、炒莱菔子"纵行"胃气,来恢复脏腑气机的"升、降、出、入"。凡用芳香化浊毒或苦寒解浊毒药物,必佐以理气药物,使脾升、胃降、肝气条达,则浊毒易于宣散消解。脾胃的运化功能强健,肝的疏泄功能正常,则不易产生浊毒,从而达到标本兼治的效果。

临床所见浊毒证患者,多有胸脘满闷、胸腹胀满之症,且胀满闷塞感难以名状,经久难愈;李老用香附、柴胡、姜黄配枳实、厚朴、炒莱菔子,使人体气机"横行""纵行"都调畅,"升、降、出、入"均畅达,从而胀满易除。

5. 通下祛浊毒 通下法包括活血通络和攻下通便两法。凡具有活血化瘀、通络散结作用的药物,在浊毒重症中应用最广。李老喜用当归、川芎、生蒲黄、五灵脂活血化瘀,用守宫、全蝎、蜈蚣、穿山甲通络散结。如萎缩性胃炎伴有肠上皮化生、腺体异型增生者,李老在常规治法中加入当归、川芎养血活血,全蝎、蜈蚣通络,甚者加入生蒲黄、五灵脂破血逐瘀,守宫、穿山甲通络散结。浊毒致病,既可弥漫三焦,又易阻塞络脉,而络脉受阻非普通活血化瘀药物所能调治,故在养血活血的同时配用虫类药物,以增强解毒通络、消积散结的治疗作用。

通下是指应用泻下通便的药物,保持患者大便成形易解。凡浊毒证患者,多见大便头干难解或黏滞不爽;浊毒在肠道蕴结,必然导致毒素吸收,浊邪为害。李老多用芦荟0.5~1g(芦荟通便,多用小量,且入煎剂)、生白芍30g,以润肠通便。仍有大便黏滞不爽者,加入白花蛇舌草、半边莲、半枝莲、白头翁等解毒抗炎中药,辅以畅气解毒药,效果良好。大便黏滞不畅者,切忌用涩肠止泻或健脾温补药物,不仅无效,且易使浊毒更盛。

6. 病案举例 张某,男,63岁。2010年6月3日初诊。患者主因胃脘胀满疼痛6年,加重3个月就诊。河北省某医院查胃镜示慢性萎缩性胃炎,病理示胃窦黏膜腺体中度不典型增生。刻诊:胃脘胀满疼痛,嗳气,烧心,咽堵,纳差,寐差,大便黏滞不爽,2日1行,舌质暗红、苔黄腻,脉弦细滑。西医诊断:萎缩性胃炎。中医诊断:胃痛,证属湿热中阻,浊毒内蕴。治宜化浊解毒,理气消胀,处方:柴胡、紫苏梗、青皮各10g,香附、枳实、厚朴、炒莱菔子、黄连(打碎)、砂仁(打碎,后下)、紫豆蔻(打碎,后下)各15g,木香9g,茵陈30g,藿香、佩兰各12g。7剂,每天1剂,水煎,分早晚温服。二诊:药后胃脘胀满、烧心均减轻,仍有大便不畅,开始干,随后黏滞。上方加芦荟1g(入煎剂)。14剂,每天1剂,水煎,分早晚温服。三诊:药后大便通畅、偏稀,每天2次,余症均减轻。上方加入白花蛇舌草、半枝莲、半边莲、黄芩各15g。每天1剂,水煎服,连续调治6个月。2011年1月12日河北省某医院复查胃镜示慢性浅表性胃炎。

按:此案患者既有萎缩性胃炎的典型表现(反复发作的胃胀满、嗳气,且伴有寐差、咽堵等症状),又有浊毒证的特征(舌质暗红、苔黄腻)。患者曾在多家中西医院诊治,来诊时因担心癌变,精神萎靡不振,寝食难安。李老以藿香、佩兰、砂仁、紫豆蔻(李老喜用紫豆蔻,认为白豆蔻芳香醒脾,紫豆蔻芳香化浊,紫豆蔻较白豆蔻化浊力大)芳香化浊毒;柴胡、青皮、香附"横行"疏肝气,紫苏梗、枳实、厚朴、炒莱菔子、木香"纵行"畅胃气;合入茵陈、黄连苦寒解浊毒。全方芳香、苦寒、畅气、解毒之药共用,后期又加入芦荟通便,白花蛇舌草等药解毒,寒温并用,芳化清解兼施,虽连用数月,并无苦寒伤胃之弊,亦无芳香助热之害,而收化浊解毒之功。患者坚持服药半年,收效显著。

7. 结语 气、血、痰、湿、燥、火致病,各因时代不同而有所偏重,而在当今时代,物质极大丰富,多食少动的生活方式导致多种代谢性疾病。浊毒证就是李老根据当今人群的发病特点提出的。浊毒作为致病因素和病理产物,导致并加重多种疑难病症,如肿瘤、中风[3]、糖尿病并发症[4]、重症肾病[5]、胃病癌前期病变[6]等;认识浊毒证并采用相应的方药治疗,对提高中医救治疑难重症的疗效很有帮助。

浊毒证本身即是寒热错杂、虚实夹杂的证候,治疗起来不仅疗程长、见效慢,而且用药复杂,更宜守方。将芳香温化、苦寒清解、畅气宣散和通下排出浊毒诸类方药有机地组织起来,虽药味庞杂,但多而不乱,联动作战,效力方显。

正是基于这一认识,兹将李老浊毒证用药经验介绍给同道,以期使更多患者受益。

参考文献

[1] 杜艳茹,张纨,王延峰,等. 李佃贵从浊毒论治溃疡性结肠炎[J]. 上海中医药杂志,2009,43(2):7-8.

[2] 史纯纯,崔建从,俞芹,等. 李佃贵教授应用对药治疗慢性萎缩性胃炎经验拾遗[J]. 陕西中医学院学报,2009,32(6):21-22.

[3] 王河宝,张文立,赵文群. 中风病浊毒在脑理论探讨[J]. 辽宁中医杂志,2011,38(6):1116-1117.

[4] 吴深涛. 糖尿病病机的启变要素——浊毒[J]. 上海中医药大学学报,2004,18(1):24-26.

[5] 陶兴,孙伟. 慢性肾脏病浊毒病机与治法探讨[J]. 江苏中医药,2008,40(9):15-16.

[6] 王彦刚,李佃贵. 基于浊毒学说治疗慢性萎缩性胃炎伴肠上皮化生临床疗效观察[J]. 中华中医药杂志,2009,24(3):353-355.

浊毒理论创新中医病因病机学

徐伟超　李佃贵　刘建平　杜艳茹　郎晓猛　刘　宇
李国雷　吕静静　贾　蕊

在中医学体系不断创新完善和中医医疗质量不断提高的新形势下，"浊毒"作为一种新的病因病机概念而被提出，并得到国内外众多专家和学者的肯定与认同，成为中医学术体系的重要组成部分，是中医重大学术理论创新。创浊毒学说，是李佃贵总结 50 余年临床经验，结合现代生活饮食结构的改变、工作压力的加大、大气环境的变化等现代因素特点，逐渐概括而来的。它不单是名词的组合，更是千百年来从事中医药学研究的历代医家不断总结、不断创新、不断发展的结果[1]。近年来，我们围绕浊毒学说开展了各项基础与临床研究，使理论不断完善、疗效不断提高。现将浊毒学说相关内容浅述如下。

1. 浊毒的概念　中医学认为，清与浊是一组对应概念。如《素问·阴阳应象大论》云："清阳出上窍，浊阴出下窍；清阳发腠理，浊阴走五脏；清阳实四支，浊阴归六腑。"由此可见，《内经》对"浊"的认识，包括"生理浊"和"病理浊"。"生理浊"有：①水谷精微的浓浊部分；②排泄的污浊之物，包括呼出的废气和排出的矢气。"病理浊"包括：①湿重之邪。如《金匮要略·脏腑经络先后病脉证》所云"清邪居上，浊邪居下"。②小便混浊之症，即便浊。如《时方妙用》曰："浊者，小水不清也。"③精浊之症。如《证治准绳》"浊病在精道"等。④湿温之邪。《温热论》记载："湿与温合，蒸郁而蒙蔽于上，清窍为之壅塞，浊邪害清也。"⑤瘀血。如《血证论》云："血在上则浊蔽而不明矣。"而在《中医基础理论》中，未提及"浊邪"一词，只是在讨论湿邪时指出"湿性重浊"，"浊，秽浊不清"[2]。

毒邪一般指：①药物的毒性、偏性；②中医外科脓疡病症等；③能够对机体产生毒害或毒性作用的各种致病物质[3]。

先贤医家对于"浊"和"毒"均单独记载，从未将两字作为一个整体进行论述。而"浊毒"合而称之，并对其进行深入系统的研究，却是中医学的一个创新。浊毒学说作为一门新兴的中医学理论，以天人合一、辨证论治的中医整体思维方式来探究当代生态环境及人类自身饮食、情志和生活方式的改变对人体健康的影响,有其深刻的内涵和广泛的外延。浊毒既是一种对人体脏腑、经络、气血、阴阳均能造成严重损害的致病因素,又是多种原因造成的不能排出体外的病理产物。

2. 浊毒产生的原因 浊毒之邪,既可以从外入侵,由表及里,也可以作为内生之邪,由内而生。浊毒病邪作用于人体,循人体络脉体系由表入里,由局部至全身。浊毒之邪猖獗,发病急重,或病情加重;浊毒之邪滞留不去,疾病迁延不愈;浊毒之邪被战胜克制,则疾病好转,机体康复。

(1)外感淫疠毒邪:浊毒可由外而入,或从皮毛,或从口鼻,侵入机体,对人体脏腑、经络、气血、阴阳均能造成严重损害。浊毒之邪侵入体内途径有三:一是通过呼吸由口鼻进入体内,侵及上焦,进而影响到中焦、下焦。正如《医原·湿气论》所说:“湿之化气,多从上受,邪自口鼻吸入,故先伤天气,次及地气。”二是通过肌肉皮肤渗透进入人体,先客于肌表关节,次阻经络,最终深入脏腑。清代张璐说:“湿气积久,留滞关节。”《素问·调经论》曰:“风雨之伤人也,先客于皮肤,传入于孙脉,孙脉满则传入于络脉,络脉满则输于大经脉。”又曰:“寒湿之中人也,皮肤不收,肌肉坚紧,荣血泣,卫气去,故曰虚。”三是湿邪中伤脾胃。《六因条辨》卷下云:“夫湿乃重浊之邪,其伤人也最广……殆伤则伤其表,表者,乃阳明之表,肌内也,四肢也;中则中其内,内者,乃太阴之内,脾阴也,湿土也。故伤表则肢节必痛,中里则脘腹必闷。”

(2)饮食失节:《素问·脏气法时论》指出“五谷为养,五果为助,五畜为益,五菜为充,气味合而服之,以补精益气”。这就倡导我们以植物性食物为主,动物性食物为辅,并配合蔬菜、水果,以保证气血旺、阴阳和。然而,随着人们生活水平的不断提高,现有的食物摄入早已超出脾胃运化功能,则湿聚食积,化为痰饮,蕴郁日久,化为浊毒之邪,而出现“肥者令人内热,甘者令人中满”“多食浓厚,则痰湿俱生”的病理现象。

(3)情志不畅:喜、怒、忧、思、悲、恐、惊“七情”本是人体对外在环境各种刺激所产生的正常生理反应。但当外来的刺激突然、强烈、持久时,则出现人体气血运行失常,津液水湿不化,痰浊瘀血内停,浊毒由此而生。故《证治准绳》谓:“七情内伤,郁而生痰。”《素问·举痛论》云:“百病生于气也。”气不通畅,则毒邪内生。如气盛生毒,因气有余便是火,火热之极即为毒,即“郁生浊毒”。

3. 浊毒的致病特点 浊毒致病归纳起来有以下共同的特点。

(1)浊毒黏滞,病程缠绵:所谓黏滞是指浊毒致病具有黏腻停滞的特性。这种特性主要表现在两方面:一是症状的黏滞性。即浊病症状多黏滞而不爽,如大便黏腻不爽,小便涩滞不畅,以及分泌物黏浊和舌苔黏腻等。二是病程的缠绵性。因浊性黏滞,蕴蒸不化,胶着难解,故起病缓慢隐袭,病程较长,往往反复发作或缠绵难愈。如湿温,它是一种由湿浊热邪所引起的外感热病,由于浊毒性质的特异性,在疾病的传变过程中,表现出起病缓、传变慢、病程长、往往反复发作或缠绵难愈。如湿温,它是一种由湿浊热邪所引起的外感热病,由于浊毒性质的特异性,在疾病的传变过程中,表现出起病缓、传变慢、病程长、难速愈的明显特征。其他如湿疹、着痹等,亦因其浊而不易速愈。

(2)滞脾碍胃,阻滞气机:浊为阴邪,最易困阻脾阳,阻塞气机。中焦脾胃是人体气机升降运动的枢纽,脾不升清,胃不降浊,则气机升降失常。若湿邪阻中,脾胃受病,则气机升降之枢纽失灵。人体之气机升降,权衡在于中气。脾为浊困,湿浊内聚,使脾胃纳运失职,升降失常。脾阳不振,湿浊停聚而胸闷脘痞、纳谷不香、不思饮食、肢体困重、呕恶泄泻等,以及分泌物和排泄物如泪、涕、痰、带下、二便等秽浊不清,舌苔白腻润滑而液多,脉沉濡而软,或沉缓而迟。

(3)浊为阴邪,浊毒害清:浊为阴邪,易阻气机,损伤阳气,“湿胜则阳微”。由湿浊之邪郁遏使阳气不伸者,当用化气利湿、通利小便的方法,使气机通畅,水道通调,则浊毒可从小便而去,湿浊去则阳气自通。浊毒为阴邪郁久化热生毒,兼具湿热毒性,此时多见湿热结聚、毒性昭彰之特点。因此,浊毒为阴邪、阳邪相并,正如湿与热相并,如油入面,而浊毒为湿热之甚,阴阳更难分离,驱散消解更加困难。

根据浊毒致病特点,化浊解毒为其治疗原则。浊毒致病具有难治性、顽固性的特点,若徒解其毒则浊难祛,徒化其浊则毒愈甚。因此分离浊毒,孤立邪势,是治疗的关键。叶桂治疗湿热所采用的“或透风于热外,或渗湿于热下,不与热相抟,势必孤矣”治疗法则,深得论治之精髓,对于浊毒的治疗亦颇适用。化浊解毒可使浊化毒除,从而气行血畅,痰消火散,恢复脾胃正常气机,而化浊解毒之法可随证灵活辨用,或给邪以出路,或从根本截断浊毒生成,阻断湿、浊、痰、热、毒胶结成浊毒之势。

4. 浊毒的治疗

(1)化浊解毒给邪以出路

1)通腑泄浊解毒——从大便而出:六腑以通为用,以降为和。浊毒内停日久,可致腑气不通,邪滞壅盛。《金匮要略》就指出:“谷气不消,胃中苦浊……”可通过通腑泄浊将浊毒排出体外。本法运用通泻药物荡涤六腑浊气,保持腑气通畅,使浊毒之邪从下而走。临床用于治疗胃脘胀满闷塞、大便秘结不通等症。药用槟榔、大黄、川厚朴、枳实、芦荟等。常用方剂为大承气汤等。

2)渗湿利浊解毒——从小便而去:湿浊同源,湿久凝浊,久则浊毒内蕴。《丹溪心法·赤白浊》指出:“胃中浊气下为赤白浊。……胃中浊气下流,渗入膀胱。”可见浊毒之邪可下注膀胱。自古便有“要长生,小便清”的医语,只有小便通利,人体水液代谢正常,才可使浊毒从小便排出;也有利于稀释血液,预防血浊。本法常以甘淡利湿之品,使浊毒之邪从小便排出。临床用于治疗小便不利、身体困重、泄泻清稀等。常用药为茯苓、猪苓、泽泻、冬瓜子、薏苡仁等。常用方剂为五苓散等。

3)达表透浊解毒——从汗液而排:浊毒蕴结肌表,通过汗出可以疏通腠理、宣通肺卫,促进浊毒通过汗液透达于体外,从而排出浊毒。本法属中医学汗法范畴。达表透浊解毒以汗出邪去为目的,中病即止,不可过汗。如发汗太过易损伤津液,甚则大汗不止,导致虚脱。此外,可配合蒸浴、针灸等疗法达到出汗目的。张从正《儒门事亲·汗下吐三法该尽治病诠》云:"灸、蒸、熏、渫、洗、熨、烙、针刺、砭射、导引、按摩,凡解表者皆汗法也。"临床常用于治疗胃脘疼痛、遇寒加剧、头痛、身痛、无汗等症。药用香附、紫苏、羌活、生姜、防风等。

(2)截断浊毒的生成

1)健脾除湿解毒:湿为浊毒之源。脾虚运化失职,湿邪内生,湿凝成浊,日久蕴热,热极成毒,呈浊毒内蕴之势。脾健则湿不内生,正气存内,外湿则不可干,而脾胃为后天正气之本,故健脾除湿为化浊解毒的治本之法。临床常用于治疗胃脘喜按喜温、食少纳呆、气短、懒言、大便稀溏等症。药用人参、茯苓、黄芪、白术、白扁豆、山药、薏苡仁等。

2)芳香辟浊解毒:脾胃失司,湿浊之邪阻于中焦,日久化生浊毒,单纯祛湿难获良效,需以芳香辟浊类药物"解郁散结,除陈腐,濯垢腻"。本法以气味芳香之品,醒脾运脾、化浊辟秽,临床用于治疗脘腹痞满、呕吐泛酸、大便黏腻、口干多涎、舌苔白腻等。常用药物为藿香、山柰、佩兰、滑石、砂仁、豆蔻、陈皮等。

3)祛痰涤浊解毒:痰郁而不解,蕴积成热,热壅血瘀,热极则生毒,形成浊毒内壅之势。本法可以从发病之来源,祛痰涤浊解毒。临床用于治疗胃脘堵闷、咳嗽咳痰、口中黏腻无味、大便溏或大便不爽等症。常用药为陈皮、瓜蒌、半夏、板蓝根、贝母等。

4)清热化浊解毒:浊毒蕴结,缠绵难愈,故化浊解毒的最后关键在于清热化浊解毒。本法可从源头遏制浊毒的产生和传变。临床用于治疗舌苔浊腻、心烦焦躁、口渴口黏、恶心欲呕等。常用药为黄连、黄柏、黄芩、栀子、龙胆等。

5)攻毒散浊解毒:毒陷邪深,非攻不克,需以毒攻毒,活血通络,故常用有毒之品,借其性峻力猛以攻邪。但应用此法需注意,有毒性的药物多性峻力猛,故以毒攻毒,应适可而止,衰其大半而已,要根据患者的体质状况和耐攻承受能力,把握用量、用法及用药时间,方能收到预期的效果。常用药有斑蝥、全蝎、水蛭、蜈蚣、壁虎等。

中医学理论创新是中医药学科发展的灵魂和核心,与时俱进的学术理论创新是中医药学保持蓬勃生机的内在动力。李佃贵在多年临床辨证论治中，根据现代人饮食习惯、气候及疾病谱的变化，结合中医药的整体、系统、辨证、恒动的理论特色，逐渐确立了浊毒学说。在未来的工作中，我们将从基础理论、动物实验、临床研究、学术继承等方面深入研究，不断发展创新浊毒学说。

参考文献

［1］张金丽,王彦刚,周盼盼,等.化浊解毒和胃方对慢性萎缩性胃炎癌前病变患者胃液成分的影响［J］.中医杂志,2014,55(5):400-403.

［2］孙广仁.中医基础理论［M］.2版.北京:中国中医药出版社,2007:222.

［3］杜艳茹,李佃贵,王春浩,等.化浊解毒方治疗慢性萎缩性胃炎胃癌前病变浊毒内蕴证患者119例临床观察［J］.中医杂志,2012,53(1):31-33,37.

国医大师李佃贵治疗溃疡性结肠炎经验

张　纨　孙建慧　李　娅　孙润雪　王彩云　陈天鸽　裴　林

溃疡性结肠炎（ulcerative colitis，UC）是主要累及直肠、结肠黏膜和黏膜下层的慢性非特异性炎症[1]。本病复发率高，迁延难愈，预后不佳，被世界卫生组织列为难治性疾病之一。西医对本病的治疗效果欠佳，中医药治疗优势突显。李佃贵首创浊毒理论，在治疗 UC 方面有独特认识。现将李教授治疗 UC 经验总结如下。

1. 病因病机　UC 根据临床表现归于"久痢""肠澼""大瘕泄"等范畴。李教授认为其病位在肠，与肝、脾、肾密切相关，尤以脾胃为甚。饮食不节、情志不调、劳倦内伤、起居失常乃其诱发因素，浊毒内蕴是致病关键，脾胃虚弱乃发病之本[2]。二者互依共存，又各有侧重。发作期以浊毒内盛为主，饮食、情志、外邪等诱因伤及脾胃，运化失权，水湿泛滥，湿停久则浊聚，浊郁而热化，热极则成毒，浊毒相互胶结，下结于肠腑，阻碍气血运行，血运停滞，脂络失运失养，血肉腐败，酿化为脓，而发本病。缓解期浊毒势减，留伏体内，病情暂时缓解，而正气已虚。若逢诱因引发浊毒内邪浮动，肠络受浊毒侵犯，痈疡既成，脓血外溢，故本病时发时止。浊毒既是致病因素，也是病理产物，一旦形成，胶结于肠腑，经络运行不畅，阳气难以通达，久则伤津耗液，气血不和，累及多脏，故病程迁延，反复难愈。其病机演变及局部病理与内痈有相似之处，恰如张锡纯所言"热毒侵入肠中肌肤，久至腐烂，亦犹汤火伤人肌肤至溃烂"，"是以纯下血水杂以脂膜，即西人所谓肠溃疡也"。结合临床表现与病变处充血、糜烂、溃疡等肠镜表现，李教授指出脾胃虚弱为发病之本，浊毒内蕴为发病之标，痈疡内生为局部病理变化。

2. 辨治经验

（1）分期论治，标本兼顾：中医外科学治疗痈疡立出"消、托、补"3 个治则以分阶段而治。李教授认为，该病在临床表现、局部病理变化及致病机制方面都与内痈有异曲同工之处，并结合 UC 发作期与缓解期相交而作的特点，临床上常分阶段用药,以期标本同治。

1)发作期:化浊解毒,消托并行,祛邪为宜。

李教授认为,浊毒内蕴是致病关键,发作期多以实证、浊毒证为主,表现为腹痛,腹泻,便黏液脓血,口干口苦,舌红或暗红,苔黄腻,脉滑数。化浊解毒治疗贯穿始终,使浊化毒解,痈疡消于内而托于外,肠腑转安。常用药物有白头翁、黄连、地锦草,清热解毒;《本草汇言》言地锦"专消解毒疮""解毒止痢之药也"。藿香、佩兰芳香辟浊,浊化则气机畅,毒邪易解;李教授强调当详辨浊与毒孰轻孰重,以资为化浊与解毒类中药用量佐以参考。若里急后重明显者,加佛手、当归、白芍行气和血,以除后重;若见脓血便多,乃浊毒入血入络,肠络受损,选用地榆、牡丹皮、墨旱莲凉血止血敛疮,三七粉、蒲黄活血化瘀止血。该期虽以浊毒内蕴为主证,亦当佐以健脾、宣肺、调肝之品,以求正气顾护,邪不可干之意。茯苓、白术健脾之类,一可化湿之邪,二能健脾扶正以托邪外出;桔梗、防风宣肺通调水道,使浊无所藏,毒无所倚。其中,防风一药,李教授运用颇有心得,一能抵外来诸风,祛邪以止泻;二者风能胜湿,有祛湿固泻的作用;三能振奋脾阳,使脾复运而升清;再者,辛可散肝,轻可开闭,理脾助运而止泻,临床用量常为6~9g,量小质轻效专。该期重在化浊解毒,消托并行,以补为佐,升降脾胃以顺其性。

2)缓解期:健脾益肾,佐清余邪,以补为重。

李教授认为,UC缓解期乃浊毒与正气相持阶段,此期浊毒留恋不去,虚实夹杂,以正虚为主,表现为腹痛绵绵,久泻不愈,黏液便与脓血便夹杂,面色少华,纳谷不馨,舌淡苔白,脉细弱。治当健脾固肾,兼以荡涤余邪。常用药物有黄芪、茯苓健脾益气血之源,其中黄芪一物,常生炙品共用,既能益气健脾,又能敛疮生肌,现代研究显示黄芪所含黄芪多糖可降低肠道炎症反应,促进黏膜修复[3]。久泻滑脱者加补骨脂、肉豆蔻温肾培元,金樱子、五倍子敛涩固肠。现代药理研究示五倍子所含鞣酸作用于肠黏膜可促进溃疡面愈合[4];金樱子药食同用,《本草正》言其"补五脏,养血气……止脾泄血痢及小水不禁",攻专涩肠止泻兼有固肾秘气之力,二者常用量为9~15g。葛根、升麻辛散透邪,胜湿止泻;佐以黄连、败酱草化浊解毒,苦寒降泄,以清余邪。若浊毒久蕴,伤及肾阴肾阳者,常佐以女贞子、墨旱莲滋养肾阴;补骨脂、吴茱萸温补肾阳。该期重在健脾益肾,以补为要,佐清余邪,培补脾肾以固本源。

(2)病症相合,宏微相参:李教授治疗UC强调辨病,明确诊断,防止漏诊误诊,宏观辨证和微观辨证相结合,根据肠镜及病理表现,病症结合,精准辨证。若镜下黏膜糜烂、溃疡,其上覆苔色黄者,乃浊毒久稽,酿脓化疡,常重用半枝莲、半边莲等清热解毒之品;若出血点多,疮面较大者,常用白及、血余炭收涩敛疮,促进局部疮疡愈合,现代研究表明白及多糖具有促进UC肠黏膜修复、抑制机体炎症反应和恢复免疫平衡的作用[5];黏膜水肿明显,结肠囊袋变浅,或有假性息肉形成,多为脾虚所致,常选用茯苓、白术、芡实等轻灵平淡之属,现代药理研究表明芡实有抗菌作用,可促进胃肠黏膜修复[6];若黏膜紫暗,有颗粒状增生,肠腔狭窄或纤维化,乃浊毒蕴结肠腑,阻滞气血运行所致,多用赤芍、三七粉理气和络;若黏膜质脆,触之易出血,多为浊毒之邪耗损阴液所致,常选用乌梅、女贞子、墨旱莲养阴护膜之类。诸药共伍,宏微相参,药有所专,故能事半功倍。

（3）多措并施,内外共举:《理瀹骈文》指出"外治之理即内治之理,外治之药亦即内治之药,所异者法耳"。外治法是治疗 UC 不可或缺的方法,与内治共施,可获倍效。临床上李教授将中药硬膏、隔物灸等用于 UC 的治疗。中药硬膏贴敷能使药力透入皮肤以达到温经养血、通脉贯络的作用。临床上常辨证用药,发作期以化浊解毒、和胃通络为主方,常用组方为苦参、茵陈、地锦草、儿茶、当归、丹参、藿香、陈皮、白豆蔻、白芍;缓解期以温中健脾、化湿止泻为主方,常用组方为茯苓、白术、陈皮、小茴香、肉桂、红景天、当归、白芍、防风;将上药味共研粗末,陈醋及姜汁调膏,贴敷于腹部,并用红外线微波照射,促进皮肤对药物的吸收。艾灸选穴[7]主要有天枢、气海、神阙、关元等腹部穴位。《本草从新》言:"艾叶……纯阳之性……通十二经,走三阴,理气血,逐寒湿……止诸血,温中开郁。"艾火的温热刺激能直达机体内部,从而加强温煦散寒、宣通气血、疏和经络的功效。隔姜灸适用于 UC 缓解期,温补阳气,扶正祛邪[7]。

（4）治调相合,愈后防复:《医旨绪余》指出"痢者,利也,通利之义,乃时症也"。李教授发现 UC 的发病与季节变化呈正相关,尤其是在春之惊蛰、夏之大暑、秋之寒露期间高发或加重[8]。因此掌握疾病的发展规律,可提前干预治疗。除药物治疗外,饮食有节,以易消化、低脂肪、高热量、富含优质蛋白之品为主,禁食生冷、辛辣、刺激性食物。情志有和,调护患者心理。起居规律,劳逸有序,避免凉、累,将治养寓于一体,防患于未然,降低 UC 的发病率,缩短疗程,防止复发。

3. 验案举隅　某女,39 岁。2017 年 10 月 16 日初诊。主因间断腹痛、腹泻夹黏液脓血便 3 年来就诊。患者 3 年前因精神抑郁而致腹痛、腹泻,便中夹黏液、脓血,于当地医院查电子结肠镜示 UC。经口服美沙拉嗪(具体用量不详),便中未见脓血,仍有腹泻、腹痛。后就诊于我院。刻下:腹痛,腹泻,每天 6~7 次,便质呈糊状,夹有少量黏液脓血,里急后重,口干,心烦,乏力,面色苍白,纳呆,寐可,小便可,舌暗红苔黄腻,脉弦数。查体:贫血貌,睑结膜苍白,脐周轻压痛,余未见异常。西医诊断:UC。中医诊断:泄泻;证型:脾胃虚弱,浊毒内蕴。治法:健脾益气,化浊解毒,敛疡消疮。处方:白头翁 15g,败酱草 15g,地锦草 12g,藿香 12g,佩兰 12g,当归 12g,茯苓 12g,白术 9g,仙鹤草 15g,

白芍 15g,木香 12g,地榆 15g,三七粉(冲服)2g,五倍子 12g,防风 9g。7 剂,日 1 剂,水煎服。配合中药硬膏穴位贴敷。中药硬膏处方:茯苓 20g,白术 15g,陈皮 12g,小茴香 6g,肉桂 9g,儿茶 12g,白芍 20g,蒲公英 15g,败酱草 15g,防风 10g。上药共研粗末,陈醋及姜汁调膏,配红外线照射,腹部敷贴,每天 1 次。

二诊(2017 年 10 月 30 日):药后腹痛明显缓解,便中未见脓血,仍有黏液,每天 3~4 次,乏力,余症均减轻。上方去败酱草,加黄芪 15g、芡实 12g,增强健脾气、生气血之力。7 剂,日 1 剂,水煎服,同时配合中药硬膏穴位贴敷。

三诊(2017 年 11 月 13 日):腹痛基本消失,大便每天 1~2 次,偶有黏液,时有心烦,口干,舌暗红,苔薄黄微腻,脉弦细数。上方去防风,加女贞子 12g、墨旱莲 12g 以滋肾养阴,14 剂,日 1 剂,水煎服。

四诊(2017 年 11 月 27 日):大便每天 1~2 次,不成形,无黏液脓血,口干烦渴减轻,舌红,苔薄黄,脉弦细。为巩固疗效,防止复发,守方治疗 2 个月,并嘱患者调畅情绪,食饮有节。后复查电子肠镜示乙状结肠黏膜充血。

按:患者为中年女性,情志不畅,肝气郁结,横逆犯胃,致使脾胃虚弱,运化无力,水湿泛滥,湿浊内阻,久而化生浊毒。浊毒内蕴,阻碍气机,水谷不化,清浊不分,故大便溏泄;阻碍血脉,不通则痛,故腹痛,肠道内呈溃结改变;浊毒下注,故便中夹有黏液、脓血;浊毒循道上蒸,故心烦、口干、苔黄腻;而脾胃虚弱为发病之根本,故见面色苍白、乏力症状。方中藿香芳香而不猛烈,温煦而不燥热,佩兰宣化湿浊而能定痛,二药相须,芳香化浊,醒脾增食。白头翁、败酱草、地锦草长于荡涤胃肠湿热,兼有凉血止痢之功,协同为用,使浊毒之邪速去,胃肠复安;当归、白芍、地榆、三七粉共奏活血养血、敛疮护膜之效;木香善走气分,调气则后重自除;仙鹤草、五倍子皆具收涩之性,安肠络而止泻痢;防风辛温升散,升清止泻为要。诸药合用,共奏化浊解毒、和胃安肠之功。二诊时患者诸症减轻,舌苔薄腻,此乃浊毒稍解,脾虚之象愈显,故加黄芪、芡实补虚而不助燥,芡实亦有固摄止泻之力。三诊时诸症均解,然患者病程久延,阴不敛阳,故方中加女贞子、墨旱莲,养阴生津,有调和阴阳之妙。四诊时效不更方,以巩固疗效,防止复发。

4. 小结　UC 是临床常见病、难治病。国医大师李佃贵认为,脾胃虚弱为发病之本,浊毒内蕴为发病之标,痈疡内生为局部病理变化。治疗上分期论治,发作期重在化浊解毒,缓解期重在健脾益肾,以期标本兼顾;强调辨病为先,宏微相参,以明确诊断;将中药硬膏、隔物灸等方法用于 UC 的治疗,与内治共施,以提高疗效;把握 UC 发病与气候的相关性,从饮食、情志、起居等方面调摄,治养寓于一体,缩短治疗周期,防止复发。

参考文献

［1］中华中医药学会脾胃病分会.溃疡性结肠炎中医诊疗专家共识意见（2017）［J］.中华中医药杂志,2017,32（8）:3585-3589.

［2］娄莹莹,霍永利,赵亚萍,等.李佃贵治疗溃疡性结肠炎经验［J］.中华中医药杂志,2016,31（4）:1290-1292.

［3］臧凯宏,吴建军,秦红岩,等.黄芪多糖对溃疡性结肠炎大鼠肠道黏膜屏障的影响［J］.中药材,2017,40（1）:208-211.

［4］郑兰娟,罗艳萍,汪玉娇,等.五倍子抗菌抗炎作用研究进展［J］.中国病原生物学杂志,2011,6（11）:868-869,847.

［5］吕洪乐,张同华,李倩.白及多糖药理作用的研究进展［J］.中国药房,2015,26（28）:4014-4016.

［6］刘琳,刘洋洋,占颖,等.芡实的化学成分、药理作用及临床应用研究进展［J］.中华中医药杂志,2015,30（2）:477-479.

［7］尹作斌,涂跃平.乌梅丸联合艾灸天枢穴治疗慢性溃疡性结肠炎48例临床观察［J］.临床医药文献电子杂志,2016,3（27）:5337-5338.

［8］杜艳茹,崔健从,李佃贵.李佃贵教授立足"浊毒观与三季论"论治溃疡性结肠炎［J］.中医临床研究,2015,7（14）:52-54.

李佃贵以浊毒论治萎缩性胃炎学术思想述要

张红磊　张红霞　李占彪

李佃贵治学严谨,继承创新,医术精湛;首创"浊毒学说",立足浊毒证,并运用浊毒理论治疗慢性萎缩性胃炎,获得了良好的临床疗效。笔者有幸侍诊学习,感悟颇多,现将李老以浊毒论治萎缩性胃炎的学术思想浅析如下。

1. 形成机理　慢性萎缩性胃炎临床以胃脘痞满、痛或不痛、纳食减少、大便异常为主要表现,属于中医学的胃脘痛、痞满、泄泻等范畴。由于其临床症状表现复杂,很难用一个病名加以概括。李佃贵认为,随着人们生活水平的提高,生活方式及饮食结构的改变,大气环境污染,疾病模式及疾病谱的变化,现代人的体质乃至病理生理特点都与以前有了很大不同,其临床特点集中表现为:实证多,瘀滞热毒证增多,而虚证少,尤其虚寒证更少,所以不能单纯考虑萎缩性胃炎由脾胃虚弱造成。李老总结说,慢性萎缩性胃炎的病因不外有三:饮食不节或不洁;情志不畅,肝气犯胃;或感受外邪。肠胃为市,无所不受,三者皆可使胃腑损伤,胃气不行,胃失和降,脾失健运,脾胃气机壅滞,功能失调,水反为湿,谷反为滞,日久则气滞、血瘀、湿阻、浊聚、食积、痰结、郁火诸证蜂起,而最重要的莫过于浊毒之邪。

2. 浊毒为患是萎缩性胃炎的主要病机　李老认为,慢性萎缩性胃炎中浊与毒并非孤立存在的。湿浊积滞化热,郁热内生,蕴热入血而为热毒。浊毒相干,难解难分,终使阴伤气滞络阻,气不布津,血不荣经,胃失滋养,胃腑受损,胃液减少,腐肉败血,腺体萎缩,黏膜变薄,日久成萎。可见,以津液阴血耗伤为本,浊毒内壅、气滞络阻为标,而浊毒相关为害乃病机关键之所在。浊毒病机特点为黏滞难解,易阻遏气机,入血入络,易伤气阴,气血失调,易瘀易积。浊毒既是一种对人体脏腑经络及气血阴阳均能造成严重损害的致病因素,同时也是指多种原因导致脏腑功能紊乱,气血运行失常,机体内产生的代谢产物不能及时正常排出,蕴积体内而化生的病理产物。因此李老认为,化浊解毒为慢性萎缩性胃炎图本之治,只有祛除浊毒中阻、胃热阴伤、气滞络阻的病理环境,恢复"津液得下,胃气因和"的生理环境,使胃气通畅下降,胃脉血流畅行,胃液充足滋润,才是促进萎缩的胃黏膜恢复正常的关键。

浊毒作为病邪,从其本身的病理属性而言虽为实邪,但因其由浊致毒的过程贯穿慢性萎缩性胃炎病变之始终,甚至在某一个阶段,浊毒可能成为病变之本而主导病情的变化,即使在疾病的虚证阶段亦缠绵其中,所以不能简单以"正虚为本,邪实为标"来概括慢性萎缩性胃炎的病机内涵。对于即使辨证属脾胃虚弱、阴血耗伤的患者,施治时在养阴清热或益气养阴、益气健脾的基础上,酌加化浊解毒之品,疗效多优于单纯益气或养阴法,这也反证了浊毒为患是萎缩性胃炎的病机症结之一。

3. 结合舌、脉、胃镜检查辨识浊毒　慢性萎缩性胃炎缺乏特异性症状,并且症状的轻重与胃黏膜的病变程度并非一致,大多数患者常无症状或有程度不等的消化不良症状如上腹隐痛、纳呆、反酸、恶心等。所以李老强调要四诊合参,首重舌诊。《难经》谓:"望而知之谓之神,闻而知之谓之圣,问而知之谓之工,切脉而知之谓之巧。"临证重视望诊,尤其重视舌诊在脾胃疾病中的指导意义。《临症验舌法》中就有"凡内外杂症,亦无一不呈其形、着其色于舌……据舌以分虚实,而虚实不爽焉;据舌以分阴阳,而阴阳不谬焉;据舌以分脏腑、配主方,而脏腑不差、主方不误焉"的记载。另外,从脾胃与经络的络属关系看,"足太阴脾经连舌本,散舌下",而舌苔是由胃气蒸化谷气上承于舌面而成,与脾胃运化功能密切相应。

同时李老还告诫我们,胃镜影像检查作为中医四诊的延伸,是四诊的重要补充部分,为辨证论治提供了更全面的依据。随着科技的进步,中医也要"取其精华,弃其糟粕",即走中西医结合的道路才能使中医更加发扬光大。结合西医检查手段,更能准确地分析病况,使病证诊断的准确性更加提高。

(1)结合舌脉诊断辨证施治:诊断浊邪主要通过三方面。①舌苔:舌苔色泽或黄或白或黄白相间,苔质或薄或薄腻或厚腻,此为中焦浊邪熏蒸所致;②脉象:脉有滑象,或弦滑或细滑或弦细滑,为浊邪内伏之征;③排泄物、分泌物:浊邪内伏,可见大便黏腻,臭秽不爽,小便或浅黄或深黄或浓茶样,汗液垢浊有味。以上只要具备其中两方面,便可诊断为浊邪。对浊邪的治疗有3个方法:一为芳香化浊,药用砂仁、紫豆蔻、藿香、佩兰之属,因芳香温化之品能悦脾醒脾助运,使湿浊内消,且此法乃浊邪图本之治,常选用三仁汤、藿朴夏苓汤化裁;二为苦寒燥湿,药用芩、连、柏、大黄之属,因苦寒既能燥湿,泻火解毒,又能坚阴,常选用黄连解毒汤、半夏泻心汤,注意不可过量反致碍胃滞脾;三为淡渗利湿,药用茯苓、猪苓、泽泻等,如陈言所云"治湿不利小便,非其治也",因湿性下趋,配以淡渗利湿之品,因势利导,使邪有去路,可提高化湿药的效果,常选用五苓散、六一散等方。三法灵活运用,湿浊无遁形矣。

诊断毒邪主要通过两方面:①舌质:舌质或红或红绛或紫,此为毒邪深伏血络之象;②脉象:脉有数象。治疗毒邪多根据毒之轻重而用药,乃"以毒攻毒"之法。如毒重者可用黄药子、白英等力猛之药;毒介于轻与重之间者用红景天、半边莲、半枝莲、白花蛇舌草等;毒轻者则常用黄连、黄芩、黄柏、大黄、绞股蓝、板蓝根等。以上药物,对于治疗慢性萎缩性胃炎伴随肠上皮化生、不典型增生,防止其癌变有显著作用。

(2)结合胃镜及病理检验用药:慢性萎缩性胃炎的主要病理改变为胃黏膜由橘红色变为苍白色;黏膜粗糙、变薄,血管显露,腺体萎缩。这些病理改变,多认为属脾胃虚弱,气血生化乏源,运化失职,湿浊内阻,郁而化热蕴毒,浊毒瘀阻胃络。李老发现,有的慢性萎缩性胃炎患者宏观上瘀血症状并不明显,此时可参照胃镜下表现进行微观辨证。如黏膜色泽灰暗,黏膜下血管显露者,可加丹参、桃仁、红花等活血化瘀之品;黏膜充血或出血者,可加白及、三七粉、仙鹤草等活血止血之品。胃镜下黏膜粗糙,呈颗粒状,皱襞粗大,这些变化均可视为病理性块状物。根据《灵枢·百病始生》所述"凝血蕴里而不散,津液涩渗,著而不去,而积皆成矣"及王清任"结块者必有形之血也"的理论,这些病理性块状物多为浊毒瘀阻胃络所致,此时可加三棱、莪术等破血消癥之品。肠上皮化生或不典型增生在胃镜下常表现为黏膜粗糙,呈颗粒状,皱襞粗大,有时甚至可见到形态似息肉样的结节者,可用水蛭、虻虫配伍山甲珠、鳖甲,其中水蛭、虻虫化瘀通络,山甲珠、鳖甲软坚散结。在中医传统四诊辨证的基础上,李老临床常将宏观辨证与微观辨证相结合,提高了辨证的准确性,为浊毒理论的完善提供了客观依据。

4. 验案举例 冯某,女,68岁,2006年12月25日初诊。

胃脘不适4个月余。患者于4个月前因饮食不节出现胃脘部隐痛,伴嗳气,烧心,反酸。10天前在北京某医院做电子胃镜检查,诊断为慢性萎缩性胃炎伴多发糜烂。病理检验报告示胃窦小弯移行部重度萎缩性胃炎表现伴重度肠上皮化生、轻度异型增生,窦后壁移行部轻度慢性浅表性炎症,胃体、小弯灶性出血、表面上皮脱落。自服胃康灵、气滞胃痛颗粒等药物,效果欠佳,遂来我院就诊。现症:面色暗黄,胃脘部隐痛,烧心,嗳气吞酸,纳差,舌质红、苔薄黄腻,脉弦细滑。锁骨上未及淋巴结肿大。证属肝胃不和,浊毒内蕴。治以解毒化浊,养肝和胃。药用:百合、云苓、砂仁、紫豆蔻、鸡内金、半枝莲、白花蛇舌草、瓜蒌各15g,乌药、川芎、白术各9g,当归、清半夏、黄连各12g,白芍、瓦楞粉各20g,全蝎6g,三七粉2g(冲)。每日1剂,水煎服。连服7剂,胃痛明显减轻,烧心反酸症状不明显,饮食增加。以此方为基础方随证加减,连服半年后胃镜复查示"非萎缩性胃炎,糜烂消失,未见肠上皮化生及增生。"

国医大师李佃贵教授辨治慢性胃炎经验

娄莹莹　刘小发　张金丽　孙润雪

李佃贵教授博采众长，衷中参西，对脾胃病颇有研究，擅治多种疑难杂病，其中对慢性胃炎、胃癌前病变的治疗有较深造诣。笔者有幸随师侍诊，受益匪浅，不揣浅陋，现将李教授辨治慢性胃炎经验叙述如下，以飨同道。

1. 精研病机，提倡浊毒学说　慢性胃炎是指各种病因所引起的胃黏膜慢性炎症病变[1]，其发病率在各种胃病中居首位。慢性胃炎临床症状并不典型，患者大多数可表现为上腹胀满或疼痛、烧心、反酸、嗳气、恶心、呕吐、食欲减退等，甚至可伴随出血、消瘦、贫血等[2]。本病在中医学中无系统论述，根据其临床表现，可归入"胃脘痛""痞满""嘈杂""反酸"等范畴，一般预后良好，但部分患者可出现胃黏膜腺体萎缩和肠上皮化生，甚至发生上皮内瘤变，发生癌变，故应重视。

慢性胃炎病位在胃，细究之应在胃膜（胃络），而与肝之疏泄、脾之升清、胃之降浊均有密切关系。胃主受纳，为水谷之海，以通为用，以降为顺；脾主运化，以升为常，二者共为后天之本、气血生化之源。肝属木，为刚脏，喜条达，主疏泄。胃之功用依赖于脾之运化、肝之疏泄，若情志不调、脾胃虚弱，或感受邪气，均可导致本病的发生。李老将基础理论与临床实践相结合，并结合当代人的饮食、生活特点，认为慢性胃炎的发生具有综合性、长期性、复杂性的特点，是一个多阶段、多因素并存的过程。临床中，浊毒常循气滞—湿阻—浊聚—热郁—浊毒—络瘀—阴伤的发展规律，贯穿慢性胃炎的全过程[3]。浊毒内蕴是慢性胃炎发生、发展、演变的主病机[4]。浊毒相干，如油入面，难解难分，终使胃热阴伤，气滞络阻，胃络瘀滞，气不布津，血不养经，胃失滋润荣养，胃腑受损，胃液减少，腐肉败血，腺体萎缩，黏膜变薄，日久成萎，终致慢性萎缩性胃炎（CAG）伴肠上皮化生—不典型增生—胃癌恶性循环的形成[5]。故李师认为，本病病位在胃，与肝、脾密切相关，"浊毒"存在于疾病全过程。

2. 整体观念,精于四诊合参 李老临证中注重整体观,四诊合参,全面了解病情,识别真伪,探求本原。在多年临床实践中,总结出了慢性胃炎浊毒证临床表现:面色粗黄、晦浊、油腻、褐斑、痤疮,耳鼻口分泌物混浊增多,舌质红或红绛或紫,舌苔色泽或黄或白或黄白相间,苔质腻或薄或厚,脉有滑象,或弦滑或细滑,大便黏腻不爽,小便或浅黄或深黄或浓茶样,汗液垢浊有味。以上症状不必悉具,重在舌脉的表现[6]。内镜表现是望诊的进一步延伸,李老临证时,常常舌镜互参,取长补短,以综合判断。如舌红,苔黄腻,胃黏膜充血水肿者,多为慢性胃炎活动期;舌淡红,苔薄黄,脉弦,伴急躁易怒者,镜下常兼有胆汁反流;舌质暗红,或有瘀斑、舌下静脉青紫、迂曲者,胃黏膜粗糙、糜烂,常伴有隆起结节,多为肠上皮化生、不典型增生[7]。辨病辨证,四诊合参,宏观与微观相结合,相得益彰。

3. 明审证型,重视辨证论治 辨证论治是中医认识疾病和治疗疾病的基本原则,又称辨证施治,包括辨证和论治两个过程。李师根据多年的临床经验,总结出一整套严谨的慢性胃炎辨证论治思路,为中医药治疗慢性胃炎提供了一条新思路和方法。

(1)胃气壅滞型:脾胃居中焦,为人体气机升降之枢纽。脾升胃降是脾胃气机的主要运动形式。脾胃为后天之本。脾气升,方能运化水谷精微以灌溉四旁;胃气降,方能受纳、腐熟水谷,传送糟粕于体外。胃气壅滞,气机不畅,通降失职。胃气壅滞主要表现为脘腹痞胀疼痛,痛而欲吐,或腹胀痛剧,肠鸣走窜不定,矢气频作,矢气后胀痛减轻,或胀痛剧而无肠鸣矢气,大便秘结,舌红,苔薄白或薄黄,脉弦或弦滑。治疗当理气和胃,降逆消痞。李老方选木香顺气散加减,疼痛甚者,加延胡索、白芷、白芍、甘草;若食积滞气,嗳腐吞酸,加鸡内金、焦三仙等。

(2)湿浊中阻型:各种病因导致脾胃运化功能异常,不能正常进行水谷运化,久之则出现湿浊之邪停聚,阻滞脾胃及三焦气机。临床主要表现为胃脘堵闷,肢体困重,纳呆,口中黏腻无味,大便溏或大便不爽,舌红,苔腻,脉濡或滑。治以除湿化浊,和胃消痞。李老方选菖蒲郁金汤加减,若恶心、嗳气、呃逆者,可加陈皮、半夏、丁香、旋覆花、代赭石等;烧心、反酸者,加浙贝母、海螵蛸、煅龙牡等。

(3)浊毒内蕴型:湿浊中阻,郁久化热,热壅成毒,浊毒内蕴脾胃。临床主要表现为胃脘胀满,胀痛灼热,口干口苦,恶心呕吐,纳呆,怕冷,小便黄,大便不爽或便溏,舌红或紫红,苔黄腻或黄厚腻,脉滑或滑数。治以化浊解毒,和胃消痞。李老方用化浊解毒汤(黄芩、黄连、黄柏、蒲公英、生石膏、茵陈、藿香、佩兰等),若伴恶心,加紫苏叶;若排便不爽,便次频数,加葛根、白芍、地榆、秦皮、白头翁;伴肠上皮化生,加半枝莲、半边莲、绞股蓝、薏苡仁、白英;伴不典型增生,加三棱、莪术、穿山甲、全蝎、蜈蚣、水蛭等。

（4）瘀血内结型:如《素问·痹论》曰:"病久入深,荣卫之行涩。"气血凝滞,营卫不和,胃络瘀阻,致使疾病迁延。浊毒日久,邪气入络,络瘀血结。临床主要表现为胃脘胀满或刺痛,痛有定处,夜间加重,面色暗滞,舌质暗或紫暗,或有瘀点、瘀斑,脉弦涩[8]。治以理气活血,化瘀消痞。方选活血止痛方(选用蒲黄、五灵脂、醋延胡索、白芷、蒲公英、大血藤、当归,川芎、三七粉等),伴胃脘胀满气滞,加柴胡、香附、木香;心血暗耗,虚火内浮所致眠差,加酸枣仁、柏子仁;伴异型增生,加三棱、莪术、全蝎、蜈蚣等。

（5）浊毒伤阴型:浊毒日久,伤阴耗液,形成浊毒伤阴之证。临床主要表现为胃脘胀满或灼痛,嘈杂不适,饥而不欲食,口干咽干,五心烦热,大便干结难解,舌红少津,苔少或花剥,脉弦细或细[8]。治以滋养胃阴,和胃消痞。李老喜用养阴益胃汤(沙参、玄参、麦冬、石斛、生地黄、五味子、百合、乌药等),胃脘烧灼明显,加石膏、瓦楞子、黄连;伴后背疼痛,加威灵仙;伴口干,加天花粉、芦根;伴咽堵,加射干、桔梗、板蓝根、木蝴蝶等。

（6）脾胃虚弱型:素体脾胃虚弱或大病久病后,多表现为胃脘胀满或隐痛,喜温喜按,怕冷,倦怠乏力,气短懒言,呕吐清水,口淡,大便稀溏,舌质淡、边有齿痕,脉细弱。治以补气健脾,和胃消痞。李老方选香砂六君子汤加减,若胀满甚者,加枳实、厚朴、炒莱菔子、木香等;心脾两虚,伴有心悸、气短、神疲乏力,面色无华,合用归脾汤加减。

4. 证症结合,灵活加减化裁 脾胃为后天之本,脾主运化,胃主受纳腐熟,脾升胃降,共同完成饮食物的消化吸收与输布,为气血生化之源。我们认为,慢性胃炎以痛、胀、痞、满、呆、嗳、烧、酸、烦多见,可单独出现,也可几症同时出现。患者以疼痛为主的,李老选用化浊解毒止痛方(延胡索、蒲黄、五灵脂、黄芩、黄连、黄柏、蒲公英、茵陈、藿香、佩兰等);胀满者,选用泄浊解毒除胀方(砂仁、紫豆蔻、川朴、枳实、黄连、茵陈、半夏、陈皮、大腹皮、黄芩、茵陈、藿香、佩兰等);纳呆者,当化浊解毒、运脾开胃、消食导滞,选用化浊解毒开胃方(炒莱菔子、焦槟榔、陈皮、半夏、鸡内金、砂仁、紫豆蔻、黄连、茵陈、藿香、佩兰);以嗳气为主要临床表现,治以化浊解毒、和胃降逆,方用化浊解毒止嗳方(旋覆花、代赭石、丁香、木香、半夏、苏梗、炒莱菔子、大腹皮、黄连、茵陈、藿香、佩兰);烧心者,当清热化浊解毒,常选用生石膏、黄连、茵陈、浙贝母、瓦楞粉、龙骨、牡蛎、黄芩、蒲公英等;心烦或抑郁者,治以化浊解毒、清心除烦,方用化浊解毒除烦方,选用栀子、郁金、石菖蒲、柴胡、黄芩、黄连、茵陈、藿香、佩兰、刺五加、五味子、合欢皮等。

5. 动而不息,运脾转枢为妙 脾胃被称为"后天之本""气血生化之源"。脾主运化,运者运其精微,化者化其水谷,运化水谷以敷布全身[9]。正如《素问·经脉别论》说:"饮入于胃,游溢精气,上输于脾。脾气散精,上归于肺,通调水道,下输膀胱。"又如《医门棒喝》所言:"脾脏独主转运而升清降浊。"李老在治疗慢性胃炎的过程中,重在运脾,巧用"运"法,使补中寓消,消中有补,补不碍滞,消不伤正,恢复动而不息之特征,升清降浊,毒去正复。

(1)运脾化浊法:脾喜燥而恶湿。外感或内伤之湿浊,留滞中焦,脾气困遏,脾阳失展,运化无权,产生脘腹胀满、痞闷、纳呆、口腻不渴、大便稀溏或黏腻不爽、舌苔厚腻等。常选用苍术、白术、藿香、佩兰、茯苓、薏苡仁、白扁豆、白豆蔻、厚朴、半夏等。

(2)运脾消食法:脾性喜运而恶滞。饮食不节(洁),饮食壅滞不化,则脾气困遏,浊气不降,清气不升,出现脘腹胀满、嗳气吞腐、厌食、腹痛泄泻、大便腐臭、夹不消化食物、舌苔多垢腻。李老喜用运脾和胃、消食化积之品,如山楂、鸡内金、神曲、谷芽、麦芽、莱菔子、槟榔、苍术、莪术等。

(3)运脾理气法:脾性喜舒而恶郁。中焦气机不利,则水谷不化,清浊不分,脾气不舒。气机壅滞,运行不利,表现为脘腹胀满或疼痛、叩之如鼓、嗳气、大便泻后或矢气后胀痛减轻、纳呆、舌苔多薄白。治当理气开郁,导滞助运。李老临证时,理气之品不可过于香燥,以免产生伤阴之弊,药如柴胡、香附、佛手、木香、陈皮、枳壳、姜黄、郁金、香橼、砂仁之类。

6. 斡旋中焦,调和胃气为先　和胃法是治疗胃气不和之大法。斡旋中焦、调和胃气在慢性胃炎的治疗过程中十分重要。李老在治疗慢性胃炎的过程中总结出和胃六法。

(1)化浊解毒和胃法:根据浊毒的轻重程度,分层分阶段用药,常选用茵陈、黄连、藿香、佩兰、白花蛇舌草、半枝莲、半边莲、全蝎、蜈蚣等。

(2)养肝健脾和胃法:肝阴宜养,肝阳宜用,临床上辨证为肝脾(胃)不调(合)、肝郁脾虚者,选用百合乌药散合当归芍药散加减应用。

(3)理气降逆和胃法:胃气上逆出现恶心、嗳气、呃逆等,采用理气降逆和胃法,选用香苏散去陈皮加柴胡、青皮组方,疗效显著。

(4)活血化瘀和胃法:胃病日久,入络成瘀,治疗当活血化瘀和胃,常选用丹参、蒲黄、五灵脂、延胡索、三七粉、三棱、莪术等。

(5)解毒养心和胃法:热毒壅滞胃脘,邪扰心神,则见烦躁不安、急躁易怒、失眠等,治疗当解毒养心和胃,常用石菖蒲、郁金、生石膏、黄连、豆豉、栀子、炒枣仁等。

(6)通腑下气和胃法:对于胃肠积热,腑气不通,胃气上逆之证,采取通腑下气和胃法治疗,方用小承气汤合姜黄散加减,通腑泄浊,恢复胃气生机。

7. 安而条达,治胃当先治神　七情是指喜、怒、忧、思、恐、悲、惊。脾胃为气机升降之枢,最容易受心理、精神因素影响。情志不调,最易伤及心、肝、脾三脏,从而导致脏腑气机失调,升降紊乱,出现一系列症状,如疼痛、胀满、痞闷、噎塞、呕吐、腹泻、嗳气等。正如《素问·举痛论》所言:"怒则气逆,甚则呕血及飧泄,故气上矣。"柯美云[10]提出"胃肠道是人类最大的'情绪器官'",胃肠道是人类情绪的"镜子"。在慢性胃炎的辨证论治中,李老十分重视询问患者的病因、情绪及睡眠情况,处方用药时重点对患者进行精神情志方面的调治,达到安和条达。常用合欢花、香附、佛手、郁金等疏肝解郁调神,酸枣仁、百合、夜交藤养血宁心安神,多选用黄连、莲子、豆豉、栀子清热宁心安神,选用钩藤、龙骨、牡蛎平肝重镇安神。

8. 忌过偏亢,用药轻灵平和　　慢性胃炎为一个慢性疾病,其治疗亦是一个漫长过程,古训有"中焦如衡,非平不安"之说,因此,李教授强调整体制方不能过偏过亢,用药宜轻灵平和,调整脾运胃降、恢复脏腑气机[7]。遣方用药时强调以下几点:①调理脾胃,健脾与运脾相结合;②化湿浊痰用藿香、砂仁、陈皮等辛温而不燥烈之品;③理气重调升降,谨防香燥伤阴,用药宜遵叶桂"忌刚用柔"之说,用理气而不伤阴之香橼、佛手等;④活血通络慎用破气逐瘀之品,当兼顾养血,常用活血而不伤正之丹参、三七粉等;⑤滋阴常用百合、石斛、麦冬等,补而不腻;⑥调补脾胃选用平补脾胃的山药、白扁豆、黄精等[11]。

参考文献

[1] 李京伟,侯政昆.刘凤斌教授中医药治疗慢性胃炎的临床经验[J].广州中医药大学学报,2013,30(5):753-755.

[2] 牛玉凤.消法在慢性胃炎治疗中的应用[J].河北中医,2004,26(4):269-270.

[3] 刘启泉,李佃贵,张纨,等.慢性胃炎从浊毒论治[J].北京中医药大学学报,2010,33(3):153-155.

[4] 李士杰,董环.王彦刚结合浊毒理论与胃镜像治疗慢性胃炎的经验[J].江苏中医药,2016,48(2):22-24.

[5] 蔡春江,李佃贵,裴林.从"浊""毒"论治慢性萎缩性胃炎[J].中国中西医结合消化杂志,2002,10(1):40-41.

[6] 李佃贵,王燕云,陈炜.解毒化浊法结合微观检测治疗慢性萎缩性胃炎[J].北京中医药大学学报:中医临床版,2004,11(1):7-8.

[7] 王丽华.单兆伟慢性性萎缩性胃炎诊疗经验浅探[J].辽宁中医杂志,2015,42(6):1194-1195.

[8] 赵润元,谷诺诺,白亚楠,等.李佃贵治疗慢性胃炎经验[J].中华中医药杂志,2018,33(7):2910-2913.

[9] 何庆勇.运脾化浊法治疗血脂异常[J].中华中医药杂志,2013,28(2):410-412.

［10］柯美云.如何识别和处理功能性胃肠病与心理障碍共病［J］.中华医学杂志,2012,92
　　　（32）:2233-2234.

［11］杜艳茹,檀书庭,徐伟超,等.李佃贵教授应用浊毒理论治疗慢性萎缩性胃炎临床经
　　　验［J］.河北中医,2017,39（5）:645-648.